F U K U S H I M A

フクシマの医療人類学

原発事故・支援のフィールドワーク

辻内琢也　増田和高

編著

［協力］

震災支援ネットワーク埼玉（SSN）

早稲田大学災害復興医療人類学研究所

tomi shobo

遠見書房

はじめに

――震災はまだ終わっていない

辻内琢也

[1] 震災の余震はまだ続いている

二〇一六年十一月二十二日、福島県沖を震源とするマグニチュード7・4の地震が発生した。津波が青森県から東京都までの七都県に到達した。あの3・11の恐怖、地震・津波・原発事故の記憶がフラッシュバックした人も多いに違いない。

この地震は、地震学的に言うと二〇一一年三月に発生した東日本大震災の余震だという。東日本大震災はマグニチュード9という巨大な規模であり、そのエネルギーは今でも日本の地下のプレートにひずみをもたらしており、地震を発生させ続けているという。今後も、マグニチュード7レベルの地震が起きる可能性があり、長期間の警戒が必要だと気象庁は注意を呼びかけている。

自然界において東日本大震災の余震が続いているように、人間社会においても東日本大震災の余震はひどい。

ばいきんあつかいされて、ほうしゃのうだとおもっていつもつらかった。福島の人はいじめられるとおもった。なにもていこうできなかった。

いままでなんかいも死のうとおもった。でも、しんさいでいっぱい死んだから、つらいけどぼくはいきるときめた
（二〇一六年一一月一五日『毎日新聞』、二〇一七年三月八日『朝日新聞』）

これは、福島第一原子力発電所事故で、福島市から横浜市に自主避難した中学一年生の男子生徒が記した手記だ。生徒は二〇一一年八月に避難し、その直後から転校先の横浜市立小学校で、名前に「菌」を付けて呼ばれるなどして複数の児童からいじめを受けていた。

このような、言わば「原発避難いじめ」は稀な例なのだろうか。筆者らは、NHKクローズアップ現代プラス制作部とNHK社会部との共同で、二〇一七年二月に福島県各市町村と首都圏を中心にアンケート調査を実施する機会を得た。回答があった七四一人のうち、実際に子どもがいじめを受けたことがあると答えた人は54人にのぼった。いじめの内訳も、「直接的な悪口や誹謗中傷」が最も多く32件、「身体的な暴力を伴ういじめ」が13件、「金品をたかられる」が5件。いじめがエスカレートして「命の危険が及ぶ重大事態」が2件あり、かなり深刻な状況も多いことが明らかになった。いじめの理由として多かったのが「放射能」「賠償金」、そして「避難者であること」であった。この調査では、子ども達のいじめが全国的に広がっていることが明らかになっただけでなく、驚くことに「原発避難を理由に嫌がらせを受けた」という大人が回答者の約半数近い三三七件にのぼることが判明したのである。以下、アンケートの自由記述に記された、ある男性の言葉である。

大人が常に口に出している言葉を子どもたちは聞いている。大人たちの心の在り方がゆがんでいる。子どもたちのいじめの背景には、こうした大人社会での偏見や嫌がらせがある

原発事故の避難者に対する大人への偏見・差別・嫌がらせという大きな氷山があり、その上に、いわば氷山の一角のよ

うな形で子どものいじめ現象が認められているのである。この氷山は、このような差別や偏見を生み出す社会構造という冷たい海の上に浮いており、海の状態によってはさらに大きく固まったり、逆に溶けて小さくなったりする可能性もあるだろう。この「原発避難いじめ」の調査に先立つ2年前の二〇一五年に、筆者らがＮＨＫスペシャル制作班と共同でおこなった岩手県・宮城県・福島県の合計五万人を対象にした大規模アンケート調査の結果では、「地域の人との関わりのなかで、自分自身が避難者であることによって、いやな経験をしたことがありますか」という質問に対して「ある」と回答した人が、宮城県と岩手県では共に約25％であったのに対して、福島県では約45％と多かった。また、「避難してきていることを地域の人に話すことに抵抗がありますか」という質問に対して、「ある」と回答した人々の割合が、宮城県と岩手県では約21％であったのに対して、福島県では倍以上の約47％と半数近くにのぼった。この数値を見ると、原発事故による被害が、どれほどの偏見や差別を生み出しているのかが見えてくるだろう。

［2］本書の目的

本書の目的は大きく三つある。一つ目は、災害後の被災者支援において、「こころのケア（心理的ケア）」を超えた「社会的ケア」の必要性を、具体的な支援の実践から学ぶことにある。さまざまな現場で支援活動を行なうボランティアの方達や、医療職・心理職・福祉職・法律職として専門的なケアを行なっている方達を読者として想定している。近年は、災害が起こると「こころのケア」の必要性が必ずと言ってよいほど叫ばれるようになっている。この「こころのケア」という言葉は、阪神淡路大震災後にその必要性が一般化したものだと言われているが、東日本大震災後では「社会的ケア」の必要性が示されたと筆者は考えている。被災者が直面しているのは心理的問題だけではない。雇用の問題、生活費の問題、法的な問題、住居の問題、家族の問題、コミュニティの問題などなど、数々の社会的問題に直面しているのである。したがって、「こころのケア」という形で、被災者の「こころ」をターゲットとしたケアだけでは不十分であり、心理的・社会的・福祉的・法律的ケアを包括した複合的支援が必要なのである。本書では、どのようにこの複合的支援を構築していけばよいのかを示していきたい。

二つ目の目的は、災害という現場における実践的研究の方法を提示することにある。フィールドワークやインタビュー調査といった質的研究法だけでなく、アンケート調査といった量的研究法を駆使して現場に迫りたいと考えている、心理学・福祉学・社会学・人類学を学ぶ学生や若い研究者を読者として想定している。本書では、筆者らが福島で発生した原発事故のフィールドにどのように入っていき、どのように人間関係を作り、どのような形で支援と調査研究のバランスをとってきたのか、その道程をエスノグラフィー（民族誌）という形で具体的に示したい。

三つ目の目的は、原発事故災害という歴史的事件に対峙した人びとの語り＝ナラティブを証言として記録することにある。本書に登場するのは、原発事故の被災者、民間の支援者、そして研究者と学生といった、三つのステークホルダーである。わが国では、地震と津波の経験は歴史的に積み重ねてきたものの、原発事故はまったく初めての経験である。テレビのニュースでも津波の映像はたくさん報道されており、津波に襲われる恐怖体験についてはある程度イメージすることができるだろう。しかし、原発事故に関しての映像は、遠方から撮影された一号機と三号機の爆発映像のみであり、事故が起きた時の危機的状況や、そこから避難せざるを得なくなった切迫感については、映像では確認できない。本書では、そのような危機感・切迫感を、インタビュー調査で聴取したナラティブをノンフィクションとして再構成する形で提示する試みを行なっている。

［3］本書の構成

本書では、第1部『緊急避難フェーズ』、第2部『避難生活確立フェーズ』、第3部『格差分断拡大フェーズ』、第4部『復興再建フェーズ』という4つのフェーズに分けて記述する。

原発事故後一カ月から三カ月の時期を**第1部『緊急避難フェーズ』**と設定した。**第1章**では、二〇一一年三月一一日にはじまった原発事故被災者8名の物語を、時間軸に沿ったオムニバス形式のノンフィクション・ノベル「**はじまりの物語**

り」として提示している。質的研究の学術領域では「現場の質感をどう記述するか」という課題が議論されてきたが、これは筆者なりのひとつの回答である。**第2章「フィールドワークin埼玉」**では、筆者（辻内琢也）が心療内科医・医療人類学者という経験を生かして、原発事故被災者への支援というフィールドに入っていった道程を、民族誌＝エスノグラフィーとして提示している。本書の協力者である「震災支援ネットワーク埼玉（SSN）」という民間支援団体との出会い、「埼玉弁護士会」が中心になり官民一体型の支援を目指して作られた「震災対策連絡協議会」の活動、そして「福島県双葉町役場」と協働して行なった「避難所」の問題を解決するためのアンケート調査の企画、などを描いている。

次に、事故後三カ月から約一年の時期を**第2部『避難生活確立フェーズ』**と設定した。筆者（増田和高）は、被災者が避難生活を確立していく時期に、大学の教員・研究者で組織されたプロジェクトチームと、民間の支援団体との間をコーディネートしつつ、社会福祉士としての経験を生かして被災者支援を行なってきた。**第3章「被災者の生の声に寄り添う」**では、いかに被災者の苦悩の声に耳を傾け、いかに寄り添っていくかといったプロセスを、エスノグラフィーとして描く。**第4章「多領域協働による社会的ケアの実践」**では、震災支援ネットワーク埼玉（SSN）の主要メンバーである、弁護士・司法書士・臨床心理士・システムエンジニア・ソーシャルワーカー・労働福祉協議会の6名それぞれのナラティブをまとめる。ここでは、心理的・社会的・福祉的・法律的ケアを包括した複合的ケアを、それぞれの専門家がネットワークを組んで協働していく姿を描く。

事故後約二年から六年の時期を**第3部『格差分断拡大フェーズ』**と設定した。避難指示区域の見直しと再編に伴い、将来的に帰還できる区域と帰還できない区域に細かく分断され、さらに、それぞれの区域別に賠償金額が決定されて住民間に経済的格差が発生する。たった数メートルの道路を挟んで、右と左では人生の先行きが激しく違ってくる。震災と原発事故をようやく生き延びた人の人生が、次から次へと決定される政策によって翻弄されているのである。事故後三年の二〇一四年三月、復興庁は福島県における震災関連死者数が、津波や建物倒壊などによる直接死の死者数よりも上回ったことを発表した。震災による直接的な被害を免れたにもかかわらず、その後の生活が被災者の心身に深刻な影響をおよぼしたのである。さらに、震災関連自殺者の数が、二〇一一年に10名、二〇一二年に13名、二〇一三年に23名、二〇一四年に15名、二〇一五年に19名、と毎年確実に積み重なっていく。原発事故被災者は、なぜ、これほどまでの過酷な状況に追い込まれているのだろうか。筆者（辻内琢也）は無人の街と化してしまった福島浜通りを歩き、仮設住宅に住む方達の苦しみの声を記録した。また、ストレスを評価する大規模調査データの多変量解析結果をもとに、原子力損害賠償紛争解決センターに意見書を提出した。筆者がこの『格差分断拡大フェーズ』をつぶさに観察するならば、被災者を打ちのめしている力が「構造的暴力」だと言わざるを得ないことに気付く。社会的不正義、生活機会の不平等、格差や差別は、社会の仕組みや制度がふるう暴力である。**第5章「格差と分断による呻き声」**では、震災関連死と震災関連自殺をめぐる問題とともに、これがなぜ「暴力」と呼ばれなければならないのかについてエスノグラフィー形式で詳しく述べる。

第4部『復興再建フェーズ』では、事故後約三年を経てようやく復興に向けて着実な歩みをしるし始めた人々の語りを紹介する。**第6章「復興に向けた歩み」**では、自助ボランティアグループの活動運営者、首都圏で新たな生活を送る子育て中の母親達、双葉郡未来会議の参加者達、被災者を支援する復興支援員達、それぞれの活動とその意義について述べる。この章は、早稲田大学人間科学部の辻内研究室に所属する学生達による卒業研究がもとになっている。フィールドの現場で、数多くの被災者や支援者の方達の生き様に触れた、学生達なりの応答である。学生達は、彼らの生の声をインタビュー記録として書き残すことに成功し、それぞれのフィールドでの経験を胸に携え社会に巣立っていった。最後に、この章の監修者（増田和高）が、人と環境との相互作用を視野にいれた支援のあり方について言及している。**第7章「予想される分断と切り捨てに対する支援のあり方」**は、事故より五年が経過した二〇一六年二月に行なわれたシンポジウムにおけるパネルディスカッションをもとに構成している。シンポジウムは、震災支援ネットワーク埼玉（ＳＳＮ）と早稲田大学災害復興医療人類学研究所との共同で年に一回行なわれているもので、この回の動画はYouTubeで見ることもできる。このシンポジウムでは、震災の「被災者」ではなく、原発事故の「被害者」という言葉を使うようになった。なぜなら、彼らは東日本大震災という自然災害によって被災したというよりも、原発事故という人為災害（国会事故調、2012）によって明確な被害を被った者達だからである。原発事故が起きたことにより、放射性物質によって空気や土地が単に物質的に汚染された以上に、故郷という彼らの共同体のシンボリックな大きな身体が汚穢され、さらに、生活・人生・人間関係・環境・歴史等のすべてが根こそぎ奪われたのである。しかもそれだけではない。その後の帰還や賠償をめぐる政策決定がひどく、いわば「棄民政策」（日野行介、2016）だとしか言いようがないような、人々を分断し切り捨てて行っている様が見える。この現状をどう打破して行けるのか。切り捨てられた人々の人権をどう守っていくのか。このパネルディスカッションでは、母子避難を強いられている当事者と、自身が被害者でありながら仮設住宅において高齢者支援を行なっている当事者、そして現場で法的な支援活動を行なっている1名の司法書士と2名の弁護士がクロストークしている。大切なことは、被害当事者同士が立場を超えて協働すること、そして行政や法律の専門家と大学や民間団体が手をつなぎ、多領域連携のゆるやかなチームを作ること。そして、目の前に居る一人一人の被害当事者の方達と手を携えて、復興再建に向けた地道な協働作業を続けていくことである。パネルディスカッションでは、当事者達の過酷な体験談と、専門家達の社会変革に向けた強い意志を読み取ることができるだろう。

［4］本書の願い

本書を通じて、世界のどこの地域においても、原発事故災害がひとたび起きれば、どれほどの被害がその地域にもたらされ、どれほどの苦悩や不幸に住民達が曝されるのかを、情緒と知性の双方で感じ取ってもらえることを目指している。ものごとの変革には、「怒り、悲しみ、憤り」といった情感が激しく揺り動かされることが必須だと筆者は考えている。感情が動くことで、自分も何かしなければならないとモチベーションに火が付き、その後に問題解決に向けた知性が動員されるのである。

過酷な現実から立ち上がろうとする人々の力強い意志と行動は、読む者に勇気と希望を与えてくれる。自分自身が原発事故災害に合い、数え切れないものを失いながら、何がそこまでの活動の原資となっているのだろうか。彼らの生き様はある意味で私達にとっての師であり、苦しみを生き抜く術は私達にとって生きた教科書なのではないだろうか。

原発事故に関心のある方もない方も、是非本書を手に取り、原発事故災害について理解を深めていただければ幸いである。理解することによって差別や偏見を無くしていき、私達が二度と同じ過ちを起こさないように、今後の社会作りに参画していっていただければと願う。

そして若い学生や研究者には、自分自身の研究テーマを見つけて遂行していく際に、どのようなフィールドに、どのようなステップで入り、どのようにそのフィールドを歩き回るのか、そんな実践的な研究事例として読んでいただきたい。自分は何のために研究をするのか、なぜ研究をしたいのか、自問自答し続け、最終的には、研究により社会に小さな一歩の貢献ができることを共に目指したい。

目　次

第4部　復興再建フェーズ　237

第1部　緊急避難フェーズ

第1章　二〇一一年三月一一日

辻内琢也

第1節　はじまりの物語

［1］二〇一一年三月一一日（金曜日）　午後二時四六分

清水辰造（仮名・七三歳）は、あまりの揺れのひどさに身の危険を感じ、這うようにしておもてに飛び出した。目の前に停めてあった車のフロントドアのミラーに手をかけて必死に掴まった。車はサイドブレーキをかけていたにも関わらず、一メートル近く前後に動いた。地面が動いているのか、車が動いているのか、恐怖が数分間続く間、近所のパーマ屋に行っている妻のことが頭に浮かび恐怖が増した。

揺れが収まった直後、パーマ屋の光景が目に浮かんできた。大きなガラス鏡、温熱機、はさみ、危険なものがたくさんある。妻は足が不自由で歩けない。割れたガラスが妻に降りかかり、座っている椅子が倒れたら一人で起き上がれるだろうか。そのまま車に飛び乗り、三〇〇メートル程離れたパーマ屋に急いで向かった。

美容院の扉は開けっ放しになっていて、パーマ用の椅子が外に飛び出していた。中に入ると、割れたガラス鏡が散乱し、全てのものが床の上にばらまかれていた。妻の姿が見当たらない。店の奥にある和室まで足を伸ばした。歩くと靴の下ではガチャガチャとガラスが割れる鈍い音が響く。

「志乃ー、志乃ー」

妻の名前を呼ぶ。声が空間に吸い込まれるように消えていく。人気が全くない。いったいどこへ。もう一度車に乗り込み、家に向かってゆっくりと近所を廻る。自宅の姿と共に、家の軒下の柱につかまったまましゃがみ込んでいる妻の姿が目に飛び込んできた。

「大丈夫かー」

「パーマ屋さんのご主人がおぶってきてくれて、家の中は危ないからここに掴まっときなさいって」

家まで妻を送ってきてくれたことに感謝する一方で、なぜ足の不自由な妻をこんな軒先に放っておくのか、と多少の怒りも感じた。幸い美容院での怪我はなかった。揺れが収まるまで、奥の部屋のこたつに頭をつっこんでいたそうだ。良かった、無事で。

妻は同じ七三歳。半年程前に急に体調を壊して、医者にいったら肺が真っ白だと言われ、入院になった。肺炎だった。病院で長い間寝たきりだったためか、足が弱って一人で歩けなくなってしまったのだ。それ以来、日常生活のすべてに、辰造の介護が必要な状態になった。料理、掃除、洗濯、トイレ。今では家事の全てが辰造の役割だ。部屋の中から椅子をもってきて、軒下の柱の横に座らせた。温かいジャンパーも着せた。あまりに頻繁に余震が襲うため、部屋の中にいるより外の方が安全だった。

夕方、陽が傾きはじめた頃、隣りに住む妻の姉がやってきた。電気もない、ガスもない、水道も使えない。寒さもきつくなってきた。一晩中、外にいるわけにはいかない。自宅は築四〇年になる母屋の両脇に数年前新しく増築したばかりだったこともあり、壊れたところは特に見当たらない。居間を簡単に片付けて、三人で夜を過ごすことにした。妻はソファに、姉は椅子に、辰造は床に。東京に住んでいる頃に買っておいたロウソクを出してきて点ける。東京にいるときにも何度か地震にあった。非常用にと買っておいたが、一度も使ったことのないロウソクだ。辰造は六五歳で定年退職するまで、茨城・神奈川・愛知・東京と自動車部品関連工場を転々として働いてきた。妻が福島県富岡町《とみおかまち》出身であり、ここに古い家があったので、老後を田舎で一緒に過ごそうと移り住んできたのだった。ここは、いわば終の棲家だ。

夜もふけてきて寒さが一段と増してきた。また大きな地震がきたら危険だと思いながらも、石油ストーブに火をつける以外に暖をとる手段がなかった。ひどい揺れが来るたびに急いでストーブを消し、ジャンパーをはおり、妻を介助して外に出る。いったいいつまでこの余震は続くのか。ロウソクの小さな光が、三人をさらに心細くさせた。

[2] 三月一一日（金曜日）午後四時

浜田寿雄（仮名・六七歳）は、小学校に孫を迎えに行き、無事引きとって帰ってきたところ、自分の船が心配でたまらなくなった。学校で津波が来たという噂を聞きつけたからだ。二日前の三月九日に震度五の地震があった時も津波がきたが、たったの五十センチでたいしたことはなかった。今回の津波警報は三メートルだと言う。三メートルだと船が危ない。港の岸壁からだいたい二メートル下がっているところに船をとめてあるから、三メートルだと陸に流されてしまう。知り合いの漁師が、船を縛りに行ったきり帰ってこないらしい。自分の船は無事だろうか。はやる心をなだめながら、寿雄は各所で地割れしている道路を注意深く運転しながら、自宅から三キロ先の富岡漁港に向かった。

寿雄は漁師だ。高校を卒業して、最初は左官屋をしている北海道の親戚を頼って弟子入りをした後、塗装関係の仕事を三十代まで続けてきた。しかし、もともと趣味だった釣りの熱が昂じて、とうとう四十で漁師になってしまった。たくさんいた漁師の友達に助けてもらい、中古ではあるが、自分の船を手に入れることができた。船そのものは二五〇万円くらいだが、網をあげる機械や、魚群探知機レーダー、GPSなどを合わせると、全部で一、五〇〇万円くらいかかった。漁師になって四年目にようやく正式に組合員になり、この二、三十年は海と共に生きる生活をしてきた。

その日は、いつものように午前三時に起床し、港へ向かった。船を出して一斉号令で網掛けが始まったのが午前四時。

富岡漁港から出た船の数は十一艘で、みな二～三人乗りの小さな船だ。この時期は小さなシラウオの刺し網だ。錨の付いた網をポーンと投げて、流れにそって網を一キロくらい広げて刺していく。寿雄達の漁場は、福島第一原子力発電所と第二原子力発電所の間にある沿岸だ。発電所の排熱で環境が変わり、昆布ができなくなったり、アイナメなどの高級な地魚が減ったりしたが、その代わり温かい海水が出て海流がかわったためか、春はシラウオ、夏はスズキ、秋はサケ、冬はカレイにヒラメと、それなりに豊かな漁場になっていた。三月一一日の海はとても静かで、いつもより魚が獲れないこと以外、別段、海の様子に変わりはなかった。漁を一時間半ほど続けて朝の六時頃に帰港し、網を船からあげてトラックにつけ、網に細かく刺さっているシラウオを、パタパタとたたいて落とす。商品になるものを一匹ずつ選別する作業が大変で、すべて仕事を終えて帰宅したのがお昼に近い一一時頃だった。仕事を終えて、自宅で焼酎を一杯やりながらお昼ご飯を食べるのが寿雄の楽しみだった。地震に襲われたのは、寿雄が食事を終えてしばらく休んでいる時だった。すぐに近所に住む娘がやってきて、一緒に孫を迎えに行ったのだった。

富岡漁港に向かって近道をしようと、漁港の北側にある小浜の高台についた。断崖絶壁の上に建っているレストランホテルの「観陽亭」はかろうじて残っているものの、窓ガラスは割れ、川幅二〇メートルほどの富岡川にかかる子安橋が陥没し通行できない。そして、その向こうに目を向けると、見たこともない異様な光景が目に飛び込んできて、寿雄は唖然とした。何もない。すべてがない。空と海と陸の区別がつかない。すべて白黒の景色だ。そこにあったはずの港も船もなく、事務所が建っていたはずの場所に、グチャグチャになった鉄骨の塊だけがある。コンクリートでできた港の護岸も、吹き飛ばされたように散乱し、港の近くに建っていたはずの家々が、跡形もなく消えていた。富岡駅があったあたりも、海なのか田んぼなのか、一面どす黒い水が覆っていた。

「いってえ、これ、なんだべ。俺、夢見てんのけ」

寿雄はつぶやいた。漁のために朝までいたところが、完全に変貌してしまっている。すべての色が消えたモノトーンの世界。音も聞こえない。

「帰《け》えるべ」

自分の船を探すことも忘れ、危険な場所から本能的に離れようと、その場を急いであとにした。今さっき自分が目にしたことが信じられなかった。いったい、どれほどの大きな出来事なのか。とにかく、家族の元に帰るしかない。

[3] 三月一一日（金曜日）　午後七時

鷹里純一（仮名・六七歳）は、真っ暗闇の中を、娘夫婦と孫が住んでいる海沿いの大熊町《おおくままち》へ急いだ。携帯が一切つながらないのだ。大きな津波が来たと聞いた。無事だろうか。

車のヘッドライトで照らされる空間以外は、完全な闇だ。道路にはあちこちに亀裂が走り、段差ができている。曲がっているガードレールもある。慎重に、慎重に、時速二〇キロか三〇キロしか出せない。国道六号線を北上し、熊川を越えて、子入野の交差点を海側に曲がる。しばらく行くと、数個の懐中電灯の光が見えた。警察が捜索しているのか。いや、消防団員のようだ。

「すんません。こっから先は行けないいんで」

「津波けえ。おれんとこの娘ん家が、この先にあんだけども」

「そん先の熊町小に避難してっかもしれません」

「わがった。行ってみっぺ」

本当に避難できているのだろうか。ここは海から二キロも入った内陸だ。そこまで津波が来たというのか。あまりに暗くて、通行止めの先は目視ではまったく様子がつかめなかった。もう一度電話してみよう。車を停めて携帯の再ダイヤルボタンを押す。

「もしもし。純一だけんども、どこにいんだー」

奇跡的につながった。娘の甲高い声が飛び込んできた。

「あ！　父ちゃん！　いつもの体育館の駐車場」

「ほんじゃ、すぐそこいぐから」

熊町小に着いた頃には午後九時をまわっていた。避難所になっているかと思ったら、ほとんど人がいない。車も十台ぐらいしかない。娘達はワゴン車の中に、寒いからとエンジンをかけっぱなしで暖をとっていた。

「よがったー、無事で」

「津波が来るからって、すぐ逃げろって言われて」

「家はどうなった？」

「わかんない」

津波の被害で道路が通行止めになっていた話はできなかった。娘達の家はあの先だ。逃げなかったら本当に危なかったかもしれない。

「パパはどうしたんだ？」

「パパは消防団」

「そっかー、大変だな」

家族よりも消防団の仕事を優先させなければならないしきたりに、純一は何とも言えない腹立たしさを感じた。この夜遅くに、大事な私の娘と孫を放っておいて、この非常時だからこそ家族を優先させるべきじゃないか。いや、仕方ないんだ。消防団があっての町の防災だ。責任感をもって仕事に出かけた義理の息子を誇りに思わなければ。もちろん息子だって、後ろ髪引かれる気持ちで出かけたに違いない。

娘達は、車に飛び乗って急いで逃げてきたから、何も持っていないらしい。純一は自宅に戻って、食べ物、飲み物、毛布に衣類を持ってくることにした。

「飲みもんと、毛布もってくっから、ここで待ってろ」

純一の自宅は戦後まもなく建てた古い家だ。屋根瓦が半分落ちてしまい、娘達を連れて帰るには危険だ。何度も襲ってくる余震のことを考えると、この学校の駐車場にいた方が安全だ。

娘達に差し入れして自宅に戻ったのは午後一一時頃だった。帰宅後、幸いに黒電話が鳴り、東京にいる妻ともう一人の娘と電話がつながった。自宅にいた九五歳の母も、大熊町にいる娘と孫も全員無事だと伝え、ようやく少し気持ちが落ち着いた。

[4] 三月一一日（金曜日）　午後九時

守矢幸助（仮名、七二歳）は、冷え切った体を斜面に横たえ、眠ったり目覚めたりを繰り返していた。半分濁った意識の中、妻の名前をずっと呼んでいた。

「多恵ー、たえー、たえー、……」

声にもならないその声は、時折むせるような激しい咳でさえぎられた。息がしづらい。空気が薄い。身体の感覚も全くない。動かせるのは手と腕だけだ。寒さのあまり、無意識のうちに体のまわりにあった落ち葉を手探りで集め、濡れたジャンパーの中に押し込んでいた。全てが濡れている。

いったい、どのくらい時間がたったのだろうか。漆黒の闇は完全に幸助を飲み込み、すべてを「無」の底に沈ませていた。音を失った世界が永遠に続いていくようだった。自分はいったい、どこで何をしているのだろう。

目の片隅に白い光の筋が揺らいだと思った瞬間、遠くから近づくガサガサという音で闇が破られた。

「おーい、誰かいますかー」

「大丈夫けー」

人の声だった。

「ううーっ、ううーっ……」

幸助は唸り声を必死で出した。

「おーっ、もしがして、守矢さんでねえが。おーい、生ぎてるぞ」

「大丈夫だー、大丈夫だー。今、助げっがらー」

ザワザワとした空気が全身を包み、身体がふっと軽くなった。その瞬間、下半身に激痛が走った。

「痛えっ！」

「おー、足折れでるみてえだから気をづけろ！」

三人がかりで身体を引き上げられた幸助の頭には、痛みに刺激されたためか、鮮明に記憶がよみがえってきた。

出先の車の中で地震に遭った幸助が急いで家に戻ると、妻の多恵はほうきで部屋の中を掃除していた。車がはねる程の揺れだった。あれほどの揺れだ、絶対に津波が来る。海から二五〇メートルしか離れていない幸助の家は危ない。

「何してるべー、すぐ逃げねえと！」

妻を車に乗せ、急いで海と反対方向に走らせた。目の前に小高い丘が見えてきた。あそこなら大丈夫かと、ふと後ろを振り向いた瞬間、そこには見たこともない真っ黒い巨大な塊が迫っていた。辺り一面に空まで届くような霧が覆い、しぶきが降りかかってきた。咄嗟に津波だと思った。丘のふもとに車を急停車させ、妻の手を引っ張って斜面を走った。水が首まできたとたん、スーッと身体が浮き、身体が横になった。咄嗟に右手に当たった樹をつかむと同時に、左手は妻の手を必死で握りしめた。しかし、濁流は二人を容赦なく襲い、引き離した。

「多恵～！」

泥水の中、声は音にならなかった。幸助は樹に必死でつかまり続けたが、まるで高速回転する洗濯機の中に放り込まれたように、身体はねじれ、ひねられ、ちぎられた。やがて、意識を失った。

多恵との再会は、２ケ月後のＤＮＡ鑑定だった。

［5］三月一二日（土曜日）　午前五時半

夜を通して最大震度五の大小の余震が断続的に続いた。またいつ震度六強の地震が襲ってくるかわからない。停電のため、いつもの情報源だったテレビもつかない。震源地はどこなのか、被害はどこまで大きいのか、津波はどこまで来たのか、一切情報がなかった。自分の目で確かめる以外、状況を把握する方法はなかった。鷹里純一は夜が明けるのを待って、娘達の家の状況を確かめに出かけた。

幹線道路だった国道六号線にかかる熊川橋は、橋桁がずれていて一五センチほどの段差があった。なんとか車で通れそうだ、最徐行で段差を乗り越えた。昨晩いた消防団の人たちはいなかったので、昨日よりももっと先まで車を進めることができた。道がなくなっていた。海の向こうから射す朝日が、目の前の信じられない光景を照らしていた。この時期には田んぼに水ははっていないはずだが、そこは果てしなく続く田畝のように見えた。キラキラと朝日の反射光できらめいている水面には、奇妙な形の影があちこちに散らばっている。横転した車、地面に斜めに突き刺さった車。娘の家があったはずの小さな住宅街のあたりには何も見当たらない。左の山側に視線を流すと、見覚えのある屋根の形が目にとまった。押しつぶされた一階部分の上に、かろうじて二階部分が残っている。本来あったはずの場所から、優に五〇メートルから六〇メートルは移動している。大きな揺れがきたとき、孫はあの二階で昼寝していたと言っていた。よく助かった。家のまわりは大小さまざまな瓦礫で埋め尽くされていて近づくことはできない。娘の家の近くにあったはずの町の公民館が、まるで爆弾でやられたように破壊されている。半年前に新築したばかりの集会場なのに、コンクリートの基礎が向き出しになっている。

「すげえ力だ。すげえ力が加わったんだ」

普通の水害じゃない。台風の大きな風と雨で吹き飛ばされたようなレベルではない。新築された平屋の建物が、根こそぎやられた力に、恐ろしくて身震いした。

「これは、娘達には話せねえ。見せられねえな」

純一はそうつぶやきながら車に乗った。熊町小にいる娘達の様子を見てこよう。

娘達は同じく眠れない夜を過ごしたようだった。

「現場、見できたけんども、やっぱり駄目みでえだな」

あまり詳しいことは言わなかった。

「見に行っても仕方ねえから、瓦礫が一杯で危ねえし、行かねえ方がいい」

この先、どうしたらいいのか、家を失った娘達はどこへ行ったらいいのか。皆目、検討がつかなかった。思考が止まっていて、そんなことを話すことすらできなかった。いずれにせよ、消防団員の若い夫も戻ってきている。大丈夫だろう。

「また、来っから。どっか移動する時は連絡してな」

と、携帯が繋がりにくいことも忘れて、そう一言伝えてその場を後にした。

富岡町の自宅に戻ると、午前七時頃だった。防災無線から割れた音声が聞こえてきたが、よく聞き取れない。女性の声で、どうも「避難してください、避難してください」と言っているように聞こえる。そのとき、純一はハッと気づいてしまった。自宅の周りには二〇軒ほど家が集まっているのに、人っ子一人いない。朝だというのに、人の気配がまったくしないのだ。車は何台かとまっている。しかし、家の中には誰もいない。昨日のうちに避難してしまったのだろうか。いったいどこへ？　なぜ？

実は、前日の午後七時三分に、政府官邸はすでに「原子力緊急事態宣言」を発令していた。

〈三月一一日、一六時三六分、東京電力（株）福島第一原子力発電所において、原子力災害対策特別措置法第15条1項2号の規定に該当する事象が発生し、原子力災害の拡大の防止を図るための応急の対策を実施する必要があると認められるため、同条の規定に基づき、原子力緊急事態宣言を発する〉

純一がもしテレビをつけられていれば、枝野官房長官による会見を目にしていたかもしれない。

『現在のところ、放射性物質による施設の外部への影響は確認されていません。したがって、対象区域内の居住者、滞在者は現時点では直ちに特別な行動を起こす必要はありません。あわてて避難を始めることなく、それぞれの自宅や現在の居場所で待機し、防災行政無線、テレビ、ラジオ等で最新の情報を得るようにしてください。繰り返しますが、放射能が現に施設の外に漏れている状態ではありません。落ち着いて情報を得るようにお願いします』

あくまでも緊急事態に備えて、という弁舌だった。しかし、その備えるべき緊急事態もますます切迫した状況に進行していった。

続いて昨晩の午後九時二三分、福島第一原子力発電所から三キロ圏内の、双葉町と大熊町の住民に避難指示が出され、一〇キロ圏内には屋内退避が指示されていたのである。この段階でも、まだ放射能が外に漏れているような状況ではなく、あくまでも緊急事態に備えての避難だということだった。鷹里家は第一発電所から約七キロ、第二原子力発電所からは約六キロに位置する。すでに、昨晩の段階で屋内退避圏に入っていたことになる。

そして、ついに一二日の午前五時四四分。第一原子力発電所から一〇キロ圏に避難指示が出された。鷹里家はそっくりそのエリアに入ってしまう。先ほどの、聞き取りにくい防災無線の「避難してください」は、この避難指示に基づくものだったのだ。純一の近所の人びとはこれらの情報を何らかの方法で得て、すでに避難していたのかもしれない。

[6] 三月一二日（土曜日）　午前六時

大森さおり（仮名・三五歳）は、消防団員として捜索に出かけている夫の大森勇希（仮名・三八歳）の帰りを待っていた。余震も続いていて、ほとんど一睡もしていない。昨晩、夫は職場から帰って来て、消防団のハッピをはおって出て行ってから、ずっと帰ってこない。こんな緊急事態に、家族を放り出して地域活動に出かけてしまった夫が恨めしかった。しかし、夫には責任があるのだ、と努めて理解するようにした。津波の捜索だって言っていた。あたりは水浸しだろうし、瓦礫も積み重なっているはず。真っ暗闇での作業は危険極まりない。いや、心配していても仕方がない。一人じゃないんだし、大丈夫だ、大丈夫だ、とさおりは自分に言い聞かせた。

近所の人の噂で、富岡役場で食べ物や飲み物を配給していると聞いて、さおりは近所の子ども達と一緒に軽自動車で役場に向かった。役場は大勢の人たちで溢れかえっていた。慌ただしく走りまわる人、車に乗り込んでそそくさと出て行く人、大声で叫んでいる人。

「バスを運転できる人はいませんかー」

え？　バスだって？　いったいどういうことか。近くにいる人に聞いても要領を得ない。役場の人は、余りの忙しさに気が立っているので声をかけられない。完全な混乱状態だ。配給らしいことも全くやっていないので、状況がつかめないまま帰ることにした。

家に帰ると、ちょうど夫が戻ってきた。

「さおり！　やべえらしい。東電の方で、すごい放射能が漏れてるって。すぐに逃げねえと」

「え？　放射能？　どういうこと？」

「地震で原発が壊れたんだよ。俺、まだ消防団の仕事があっから、皆を逃がさないといけねえから、親父達と一緒に先行ってて」

さおりは、「え？　またいっちゃうの？」という言葉を飲み込んで、「わかった」とだけ答えた。

そのとき、ちょうどパトカーから拡声器の声が聞こえてきた。

〈こちらはー、富岡町警察ー、住民の方はー、川内村にー、避難してくださいー。繰り返します。こちらはー、富岡警察ー、住民の方はー、川内村にー、避難してくださいー〉

「お父さん、原発がやばいらしいんで、避難だそうです。よろしく頼みます」

勇希は、部屋の奥に居る妻の父、浜田寿雄に大きな声でこう頼んだ。

「おー！　大丈夫だっぺ！　気をづけてな」

笑顔で右手を挙げて玄関まで出てきた寿雄は、普段通りのおちゃらけた声で答えた。

さおりは、母親と隣り近所の奥さん達と協力して、早朝からストーブの上で焼いていた塩鮭を入れて、土鍋で炊いてあったご飯でおにぎりを作り始めた。浜田家には、昨晩の間に、ご近所数軒から人びとが集まってきて一緒に暖をとっていた。カップラーメンやお菓子など、あるものを皆で持ち寄り、男達は酒で不安を和らげていた。寿雄も、昨夕見てきた津波でやられた漁港のこともすっかり忘れ、いつも通りの機嫌に戻っていた。

「さとし、ピグニック行くぞ。おにぎりさ、リュックにいれとけ」

寿雄は孫のさとしに、そう声をかけた。小学校二年生のさとし（仮名・八歳）の方は、状況がよくつかめなかったが、なんとなく祖父の楽しげな雰囲気につられて、「うん」と半分笑顔で答えた。

午前八時半。三台のワゴン車に皆で便乗して車を走らせた。町の施設「リフレ富岡」まで来たところで、その先の桜通り、小野富岡線の大渋滞に遭遇した。

「こりゃあ無理だべ。川内までガソリンもたねえべ」

他の車もガソリンが少量しか入っていなかった。渋滞の中の車は全く動いていない。

「歩って行くべ」

寿雄は即決し、皆はそれに従った。もう一度、全員が自宅まで車を置きに帰り、今度は歩いての再スタートだ。午前九時半。大人七人、小・中・高校生の子どもをあわせて七人、そして犬一匹を連れての逃避行が始まった。昨晩までの寒さがうそのように、空は晴れ渡り、比較的暖かい日よりだった。案の定、車よりも歩きの方が早い。寿雄は、これから何時間も山を登っていかなければならない子ども達が、少しでも怖がらずに歩き続けられるようにと、冗談を言ったり、歌を歌ったりして努めて明るく振る舞っていた。

「歩こー、歩こー、私はー元気ー、歩くの大好きー、どんどん行こう。坂道ー、トンネルー、草っぱらー、一本橋にー、でこぼこっじゃり道ー、蜘蛛の巣くぐってー、下り、みちー」

一緒に連れてきた子犬のリードをさとしに持たせたりして、渋滞で動かない車を尻目に、寿雄の一行はピクニック散歩を続けた。あたたかい太陽のもと、少し汗ばむくらいだった。

さおりは、原発のことや、放射能のことを、子ども達には一切話さないことにした。心配してもしょうがない。歩いて、川内までたどり着くことを優先させなければいけない。子どもにとって四〜五時間の道のり、しかも長い坂道を登って行くのは至難の業だ。

しかし、そうも言っていられない光景が目に近づいてきた。東西に走る小野富岡線と、南北に走るいわき浪江線が交差する杉内の交差点。コンビニエンスストアの広い駐車場があるその交差点に、白い防御服に黒いジャンパー、そして鼻先が左右に丸く飛び出したガスマスクをつけた男達が何人も立っていたのだ。完全防備をした警察官達が交通整理をしている。

「ねえ、お母さん、あの人達なあに？　宇宙人みたいだね」

さおりは、一瞬にして大きな恐怖に包まれた。え？　放射能、そんなにひどいの？　自分達だけガスマスクつけて、私達に死ねってこと？　ここは、原発から一〇キロも離れてるのに、ここまで放射能が飛んできてるってこと？　もう、私達、かなり被曝してるってこと？　さおりは、何も知らずに子ども達を被曝させてしまったかもしれないと思うと、胸がしめつけられるように苦しくなってきた。

「さとし、これ、しときなさい」

自分のリュックの中に入っていた、花粉症用のマスクを息子に急いでつけさせた。ガスマスクに比べてこんなマスク、放射能に対して意味があるのか。

「えー、苦しいよー」

「いいから、しときなさい」

一行に沈黙が広がった。自宅からすでに四キロ近く歩いてきたことになる。もう一時間半以上歩き続けている。本当は、そろそろ休憩を入れたいところだ。しかし、放射能が飛んできているとなると、ゆっくりおにぎりを広げて休むようなことはできない。大変なのはここからだ。ここからは、ずっと坂道をくねくねと登る道。川内まで一〇キロ以上ある。いったい、どうやって。そこまで本当に行けるのだろうか。さおりは、歩き続けながら、途方に暮れた。

[7] 三月一二日（土曜日）　午前八時

清水辰造は妻の志乃と、姉と三人でとりあえず車に乗り込んだ。朝になって、姉が清水宅から自宅に戻ろうと外に出た時に、たまたま防災無線で「避難して下さい、避難して下さい」と情報を聞きつけたからだ。辰造夫婦の耳には、この放送は届いていない。なぜ避難しなければいけないのか。どこへ避難してよいやら、全くわからない。また、大きな地震がくるのか、津波がくるのか。

職場に行けば何かわかるかもしれない。辰造はそう思って、まず仕事をしていたゴルフ場へと向かうことにした。ゴルフ場は広いし、地震が来ても安心だ。妻は、昨日、銀行にお金をおろしに行ったハンドバッグを持って出た。その中には、通帳、印鑑、保険証などが一式入った貴重品袋が入っていた。しかし、姉は、とにかくすぐに避難しなければいけないと思って、小銭入れだけ持って、着の身着のままで車に乗っていた。辰造は、妻が寒くないようにと、ジャンパーと毛布一枚だけは積み込んだ。一一日は仕事が休みで、妻と一緒に銀行と買い物と、偶然にもガソリンも満タンにしてきたばかりだった。この時は、誰も、この避難が、そのまま何カ月、いや何年にも及ぶことになるとは到底考えつかなかった。

ゴルフ場に着くと、黄色い軽自動車の横で五〇代の女性が呆然と立ち尽くしている。

「おーい、どうしたんだ?」

ぶるぶる震えていて、言葉にならない。いつも一緒に仕事をしているキャディさんだ。

「大丈夫か?」

「家、流れでった。家、流れでった……」

津波で家が全部流されて行くのを見てしまったようだった。犬だけ助かって、車内ではプードル犬がそわそわと動き回っていた。何も持っていないというから、辰造は持っていた一万円だけ彼女の手に握らせた。それくらいしか、してあげることがなかった。

ゴルフ場のフロントへ行くと、鷹里純一が副支配人と一緒に忙しそうに動き回っているのが見えた。鷹里純一も自分と同じこのゴルフ場で従業員として働いていたのだ。自宅に帰れないお客さんは、宿泊客以外は皆、このロビーに寝泊まりしたようだった。一人一人お客さん達に声をかけて、ここも避難しなければいけないと説明して回っていた。お客さん達は、携帯電話を片手にロビーの玄関を出たり入ったりして忙しない。運転手付きのお迎えの車も何台かエンジンをかけて玄関前に並んでいた。

辰造は、ここからも避難しなければいけないことを悟り、もう一度車に乗り込んだ。県道三五号線のいわき浪江《なみえ》線に出た。車はなぜか大熊双葉方面に行く道の方が混んでいる。そうか、そっちへ逃げろということか。辰造は並んでいる車の列に車をつけた。渋滞の中、近くの車の運転手から、川内に逃げているのだということを聞きつけた。

「志乃、川内らしいぞ」

「この渋滞じゃ、四、五時間はかかるわね。食べ物を持ってくればよかったわ」

「途中で何か買おうか」

辰造達の車が、杉内の交差点にさしかかった。左折すれば川内方面だ。警官達が川内方面に車を曲がらせずに、そのままっすぐ北上して、国道二八八号線に出るように指示している。それでは川内村には行けない。警察官の姿をよく見ると、顔全面に防毒マスクをして、足先まで白い防御服を着ている。

「これは、原発だな」

「え？　怖いわねえー」

志乃も姉も口をそろえて言った。

「とりあえず、このまま行こう」

交差点を抜けると、少しずつ渋滞が解けて車が走り出した。国道二八八号線を西に田村市の方に登って行く。川内村《かわうちむら》にと言っていたから、川内村に行けば何かあるに違いない。途中で個人商店を見つけたので入ってみると、細長い棒状のビスケットが一袋だけ残っていたので、それを購入した。その他の商品は一切売り切れていて、棚は空っぽだった。袋を開けてみて気づいたのだが、それも賞味期限切れの商品だった。でも、食べものがあるだけありがたい。

田村市の中心部を国道三九九号線に折れて南下し、川内村へ向かった。もう午後二時をまわっていた。

「そういえば、この近くに、やまめの里（仮名）があったわ」

姉が以前来たことがあると言う。きれいな清水のほとりでやまめを養殖しており、レストランと宿泊施設が何棟かあるはずだと言う。

「あそこに行けば水もあるし、何か食べれるわ」

「やまめの里」と書かれた木製の看板が見えてきた。木造のこぎれいな建物や、ロッジも見えてきた。駐車場の手前からすでに車が溢れていた。もう満杯だと言われる。しかし、ここまで来て満杯だと言われても、他に行く当てがない。

「ちょっと、見てくる」

辰造は車を隅の方に寄せ、施設のフロントまで歩いて行った。満杯だと言われたけれども、申込用紙にとりあえず三人の名前を書いた。そして、係の人を見つけて、妻の身体が不自由だから、少しでもここで休ませて欲しいと頼み込んだ。

「とりあえず、ロビーで待っていてください」

身体の不自由な妻をずっと車の中に置いておくのはきつい。トイレにも連れていかなければいけない。車に戻り、妻を支えながらロビーまで連れてきた。板の間だったが、やっと足が伸ばせる。やれやれだ。

辰造達は、その場所で三晩過ごすことになる。やまめの里は、いつのまにか避難所になり、二〇〇人から二五〇人がひしめき合う状況になった。午後六時半頃、おにぎりが一人一個、豚汁が一人一杯配られ、少しだけからだが暖まった。ストーブにも火が入り、毛布が一人一枚配られた。なんとか今晩はここで過ごせるな、と気が緩み、辰造はうつらうつらし始めた。

[8] 三月一二日（土曜日） 午後五時

真田恒介（仮名・五六歳）は、福島県浜通《はまどお》りで料亭を切り盛りする主人だ。東京生まれだったが、独立する時に、妻の実家に近い福島の浜通りを選んで店を持った。震災の当日は、仕入れの打ち合わせで、東京築地に長男と二人で来ていた。妻と、八〇代の母が浜通りで被災しているはずだ。地震発生からすでに二六時間経過しているが、連絡が一切とれない。宮城や岩手の津波の映像はテレビで繰り返しながされているが、福島にも津波が来ているにちがいない。どうして福島の浜通りの津波の映像が流れないのか。自宅は海岸からだいたい五キロだ。宮城では最大一〇キロも波が登ってきたそうだ。うちは、妻は、母は、大丈夫なのか。昨日から、夜中ずっと妻の携帯に電話をかけ続け、メールも送り続けている。しかし、音沙汰はない。福島に帰るにも交通手段がみつからない。新幹線はもちろんのこと、電車も寸断されている。いったい、どうすればいいのか。

そのとき、テレビから臨時ニュースが流れ、恒介の全身が硬直した。

『突然ですが、ニュースをお伝えします。原子力安全保安院などによりますと、今日午後四時頃、福島第一原子力発電所で、一号機のあたりで爆発音が聞こえたあと、煙のようなものを目撃したという情報が、原発にいた人から寄せられました。さらに、東京電力の本店に入った連絡によりますと、今日午後三時三六分頃、一号機の原子炉建屋かタービン建屋かわからないが、直下型の大きな揺れがあり、ドーンという音が聞こえて白煙があがったということです。

東京電力の福島第一原子力発電所の発表によりますと、怪我をしたのは、東京電力の社員二人と、協力企業とよばれる下請け会社の作業員二人と合わせて四人です。福島第一原子力発電所の午後四時半現在の映像をみますと、一号機あたりで爆発があったとみられ、建物の外壁がなくなっているように見えます』

恒介の心臓が乱れるように走り出した。息ができない。大きく深呼吸しても空気は胸に入ってこない。「原発が？　爆発？　マジ、ウソだろ」

手洗いから戻ってきた長男・恒太郎（仮名・二三歳）の動きも止まった。テレビには、今朝の福島第一原子力発電所の映像と、崩れた今の一号機の映像が、比較するように映っている。しばらくすると、遠くのカメラが捉えた爆発映像が繰り返し流れ始めた。嘘ではない、夢でもない。これは事実だ。

『福島県などによりますと、今回の爆発で、一号機の敷地境界で、一時間に一、〇一五マイクロシーベルトという放射線量を検出しました。この値は、一般の人が一年間にあびても差し支えないとされる放射線量と同じ量を、一時間で浴びるほどの高い放射線です。専門家は、現在、敷地から半径一〇キロの範囲で避難指示がでていますが、一〇キロの外に避難している人も、できるかぎり屋内にとどまるべきだと呼びかけています。

繰り返しお伝えします。今日午後四時頃、福島第一原子力発電所で、一号機のあたりで爆発音が聞こえたあと……』

助け出さなければいけない。何としてでも。恒介の店から原発は約四キロだ。避難指示一〇キロの内側だ。頼む、逃げていてくれ、避難していてくれ。恒介も恒太郎も、祈るような気持ちで、必死でインターネットを調べ始めた。レンタカーを借りていくか。いや、この都内も帰宅難民で大混乱しているのに、レンタカーなんか借りられるわけがない。電車も常磐線が止まっていたら大熊町まで行きようがない。常磐線は、津波の影響なのか完全に止まっている。飛行機もだめだ。東京羽田から福島空港にはもともと便がない。八方塞がりだ。

一二日、二三時五五分、恒太郎がある可能性を見つけた。iPhone の画面を指さして言った。

「おやじ、見て、これ！　ＡＮＡが臨時で飛行機を出すらしい。羽田から福島空港。仙台空港が閉鎖された臨時便らしい。明日の一三日に羽田から四便だけ飛ぶって」

「それだ！　それしかない。空席、押さえて」

一縷の望みだった。原発事故が起きた直後の福島に行くなんて、そう大勢いるわけがないだろう。

「だめだ。満席だよ」

すでに一三日は満席。恒介達と同じような境遇の人達がたくさんいるのだった。

[9] 三月一二日（土曜日）午後一〇時

真田慶子（仮名・四六歳）は夫の母、君代（仮名・八九歳）と一緒に、福島県三春町《みはるまち》の山吹中学（仮名）の体育館に避難していた。時折襲ってくる余震の度に、体育館の天井の鉄筋が折れ曲がって、つり下がっている大きな電灯が落ちてくるのではないかという恐怖を味わっていた。今日の夜になって、なぜか体育館の外に出るのが禁止されてしまった。夜の外出は危険、あるいは地震災害で治安が悪くなっているということか。しかもここには、トイレが男女ひとつずつしかない。数えたわけではないが、この体育館の中には一〇〇人以上、もしかしたら一五〇人くらいいるかもしれない。いつになってもトイレの前には行列ができている。夜になって、小さなおにぎりが一人一個配られたが、その後はさらに行列がひどい。母がトイレに行きたいと言って、もう一時間は経っているのにまだ行けていない。老人用おむつなど、こんなところにあるわけがない。本来しっかりものの母が、さっきから何となく変だ。

「恒介はどうしたの？　恒介はどうしたの？」

「パパは東京よ。恒太郎も一緒だから」

「さっきまで一緒にいたじゃない。こーすけー、こーすけー」

「お母さん！　お母さん！　やめてよ。パパは、おととい東京に仕入れに行ったでしょ」

「ひえ！　ひえ！」

母がおかしな叫び声をあげはじめた。

「ねえ！　ねえ！　お母さん！　大丈夫だから。大丈夫だから。恒介さんは、東京で大丈夫だから。落ち着いてよ。ねえ！　落ち着いてよ！」

慶子は、必死に立ち上がって息子を捜しに出かけようとする母の腕をつかみ、制止しようとした。すごい力だ。母に腕を振り払われ、思わず倒れそうになった。

「お母さん！　お母さん！」

すぐ隣りのスペースに座っている老夫婦は無反応だ。しかし、体育館全体から、大勢の視線が否応なく集まってきた。慶子は、からだじゅうの皮膚がピリピリと痛くなった。

「ねえ！　お願い！　お願いだから……」

慶子は、その場にへたり込んでしまった。私も、おかしくなりそう。私も、おかしくなりそう。だめよ、だめよ。しっかりしなきゃ、しっかりしなきゃ。


あれは、もう大昔のような気がする。あの日、私は福島県南相馬市《みなみそうまし》の病院にお見舞いに来ていた。実家の母の義理の弟、叔父が危篤だという知らせを受けたからだった。姉妹である叔母と母と一緒に、集中治療室に入院している弱り切った叔父の姿を見て気持ちは沈んでいた。昼食をとっていなかったので三人で軽く食事でもと思って、病院を慶子の車で出た直後だった。

運転中、一瞬めまいを起こしたのかと思って頭を振った。前の方の車がゆらゆら左右にぶれて見える。おかしいな、そう思った瞬間に突き上げるような衝撃があり、車は上下にジャンプした。危ない。急ブレーキをかけて、車を停めると、左右にグワングワン、まるで嵐の中を船に乗っているかのような揺れがやってきた。サイドブレーキをかけ、エンジンを止める。それでも、からだはドアに激しくぶつかる。

「お母さん、つかまって！」

後部座席に乗っていた叔母も母も、必死で前の座席の背もたれをつかんでいる。

いったい、何分間、揺れが続いたのだろうか。ひどく長い時間だった。

「叔母さん、大丈夫？　お母さん、大丈夫？」

ハア、ハア、と、息があがっていた。幸い、車も多くなく、自動車同士がぶつかるような事故はなかった。エンジンをかけなおし、再び走り始めて、街の様子が一変しているのに気づき始めた。古い瓦屋根の家や蔵が横倒れし、土塀が道路に向かって崩れ落ちている。よく見ると、道路にいくつもの地割れがあり、陥没に隆起、段差が永遠に続いている。急いで、帰らなきゃ。頭には、一人で家にいる八〇歳をこえる夫の母が浮かんだ。叔母と母も、浪江町《なみえまち》の実家に送り届けないといけない。

国道六号線に乗ったり降りたりしながら浪江に着いた。叔母の家がある海側の請戸《うけど》方面に曲がろうとしたところ、「あと一分で津波が到達するから山手に逃げなさい」と消防団員に言われ、あわてて町役場の方に戻り、叔母と母を降ろした。海側の空の色が変だった。雨雲のようなどす黒い不気味な空気が左側から押し寄せてくるような感じだった。何も見えないけれど、迫ってくる異様な圧迫感に恐怖を感じて、国道六号線から西側に、車のハンドルを右へ切った。浪江町の請戸港に到達した津波の高さは一五メートルを越え、請戸川と高瀬川に沿って遡上し、慶子の走っていた国道六号線の間近まで迫った。

入りくんだ細い双葉町《ふたばまち》内の市道を抜け、大熊町に入ったのは、病院を出てから七、八時間が経っていた。すでに夜の一一時近くになっていた。数時間前から、ガソリンの赤ランプが点灯し、家までたどり着けるかどうか、一人でギリギリの状況との闘いだった。街の様子がおかしい。双葉町あたりまでは、時々、道路を走る車とすれ違った。しかし、大熊町に入ってからの静けさは尋常ではない。明かりのついている家はひとつもない。車にも出会わない。人にも出会わない。何台もの車が道路脇に乗り捨ててある。もちろん、停電で道路脇の電灯は一切点いていない。信号も点いていない。完全な暗黒だ。慶子は身震いし、ジャンパーの襟をきつくしめた。

「お母さーん、お母さーん」

自宅の前に車を停めた慶子は、恐る恐る呼んでみた。人の気配がない。どこかに避難したのかしら。家の被害状況は暗くて全く見えない。玄関の鍵は開いている。

「お母さーん、お母さーん」

奥の部屋から、犬の鳴き声がした。

「あ！　スロ！」

しっぽを振って、ミニチュア・ダックスフンドのスロが駆け寄ってきた。不安で一杯だったのか、スロは慶子の胸に飛び込み、顎を感極まってなめまわした。慶子も力いっぱい抱きしめた。

「こら、こら、スロ。大丈夫？　ケガはなかった？」

奥の母の寝室からごそごそと音が聞こえてきたので、慶子はスリッパに履き替えて家にあがった。母にケガはなかったが、真っ暗な中、布団を頭までかぶって震えていた。

「お母さん、遅くなってごめんね。大丈夫だったのね。南相馬の病院から、結局八時間かかったのよ。道路は壊れているし、大変だったの」

エアコンは停電でつかない。電気ストーブも使えない。慶子は、ろうそくを捜してきて火を点け、ホッカイロを母の背中と腰に貼り付け、布団にもいくつか貼り付けた。そして、隣りの部屋から自分の布団を出してきて母の横に敷き、その横の冷たい床の上に座り込んだ。

寒い、寒い、寒い、寒い。

ハッと我に返った慶子は、体育館の床の上に座り込んでいる自分に気づいた。なんで自分は、こんなところにいるんだろう。夜中の一二時をまわっているのに、天井の鉄骨に張り付いている電球がまぶしい。人の動きはほとんどないにも関わらず、何とも表現のしようのないザワザワした雑音が渦巻いている。誰も寝ていないいんだ。眠れないんだ。眠らせて欲しい。眠りたい。昨晩だって、ほとんど一睡もしていない。自分の心臓の鼓動が耳に聞こえてくる気がする。ドクン、ドクン、ドクン。ドクン、ドクン、ドク、ドク。口から出てくる息が白い。ハーッ、手のひらに息を吹きかける。毛布が一枚しかない。膝を抱えて、毛布を頭からかぶる。ザワザワした高音が少しだけ減った。

地震の翌日、そう、今朝のことだ。早朝の光が部屋の中を照らし始めると、家中の物という物をすべてひっくり返したような有様だった。飛び散ったガラスや、散乱したものを片付けていると、ときどき低いゴーという音が聞こえてカタカタと規則正しく揺れる。長くても五秒くらいだ。音が近づいてきた時に窓の外に目をやると、大型バスが次々と通過しているのが見えた。小さな余震かと思っていたら、バスによる揺れだった。

目の前の道路や近所の家々を確認しようと、二階のベランダに出ると、メガホンを持った男が大きな声で叫びながら、町役場の方に向かって走って行った。

「大型免許を持っている人は、手伝って下さい。大型免許を持っている人は、手伝って下さい」

え？　どういうこと？　意味がまったくわからない。

「ねえ、お母さん。ちょっと役場まで見に行ってくるわ」

大熊町役場まで一キロもない。夫の車にガソリンが残っていたので、急いでエンジンをかける。役場前は騒然としており、何人もの人達が、あちらへこちらへと走っていた。駐車場には大型バスが一台、役場の中から出てくる人達が次々と乗り込んでいた。

「ああっ！　奥さん！　よかった。そのバスが最後のバスだから、このまま乗って下さい！」

町役場の職員に言われる。

「え？　駄目ですよ。今、うちに母がいますから、母、連れてきますから待っていてください」

なぜバスに乗り込まなければいけないのか、まったくわからなかったが、有無を言わせない雰囲気だった。とにかく、急いでバスに乗り込んで避難しなければいけない。

「お母さん！　急いで！　避難だって避難。もう最終バスだって。急いで！」

犬は連れて行けない。ドッグフードをたくさん皿にあけて、何日かは食べられるように準備をする。そして水だ。

「ごめんね、スロ。二、三日したら帰ってくるからね。お留守番しててね」

バスに乗り込んだのが午後二時半頃。あとでわかったのだが、一号機が水素爆発したのが、その一時間後の午後三時三六分だった。ギリギリセーフだった。バスの中ではじめて、原子力発電所が危険な状態で、放射能を外に逃がす必要があるからという、避難の理由を知った。避難所は、浜通りに近いところから順番に一杯になっていった。都路町《みやこじまち》、常葉町《ときわまち》、船引町《ふねひきまち》と、田村市のいくつもの学校や公民館を通ったがすべて満杯。いったい、このバスはどこまで行くのか。国道二八八号線、都路街道を西へ西へと進み、三春町に着く。ああ、この町なら、何度か来たことがある。高校時代の友達が一人嫁いでこの町に住んでいる。しかし、バスは町の中心部を通り過ぎてしまい、どんどん山の奥に入って行く。ようやくバスが止まった頃には完全に日が暮れ、体育館と思われるカマボコ型の建物だけに煌々と明かりがついていた。周りには、鬱蒼と繁る草むらが続いていて、住宅などはひとつも見えない。学校なのか、山の中の保養所なのか。慶子は、闇の中に白い光を放つ、その大きな建物の前で呆然と立ち尽くした。こんなとこ、無理、信じられない。

慶子は、寒空をながめた。少し曇もあるが、星もいくつか見える。空気はキーンと冷えていて、澄んでいる。このきれいな空気に、放射能が混ざっているなんて信じられない。まだ、夫の恒介とも、長男の恒太郎とも連絡がとれていない。心配しているだろう。お母さんもいるし、ちゃんと生きていることを伝えなきゃ。気をとりなおして、大きく息を吸い込み、体育館に向かって歩を進めた。

[10] 三月一三日（日曜日）　午前一時

大森さおりは、息子のさとしと一緒に、川内村の下川内《しもかわうち》にある知人宅に泊めてもらっていた。子どももいるので、学校の避難所はきついだろうと、一緒に歩いて逃げてきた知人の親戚の厚意に甘える形になった。夕食に、温かいカレーライスをいただき、お風呂にも入らせてもらった。ようやく生きた心地がした。

しかし、大変だった。本当に大変だった。朝の八時半に車でいったん家を出て、あまりの渋滞に断念して家に戻り、九時半頃に改めて歩いての避難がはじまった。合計一四、五キロの道のりを五時間かけて登ってきた。あんなに歩いたことはなかった。うちの息子をあわせて近所の子ども達七人、よく頑張ったと思う。疲れて、道路脇で横になってしまったりしたときには、どうしようかと思った。うしろから放射能が追いかけてくる、いや、すでに放射能が吸っている空気に充満していたのかもしれない、道路や草むらには、すでに放射能が一杯降り注いでいたかもしれない。車の中にいれば、多少は浴びる放射能も少なくて済んだかもしれない。

さおり達が浜通りを脱出し、川内村に到達した頃、三月一二日の午後二時四〇分、福島第一原子力発電所から北西に五・六キロにある双葉町上羽鳥《かみはとり》のモニタリングポストが、一時間あたり四・六ミリシーベルトを記録していた。一号機の水素爆発の一時間前に、すでにこの日の最大値が記録されていたのである。午後二時ころから一号機では、格納容器が壊れないようにするために、圧力をさげるためのベントという緊急作業が開始されていたからだと言われている。

一時間あたり四・六ミリシーベルト。単位はマイクロではない、ミリである。マイクロに換算すると四、六〇〇マイクロシーベルトとなる。これは、一時間その場所にいると四、六〇〇マイクロシーベルト被曝するという値だ。病院の検査で胸部のX線CT写真を一回とると六、九〇〇マイクロシーベルト被曝すると言われており、その値に近い。ちなみに、国の環境省が示している一般の住民に許容される追加被曝線量が年間一ミリシーベルトであり、一時間あたりでは〇・二三マイクロシーベルトとされている。これらの基準と比較してみると、いかに大量の放射性物質が爆発の前に放出されていたかがわかる。富岡町にあるさおり達の自宅は、第一原発から南西へ約七キロの地点にあった。そこから西へ、最も線量が高くなる前に離れることができたことになる。

川内村は地盤が固いと言われていて、地震の被害はほとんどなく、電気も水道も問題なく使えた。消防団員として住民に避難を呼びかけるために富岡町に残った夫の勇希も、夕刻には無事川内村にたどり着いていた。家族は皆、無事だ。助かったのだ。布団も敷いてもらい、さおりと、息子のさとしは、ぐっすりと眠りの世界に入っていった。

どれほど時間が経ったのだろうか。車のドアが、バタンバタンと荒々しく閉まる音がした。ドンドン、ドンドン。ドアをたたく音がする。夫の大森勇希と、父の浜田寿雄だった。

「どうしたんだ、こんな夜中に！」

「ごめんな、起こっしゃって。いや、今日、一号機、爆発したっぺ。そんで二〇キロまで避難しろってなったけんど、こもギリギリ二〇キロだべ。勇希が消防団で三号機も危ねえって聞いてきたんだど。もし、三号機がいったら、今度こそやべえ。どんだけ遠くに逃げたらいいかわかんねえべ」

寿雄は、焦るこころを静めるように、できる限り落ち着いて話した。

「え、三号機もやばいの？」

「そうらしいんだよ」と勇希。

「とりあえず、消防団ってことで、木戸川小学校（仮名）に寝られるとこ確保したから、家族が離れ離れでいるよっか、何かあった時に一緒にいた方がいいべって、勇希と話したんだ。学校は床暖房入ってるから寒くねえ。さとしも大丈夫だべ」

やっと落ち着いたと思っていた矢先に、父と夫の考えにしたがって避難所の小学校に移ることになった。三〇分ほどで学校につくと、叔母も叔父も、いとこ夫婦も一緒だった。これなら、確かに安心だ。確保されていた廊下の一角に毛布を敷き、そのまますぐに眠りについた。

[11] 三月一三日（日曜日）　午後二時

おにぎりの配布を手伝っていた真田慶子のポケットが振動し、携帯電話の着信音が鳴った。

「慶子か！　大丈夫か！　生きてるか！」

「パパ！　うん、大丈夫」

夫の恒介から、初めて電話が繋がった。

「今、どこだ？　どこにいる？」

「三春町の、どこかの体育館みたい。町のバスでここに連れてこられたの」

「どこの体育館だ？」

「それが、わかんないの」

「市の職員さんとかいるだろ、ちゃんと確かめて。必ず助けに行くからな。羽田から福島空港に飛行機が飛び始めたから、絶対に行くから、頑張れ」

「うん。うん」

涙がこみ上げてきて、うまく返事ができない。

「お母さんは無事か？」

「うん」

「電話かわれるか？」

「うん、ちょっと待って」

母が休んでいるところまで急いで戻ろうとした途端、電話が切れてしまった。あわてて、何度も何度もかけ直す。でも、つながらない。でも、でも、よかった。電話がつながったんだ。「助けに行くからな！」夫の力強い声が頭の中で響いている。「助けに行くからな！」そう、助けに来てくれるんだ。涙が止めどなく溢れてくる。

夜中に錯乱した母だったが、昼頃になってようやく落ち着きを取り戻し、先ほどから静かに眠っていた。慶子は母のそばに座り、携帯の着信履歴を眺めながらつぶやいた。

「お母さん、恒介さんが、助けに来てくれるって」

真田恒介と恒太郎は、二人して必死で飛行機のチケットを取る作業に取りかかった。恒介は電話で、恒太郎はインターネットで。

「恒太郎、ママ達、三春だって」

「三春のどこ？」

「それが、わからないんだよ」

「わからないと、助けようがないじゃん」

「わからなくても、行くっきゃないだろ。ママには、ちゃんと調べとけって言っといたから。また電話つながる時あるよ」

「ママ、電話の充電、できてるのかなあ」

「三春は、電気通っているみたいだから、大丈夫だろ」

「空港からどうやって三春まで行く？」

「普段だったら郡山駅にシャトルバスが走っているはずなんだけど。無理なら行ってくれるタクシーを捜すしかない」

「道とか、大丈夫なんだろうか。通行止めのところも多いらしいし」

「車が走れなきゃ、歩いて行くしかないだろ。郡山まで行ければ、三春は二〇キロくらいだから、歩けない距離じゃない。最悪、おばあちゃんもおぶって連れ出すしかない」

「ママ達、ご飯食べれてるのかなー？」

「わからん。水と食料も持って行った方がいいな」

「パパ、やったよ！ とれたよ。あさっての一五日、ANA1491便、羽田一七時四〇分発、福島一八時二五分着」

「あさってか。仕方ない。なんとか持ちこたえてくれるのを祈るしかないな。よし、あとは持って行くものの準備だな」

〔12〕三月一三日（日曜日）午後五時

清水辰造は、避難所となった「やまめの里」で二日目を迎えた。からだの不自由な妻と、姉と、三人とも高齢だ。朝食は一人菓子パンひとつ。夕方におにぎりがひとつ配られただけだ。妻はどんどん体調を崩していく。もってきた血圧の薬を飲んだためか、それとも腎臓がおかしくなってしまったのか、朝から二五回もトイレに行っている。一時間に三回のペースだ。家にいるときはベッドだったから、なんとか一人で起き上がれたけれど、ここは床の上。毎回辰造が力を貸さないと起き上がれない。トイレも離れているので、毎回ついて行かないといけない。昨日の夜中には、とうとうストーブも燃料切れで火が消えてしまった。板の間は寒くて、与えられた毛布一人一枚を半分に折って、その間にからだをサンドイッチのようにはさんで眠るしかなかった。とにかく疲れた。からだを動かすこともつらい。しかし、今日はずっとテレビのニュースを見続けている。それ以外にすることは何もない。

『……さらに、枝野官房長官は記者会見で「バスで避難した住民のうち、九人が測定の結果、被曝の可能性があるという状況になっている。この方々については、衣類や皮膚などの表面が汚染されているということで、これを除去するとともに、内部被曝がないことについて確認する健康チェックを進めてもらうことになっている。専門家の判断だと、こうしたものが表面についている状況にとどまるなら、健康に大きな被害はないということだ」と述べました』

いってえどこで検査をしてるってんだ。被曝の可能性がある、と言っておきながら、健康に大きな被害がねえだと。ふざけるのもいいかげんにしろ。放射能は空気中を飛んできてんだから、服や皮膚が汚染されていて、どうしてその空気を吸ってないって言えるんだべ。富岡の交差点で警察官が防御服に防毒マスクを付けてたけんど、確かにあれくれえすれば、そりゃ大丈夫だろうけんど、俺たちは普通のマスクさえしてねえんだ。どうせ、あんなこと言ったたって、俺たちはもう被曝してんだ。

『……また、枝野長官は「第一原子力発電所からの避難は、一〇キロ圏内では一一四名が残っており、一〇キロから二〇キロの一八万人は、今日の早朝から避難を開始している。一方、第二原子力発電所は、三キロ以内からの避難は完了しており、一〇キロ以内については、三万人余りが早朝から避難を開始している」と述べました』

一〇キロ圏内って、俺たちの町だべ。そこに一〇〇人ちょっとしか残ってねえわけがねえ。ただ、避難しろ避難しろと、放送で言ってただけだべ。どこに避難しろとも言わねえで、ひでえもんだべ。何万人も住んでる家を一軒一軒回って確めたってのか。だいたい、俺たちは何にも悪いことしてねえのに、東電の電気も一切使ってねえのに、なんでこんなひでえ目にあわなきゃなんねえんだ。俺たちは東北電力つかってんだから、どうして東京電力の責任を負わなきゃなんねんだ。

『……一方で原子力にかかわる問題については、しかもこのスタートが未曾有の大地震、大津波ということに端を発している問題でありますから、もし必要最小限といった場合の万が一のリスクというものもしっかり考えて、そして万全を期すべきだろうという考え方でこの間対応をしてきているわけでございます。住民の皆さんにはそういったことではご不便をおかけいたしますが、まさにそのことによって万全を期していることでご理解をいただきたい』

万全、万全、って俺たちは騙されねえぞ。安全、安全、ってずっと言ってきてこれだ。信じられるわけがねえ。だいたい言っていることが、筋が通ってねえ。何を言いてえのか、誰が聞いたって言い訳にしか聞こえねえべ。

『原子力安全・保安院は「住民の健康に直ちに影響はないと予想されることから、住民は落ち着いて避難してほしい」と話しています』

健康にただちに影響がねえだと。すぐに死ぬことはねえってことだけじゃねえか。俺たちには、少しずつ放射能を浴びてもらって、少しずつ死んでけってことか。俺たちは、十分落ち着いてるよ。誰も叫んだりパニックになったりしてない。みんな静かにテレビ見てるだ。だいたい、あの保安院の男は、なんでこんな深刻な事態に、ニヤニヤ笑ってられるんだ。俺たちのことを馬鹿にしているとしか思えねえ。

[13] 三月一四日（月曜日）　午後二時

さっきから、体育館全体が異様な雰囲気だ。これまでにないほどザワザワと騒がしい。二階の大きな窓の暗幕を閉め始めたり、フロアに一番近いところにある風通し用の窓に、新聞紙とガムテープで目張りを始めたりしている。隣りの老夫婦は「いったいどうしたのかしら」といぶかしげにその様子を眺めていた。慶子は咄嗟に放射能だと悟った。陽の光によってかろうじて明るさを保っていた避難所が、急に暗く陰湿な、しかも殺気だった空気で満たされた。底なしの不安が胸の奥から吐き気と共にこみ上げてきた。

「おえっ！　おえっ！」

嗚咽と同時に、涙と鼻水まで吹き出してきた。この避難所に来てから、胃の調子が悪い。冷たいおにぎりと水だけで、調子がいいわけがないが、みぞおちに何か固いものが詰まってしまって、水でさえもその下には通り抜けられなくなっている。

慶子は、いてもたってもいられなくて、体育館のホールを飛び出し、廊下にいた市の職員と思われる男をつかまえた。

「何があったんですか？　どうしてあんなことしているんですか！　どうして、ガムテープで窓を塞いでるんですか？」

職員は、慶子の攻勢に一瞬ひるんだ後、煮え切らない態度で答えた。

「いや、私らもよくわからないんですけど、どうもまた爆発したみたいなんで、上の指示でやってるんです」

「また爆発って、原発が爆発したの？　いつ？　何号機が爆発したの？　あなた達の部屋にテレビあるでしょ。みんなにテレビ見せなさいよ。自分達だけ情報を握って、私達に何も知らせないで、ひどいじゃないの。テレビ見せなさい」

制止する職員を振り払って、体育館の守衛室に入り込もうとして、数名の職員に取り押さえられた。

「何するのよ。私は、ただテレビを見せなさいって、言っているだけなのよ」

騒ぎを聞きつけた住民がやってきて、慶子に加勢をし出した。

「我々住民にきちんとした情報を伝えないとは、どういうことですか！」

「いえ、情報を伝えていないというわけではなくて、私らもよくわからずに、上からの指示でやっているだけで……」

「テレビを見せればいいんだ。テレビをみんなに」

若い男性が、守衛室に飛び込んでテレビの電源を入れた。

『一四日午前一一時一分、福島第一原発三号機から爆発音がして大量の煙が上がり、原子炉建屋のコンクリートでできた壁が吹き飛びました。経済産業省原子力安全・保安院は、一二日の一号機に続いて水素爆発が起きたものとみています。この爆発で、東京電力の社員四人と、協力会社の従業員三人、それに三号機の原子炉に水を入れる作業をしていた自衛隊員四人の、あわせて一一人がけがをしました』

住民、職員、全員の動きが一斉に止まった。三時間も前に、二つ目の原発が爆発していたのだ。もう、おしまいだ。もう、おしまいだ。遠くのカメラがとらえた爆発の映像が繰り返された。キノコ雲じゃない、あれって。原子爆弾と同じじゃない。モクモクと一瞬にして天高く登る黒い煙は、最も高い位置までのぼり、そこから横にひろがって、まさにキノコのような形になっていた。


電話が鳴った。はっ、夫だ。慌てて携帯を手にして広げた。

「もう、だめよ、だめなのよ！　爆発しちゃったの。もう、どうしたって、だめなの」

「おい！　慶子、大丈夫か！　おい！　慶子！」

真田恒介は、電話口で必死で叫んだ。何か予期せぬ、最悪の事態が起きているようだ。落ち着け、落ち着け。

「慶子、落ち着いて、話をして。いったい、何があったの」

恒介は、努めてやさしい声を出し、ゆっくりと、諭すように声をかけた。

「もう、こっちに、来ちゃだめよ。もう、私達のことは、いいから。子ども達を守って」

「慶子、落ち着いて、落ち着いて。何があったのか、ゆっくり話をして」

「だから、だめなのよ。爆発しちゃったのよ。終わりなのよ、ここは」

「三号機だろ、俺たちも、今、ニュースで見てるよ。政府は、爆発のあとも放射線の値は比較的低いから、大丈夫だって言ってるよ。水蒸気が爆発しただけで、放射性物質が外に大量に出ているわけじゃないって」

「そんなの、全部ウソよ。ウソに決まってるでしょ。もう、私達、外には出られないの。門の扉の前で職員が見張っているの。窓も全部、隙間を新聞とガムテープでとめてるの。外も、メチャメチャだから危ないって。自衛隊の車両じゃないと通行できないくらいだって」

「わかった。どんな状況だって、必ず助けに行くから。明日の夕方の飛行機が取れたから。それで恒太郎と一緒に行くから」

「だめよ、絶対に来ないで。私達のことはもういいから。あきらめて。お願い。ここに来たら危険なの」

「何言ってるんだよ。慶子、落ち着いて。あきらめちゃいけないよ」

「落ち着いてるわよ。あなたは、せっかく東京にいて大丈夫だったんだから。子ども達のあとの面倒をみるのはあなたしかいないのよ。福島に来たら、夫婦二人とも被曝しちゃう、だめよ、そんなの。わかるでしょ」

慶子は、恒介と電話で話しをしているうちに、すこしずつ冷静になってきた。そう、子ども達のことを考えたら、夫は東京に居てもらった方がいいのだ。成人した恒太郎だけではない。関東の大学に入ったばかりの洋子だっているのだ。死を覚悟しはじめた慶子の意志は、さらに固くなっていった。

恒介は、妻慶子のあとに引かない勢いに負けて、その場所が三春町の山吹中学であることだけ確かめて電話を切った。慶子は意志が強いのだ。その意志の強さにこれまで何度も助けられてきたことを思い出していた。この福島の浜通りに独立して料亭をひらく決断も、慶子の強い後押しがあったからだ。もともとサラリーマンだった恒介は、三〇歳になって脱サラして板前の修業に入った。それも妻と出会ってからだった。慶子は、高校卒業と同時に東京の美術短大に進学するために福島浜通りをあとにし、卒業後は美術関連の東京の小さな事務所に勤務していた。洗練された感性はとても都会的で、美術だけでなく音楽の趣味もぴたりと一致した。よく二人で洋楽のコンサートにも出かけるようになっていった。

その頃、会社の歯車となって漫然と過ぎていく日常にひどい閉塞感を感じていた恒介は、慶子との会話の中で、本当に自分がやりたいこと、本当に自分が生き生きとしていられること、を問答していった。最初は禅問答のようだった。しかし、慶子と話をしているうちに、よじれていた糸がすーっと解けていくような不思議な感覚がしたのだった。慶子と一緒に生きていこう、慶子と一緒の人生を切り開いていこう、そういう意志がさらに、解けかけていた糸をまっすぐに未来に伸ばしていってくれた。いい食材を嗅ぎ分け、自前で創作料理を作るのが得意だった恒介の才能を見抜いたのは慶子だった。安定した収入を捨てて、二人で新たな人生の挑戦が始まった。三〇歳での弟子入りはきつかった。年下の先輩に厳しくあたられ、厳しい上下関係の中でくじけることも何度かあった。しかし、そのたびに慶子は「何言ってるのよ。しっかりして」と叱咤激励してくれたのだった。彼女の決断はいつも正しかった。女の勘よ、そう言って笑っていた。人生の岐路に、論理的な判断は結局無用だ。女の勘の方がはるかに優れた人生の指針になる。今、慶子は、福島に来るなと言う。助けに行かなかったら慶子と母はどうなるのか。自衛隊が救出してくれるだろうか。それとも、すでに放射能で汚染された人間として隔離され続けるのだろうか。まったく、読めない。先が読めない。今すぐにでも駆けつけたい。慶子に会いたい。慶子の顔が見たい。

[14]　三月一四日（月曜日）　午後一〇時

『本日、午前一一時頃、東京電力福島第一原子力発電所三号機で爆発がおきました。経済産業省原子力安全・保安院によると、敷地周辺の放射線の値に異常な上昇はなく、原子炉を覆う格納容器の健全性は保たれているとみられます』

繰り返されるテレビのニュースをボーッと眺めていた大森さおりは、「大丈夫だ大丈夫だ」という報道に、感覚が麻痺してきている自分に気づいていた。避難している木戸川小学校は、まだ建って数年しかたっておらず、とても頑丈だった。余震もほとんど感じることはなく、電気も水道も使え、ましてや床暖房やテレビまである。富岡の被害とは雲泥の差だ。昨日の夕方には、はるばる埼玉から炊出しまで来てくれて、あたたかいスイトンにもありつくことができた。当面の生活必需品、タオルや歯ブラシ、子どもの下着の着替えも、郡山まで行って買い出ししてきたから不便はない。このまま一週間くらいだったらここで暮らすこともできるだろう。

しかし、長くても数日で家に帰れるだろうと思っていたのが、予想外の展開になってしまった。一二日に一号機が爆発して、今日三号機が爆発。単なる水素爆発だから、たいして放射能が漏れていないとは言うけれど、原発から二〇キロ圏内は避難指示が出されてしまって当分帰れない。いったい、この状況はいつまで続くんだろうか。

「さおり、ここも駄目かもしんねえなあ」

テレビを見ていた夫の大森勇希がつぶやいた。

「え？　でも大丈夫だって、ＮＨＫが言ってるんだから」

さおりも、本当に大丈夫だなんて思っていたわけではない。なんとかこの場所で落ち着いたのだからと、これ以上どこかへ移動するのが億劫になっていただけだ。

「さとしの友達もたくさんいるし、図書館で自由に本も読めるし」

「そうだなあ」

消防団員として緊張の連続だった勇希も、気持ちが少し萎えてきていた。

「ちょっと、団員の仲間に聞いてくるよ」

夫がいなくなった後、ふと周りを見回してみると、どことなく雰囲気がおかしい。こそこそっと小さな声で打ち合わせをしている人が何組も目に入ってきたのだ。話し終えた後、そのグループからは、これまでにないようなソワソワとした慌てた様子が伝わってくる。一〇分から二〇分の後、そのグループは目立たないように片付けを済ませて、一人、二人といなくなっていった。これは、いよいよ危ないんだ。

「どうも、今度は二号機が危ないらしい」

夫の勇希が帰ってきて、小さな声でさおりの家族に報告した。原発関連の仕事で働いている知人から、メールなどで内部情報が伝わってきていたのだ。すぐに逃げろと。背筋が寒くなった。一号機、三号機、そして二号機か。福島第一原子力発電所には全部で六機ある。それが次々に爆発したら、もう福島はおしまいだ。いや、もしかしたら日本もおしまいかもしれない。吸っている空気が急に汚染されているように感じ、息が苦しくなってきた。さとしがいる。とにかく早く、とにかく遠くに逃げなければいけない。

そこに、校内放送が流れた。ピンポンパンポーン。

『校内の皆さま。これから、村長のお話があります。村長のお話を聞いた上で、各自行動をお願いします』

「なんだそれ、どういうこと？」

父の浜田寿雄が目覚めて、つぶやいた。

「お父さん、またこっから逃げろってことよ」

この放送を機に、周囲の人びとは弾けたように動き出した。もう、こっそり逃げていく必要はない。

「放送なんて、待ってらんねえべ」

さおりも勇希も、それまでの気怠さが嘘のように機敏に動き始めた。

「おれら遠藤さん家の車さ乗っけてもらって茨城行くっから、おめえら勇希の友達に乗せてもらって横浜に行け。ついたら連絡とればええ」

寿雄がてきぱきと采配した。逃げると決めてから、ものの一〇分で浜田一族は皆、車に乗り込んだ。それぞれ親戚や知人の車に便乗して、寿雄夫婦は姉夫婦と一緒に茨城の妹宅を目指して、さおりと勇希、そして息子のさとしは、横浜のさおりの妹宅を目指して、深夜のみぞれまじりの雨の中を出発した。

『東京電力は、福島第一原子力発電所二号機で、一四日午後一一時ごろ、原子炉の水位が急激に下がって、再び燃料棒がすべて露出した状態になったとみられると発表しました。また、敷地周辺の放射線量が、午後九時三七分に基準の六倍と、これまでで最も高くなり、緊急事態を知らせる通報を国に行ないました』

午前一時過ぎ、さおり達は車の中のNHKラジオでこの放送を聞いた。背後から迫ってくる見えない暗雲は、原子炉が爆発するたびに巨大化し、次から次へと周囲の村々、周囲の山々を飲み込んで行った。いったいどこまで行ったら安全なのか。自分達の小さな車のスピードと、放射能雲の拡散するスピードと、どちらが早いのか。さおりは、何度も何度も、車の後方に目をやった。車窓に飛び込んでくる後方車両のヘッドライトが、まるで自分達を追いかけてくるかのように見えた。ねえ、早く、早く、遠くへ、遠くへ。目に見えない刃は、放射性物質を含んだ雨粒となって、彼らの頭上に容赦なく襲いかかってきた。雨を浴びたらだめ。この雨は危険。

[15] 三月一五日（火曜日）午後四時

「やまめの里」で、姉と足の不自由な妻と一緒に三日目を迎えた清水辰造は、川内村の村長の「さらに放射能が広がっている」との話を聞いて、はるばる郡山《こおりやま》市のビックパレットへ避難場所を移した。川内村から郡山市へは約七〇キロの道のりだ。午前中に川内村を出て、雨の中を避難車で混雑する国道二八八号線をひたすら走らせ、約四、五時間かけて到着した。普段だったら二時間はかからないで着く距離だ。川内村では、役場周辺の学校避難所から順番にバスで移動することになった。「やまめの里」は、役場から離れているため七番目だと言われ、車を持っている人達にめいめい便乗しての避難となった。辰造も、家族に加えて一人車に乗せてあげてここまでやってきた。

ビックパレットの中に入るまで、順番待ちでさらに二時間。辰造は妻と姉を車の中に休ませておいて、疲労している身体に鞭を打って行列に並んだ。車は軽自動車で横になることは不可能だ。どうしてもビックパレットの中に入れてもらわなければ、腎臓まで悪くなってしまった妻は死んでしまう。とにかく、トイレが近いところでないと困る。このままでは、自分まで倒れてしまう。辰造は必死で続く行列の苦しみに堪えた。

東日本大震災の巨大地震は、福島県内陸の郡山市にも無傷を許さなかった。二、五〇〇人を収容する巨大イベント会場であるビックパレットも、大きな窓ガラスがいくつも割れ、寒い風が吹き込んでいた。ゴーという低い風の音と雨の音に、人びとの雑多な声が混じり、避難者を誘導している職員の声もホールに変に響いてよく聞こえない。誰かのひときわ大きな叫び声が、時折廊下ホール全体に残響する。耳障りな音の洪水に目眩がし、辰造は不意に腹の底から黒い怒りがこみ上げてくるのを感じた。

「なにしてんだー。こんな何時間も待だせて！　早ぐしろー」

思わず声を上げてしまい、すぐに後悔の念に襲われた。悪がった。皆、おどなしく待ってんだ。役場の人も一生懸命やってんだ。悪がった。悪がった。

ようやく受付が終わって中に入れた辰造は、三人が眠れる場所を確保するために、一階、二階と全ての廊下と部屋を見て回った。どこにも空いたスペースはない。あまりの人の多さに、目がくらくらした。これは七、〇〇〇人位いるんでねえか。ガラスの抜けた窓からは、すさまじい音をたてて風が吹き込んでくる。こんなとこで寝れというのか。ここに比べれば、「やまめの里」の方がよっぽどか快適だった。静かだった。三階は解放していませんと言う。いったいなぜ。雨風しのげないと意味がない。確かに雨は防げるかもしれないけれど、風は防げない。いったい、どうしてこんな場所しかないんだ。ようやく見つけた二階の隅の空間に、持ってきた毛布と目印となる物を置いて、車まで妻を迎えてに行った。

ビックパレットの中に入って、妻は終始無言だ。高い天井に恐ろしいほどの巨大な空間。あまりの人の多さで殺伐とした雰囲気に、言葉が出ないのだろう。身体の不自由な妻を、こんなところに寝かせるなんて、妻があまりに不憫で、辰造は急に悲しくなってきた。なぜ、こんな目に遭わなければいけないのか。地震と津波だけだったら、家を片付ければあのまま住めたんだ。なぜ、何日もかけて、次から次へと逃げ惑わなければいけないのか。地震があったのは一一日だ。パーマ屋から無事帰ってきた妻と姉と、大きな余震のたびに庭に避難する眠れない夜を過ごした。一二日は朝からゴルフ場へ避難、そこから渋滞のなか川内村へ車を何時間もかけて避難。一三日と一四日は「やまめの里」で一日中、固い床に座ったり横になったりして過ごした。今日は一五日、午前中からずっと車の中、そしてはるばる郡山まで避難してきた。避難、避難、避難だ。俺たちはいったい、どこまで避難を続ければいいんだ。

「ねえ、もう富岡に帰りましょうよ」

妻の志乃が変なことを言い出した。

「何言ってるだ。そんなこと言ってもしょうがねえべ。富岡のみんなも一緒でねえか。もう放射能で帰れねえんだ」

「放射能って何？」

「何、いまさら馬鹿なこと言ってるだ。東電が爆発したんだよ。東電が」

とうとう、妻に呆け症状が出始めた。

「富岡に、帰りましょうよ。富岡に帰りましょうよ……」

さめざめと泣き出した妻を見て、辰造も涙が溢れてきた。自分は何も悪いことはしていない。ただ、ささやかな老後を、妻の地元で過ごそうと思っただけだ。日本全国を仕事で転々としてきたが、最後くらいはひとつのところに落ち着きたかった。福島は終の棲家として選んだ土地だ。小さな家に小さな庭だが、そこは愛すべき我が家。引っ越してきた時に庭に植えた桃も、まだ甘くはないが食べられる実がなるほどまで成長した。それまでやったことがなかった家庭菜園も我流で始めた。毎年夏にはキュウリにトマト、ナス、そしてオクラなどが採れるようになった。近所の人達にも恵まれて、自宅菜園で収穫があると必ずお裾分けをしてくれた。世話になっているパーマ屋さんをはじめ、身体が不自由な妻を気遣って、何かとみんな助けてくれた。

背中が痛い。腰が痛い。なんだか身体の節々が痛くなってきた。長時間運転したための筋肉痛か。鼻水も止まらない。寒い、寒気がする。もしかしたら風邪をひいてしまったのかもしれない。だめだ、風邪なんかひいてたら。まだ、水もご飯ももらいに行っていない。せめて水だけでも確保しなければ、腎臓の悪い妻が危ない。辰造は、鉛のように重い身体を無理矢理起こし、一階の配給場所に向かった。ふらふらだった。今にも意識を失いそうな疲労だった。

[16]　三月一五日（火曜日）　午後八時

真田恒介と恒太郎は、無事福島空港に着陸し、幸いに運行していたシャトルバスで郡山駅にまで辿り着いた。郡山駅についてすぐにタクシー乗り場に並んだ。原発事故のエリアになんて行ってくれるだろうか。放射能が高いからと拒否されないだろうか。原発が四つも爆発しているのだ。恒介は不安だった。

「すみません、ちょっと原発よりの方なんですけど、行っていただけますか？　ご無理ならいいんです」

「どちらまで？」

「三春です」

「なんだ、原発まではいけねえけんど、三春だったら全然かまわねえ。大丈夫だ」

「ああ、よかったです。よろしくお願いします」

よかった。年配の優しそうな運転手さんだ。三春までだったら行ってくれると。郡山市と三春町は隣りに接している。三春は避難所になっている中学から一歩も外に出られないほど規制されているという。それくらい放射能が高いってことだろう。郡山にだっておそらく放射能はたくさん飛んできているにちがいない。しかし、想像していたほど、郡山市内に緊迫した雰囲気は感じられない。市内は、タクシーだけでなく、バスや車も普通に走っている。人も普通に外を歩いている。原発が四つも爆発したというのに、みんな知らないのだろうか。東京で見ていたニュースからは、もう福島全体がおしまいかもしれない、そんな危機感があった。東京からだって脱出した人は大勢いる。ましてや、アメリカやヨーロッパの人達は、福島から半径一〇〇キロ圏外に避難するように本国から指示が出たとも聞いた。成田空港なんかは、海外へ脱出する人で満杯らしい。羽田空港も、我々のように被災地に行く人達は、赤十字のチョッキを着た緊急援助隊の人など少数派で、ほとんどは大阪・九州・沖縄へ脱出しようとする人達のようにみえた。それなのに、このギャップはなんだ。福島の中通りでは、何事もなかったように日常が動いている。パッと見たところ、建物もほとんど壊れていない。

「三春のどこだー？」

「山吹中学ってとこらしいんですけど。原発事故のあった大熊町から妻と母が、そこに避難してきてるんです。そんで俺たち東京から救出に来たってわけなんです」

「そりゃあ、大変だったべー。んでも、山吹中学なって知らねえなあ」

恒太郎がすぐに iPhone の地図を見せた。

「なんだあ、三春ダムの近くけー。三春の町中じゃねえのか。むしろ近えくれえだ。でも、そんな山ん中に中学なんてあるのけー？」

地図には山吹中学と表示されている。運転手さんが言うには、ダムの近くには人はほとんど住んでいないらしい。iPhone のナビを使って山道を進んでいった。

「ほんとうに、この先にあるのけ？」

運転手さんも不審に思ってきた。車もすれ違いできないような細い道だ。周囲の樹もうっそうと繁っていて、学校があるような気配はまったくない。

「あ！　あれじゃないかな？」

恒太郎が山の上を指さした。山の頂に、まるで隔離病棟のように白い建物が建っている。

「なあ、恒太郎。もしゲートに誰か見張っていて体育館の中に入れないってことになったら、俺が門番の気を引きつけておくから、そのすきにタクシーをそっと降りて中にすべり込めよな」

「うん、わかった」

学校の門に恐る恐る近づく。しかし、誰も警戒している様子はない。運転手さんに、そのまま体育館の横まで車をつけてもらった。体育館の横を、避難者と思われる年配の男性が、うつむき加減に歩いているだけで、警備している人など一切見当たらない。逆に、みんな逃げてしまったのではないかと思うくらい人気がない。ほんとうに、ここに妻と母がいるのだろうか。

車が止まるやいなや、声をかける間もなく恒太郎がドアを開けて飛び出した。あわてて恒介も後を追う。正面玄関の扉から入り、体育館ホールのスチールの扉をそっと開けると、そこには異様な光景が広がっていた。思わずのぞき込んだ顔を引いた程だ。時間の流れが止まっているかのように、人がいるのに動きがない。一〇〇人、いや二〇〇人くらいいるだろうか。ほこりが舞っているのか、白くまぶしいほどのライトに照らされて、全体に薄く靄がかかったように見える。毛布と段ボールにくるまった大勢の人達の体臭が混じり合ったような匂い、あるいは深いため息の集合体とも言えるような淀んだ空気が充満していた。人びとの目は暗くどんよりとし、あらぬ方向の一点を見つめたまま動かない。「夢遊病者」そんな言葉が頭に浮かんだ。立ち上がって、どこへともなく歩く様も、まるで夢遊病者の動きだ。全員が全員、疲労困憊して、朦朧としている。

いけない。こんなことをしている場合ではない。早く妻と母を見つけなければ。見渡してもこの大勢の中から見つけ出すのは至難の業だ。かろうじて通路のようになっている隙間に足を踏み込んだ。しばらく探し回っただろうか。こっちだこっちだ、と恒太郎が手招きしている。いたのだ。妻の慶子が、母の君代が。

「あー、パパー。来たのー?　なんで来たのー?」

寝ぼけているのか、慶子の顔が弛緩しきって、口元だけうっすらと笑っている奇妙な笑顔だ。

「ばか、何いってんだよ。助けに来るって電話したじゃないか。あと数時間でつくから、あれだけ荷造りしとけって言ったじゃないか」

「どうすんのー、これから。どこ行くのー?」

「とりあえず宇都宮の親戚ん家に行くよ」

「私ねー、さっき配られた薬飲んだから、もう放射能は大丈夫なのよー」

完全にボーッとしていて、話が通じない。薬とは、ヨウ素剤のことか。この体育館にもヨウ素剤が配られたってことは、よほどやばいってことだ。急いで連れ出さないといけない。

「恒太郎、さっと片付けて行くぞ」

手早く、身の回りにあったものを集め、恒介は慶子を、恒太郎は君代を介助して、体育館の外で待っていてもらったタクシーに乗り込んだ。とりあえず、救出成功だ。あとは、安全な場所まで辿りつくことだ。

「すみません、待っていていただいてありがとうございます。だいぶ遠いんですけど、宇都宮に親戚の家があるので、そこまで行っていただけますか」

親切なタクシーの運転手さんは、快諾してくれた。中学校を後にする途中、恒介は近隣に農家があり、そこに住む人達が庭先の七輪でサンマを焼いている姿を目撃して、目を疑った。普通に生活しているじゃないか。最初の話では避難所は封鎖されているはずだったのに、恒介らが着いた頃にはそんなことはなかった。避難所ではヨウ素剤まで配られるほど放射能がひどいはずなのに、一歩外に出ると、その緊張感は全くない。避難所の役場職員は、周りは瓦礫だらけで自衛隊の車しか通行できないと言っていたらしいが、道路は多少亀裂が入っているところはあるものの、瓦礫などは一切なく、一般車でも問題なく通行できる。そういえば、役場職員らしい人も見かけなかった。もしかして逃げ出したのだろうか。いや、さすがにそんな無責任なことをするわけがない。大熊町の住民を隔離する情報操作に違いない。おそらく三春はそれほど問題はないのだろう。大熊町の住民だけが被曝していて危険だから、他の住民に触れさせないように隔離していたに違いない。


実際のところ、三春町役場では、気象情報を元に、高台にある入浴施設に吹き流しを設置して風向きを確認した上で、放射能雲が流れてくる危険性を察知していた。一五日には、ニュースで原発から八〇キロも離れた北茨城の放射線量が四、八七〇マイクロシーベルトを観測したと伝えられていた。午前一一時には、国は新たに福島第一原発から三〇キロ圏内の住民に屋内退避を指示していた。三春町は三〇キロ圏内には入らないが、役場では緊迫した議論が続けられ、原発のある浜通りからの規則正しい東風が観測されたのを契機に、一五日の午後、四〇歳未満の住民全員七、二〇〇人に安定ヨウ素剤を配布することを決定したのだ。浜通りから避難してきている人びとも配布対象となった。

「このタクシーの運転手さん、知り合いだから来てくれたのー？　あ！　ここに焼き肉屋さんあるよ。ラーメン屋さんもある」

「お母さん、わかったから。もうちょっと静かにして。焼き肉食べたいの？　そうだな。五日間まともなもの食ってないからなー」

母の君代が興奮している。まるで幼児のようにはしゃいでいる。五日間の過度の緊張がほどけて安心したせいだろうか。妻の慶子は、ずっと眠っている。よほどの疲れだったのだ。とりあえず、宇都宮に行くことにしたが、その先、いったいどうしたらいいんだろう。大熊の町にある自宅や料亭はどうなるのだろうか。地震の時にたまたま恒介は東京にいただけで、すべての生活の基盤は浜通りにある。

[17]　三月一八日（金曜日）午後六時

清水辰造は、郡山市のビックパレット避難所を朝の九時頃出発し、埼玉県加山市（仮名）の保養施設「湯ノ花スパ」（仮名）に到着した。許容人数を超えた避難者で溢れかえったビックパレットでは、昨日から埼玉県に移動したい人を募集しはじめていた。辰造は、身体の不自由な妻が、あの巨大な空間では身が持たないと判断し、埼玉行きを決心した。夕方には、移動用のバス七、八台による大移動が始まった。辰造は、埼玉に移動した後のこと、そして妻の体調のことも考えて、余裕をもって翌日に二人で自家用車で移動することにした。

一五日から数えて、ビックパレットには三泊したことになる。幸か不幸か、ビックパレットで医師の診察を受けることができたが、そこでもらった薬のためにひどい目にあった。妻の血圧が高くなっていて、足にもむくみが来ており、辰造の予想した通り腎臓が悪いかもしれないと言われた。「検査ができないから診断はできないけれど」と言われ、腎臓にも血圧にもいいという薬を三日間だけもらった。その薬がいけなかった。朝、薬をのんでしばらくすると、トイレに行きたいと言いだす。薬が切れるまで、ひどい時には一時間に三回も介助して行かなければならなくなった。薬を飲むのをやめれば、トイレの回数が減ることはわかっている。しかし、医師にもらった薬をやめてしまったら逆にもっとむくみがひどくなって、取り返しがつかなくなるのではないかという恐怖もあり、やめる決断ができない。辰造は発熱しているにも関わらず、風邪薬と解熱剤で熱を下げて妻に付き添った。それに、一日三回食事が配給されるのはありがたかったが、毎回一時間くらい列に並ばなければありつけないのがつらかった。埼玉までのさらなる長距離の避難には当然不安もあったが、これでは本当に命が危ないと感じ、決意を固くしたのだった。

郡山から埼玉までの道中でガソリンが切れかけたが、国道四号線沿いの栃木のガソリンスタンドで五リットルだけ給油してもらえた。辰造の車は軽自動車で燃費もよく、七時間の運転の後、なんとか埼玉に辿り着くことができた。

「志乃、やっど、ついたべ」

助手席を倒して眠っていた妻に声をかけた。

「ありがとう」

その一言が辰造のこころに響いた。からだの力が抜けていく感じがした。ビックパレットでは呆け症状が出始めて、どうなることかと危ぶまれたが、これでやっと妻を落ち着いて眠らせる場所を確保できる。あと少し頑張ればいい。埼玉だったら、いい病院もあるだろうし、しっかりしたものを食べさせられるに違いない。

加山市の「湯ノ花スパ」は、辰造達にとって適度な大きさだった。七〇畳の大広間に約六〇人がそこで生活することになった。一人あたり、ふとん一枚分の約一畳のスペースが与えられている。加山市では、役場での申し込みを義務づけ、それぞれの施設に入る人数を制御していたため、廊下に避難者が溢れるようなことは幸いなかった。畳の上に、しかも布団の上に、ゆっくりとからだを伸ばして眠ることができるのが、何よりもありがたかった。辰造夫婦には、トイレに近い場所を与えてもらい、その晩は倒れるように眠りについた。

[18]　三月一九日（土曜日）　午前六時

「湯ノ花スパ」は、朝早くから活動を始めていた。風邪をぶり返して咳き込んでいる辰造に、周囲は優しかった。

「清水さんだよな。大丈夫だ。寝てろ。奥さんはわしらが面倒みるけー」

みんな、浜通りから逃げてきた避難者ばかりだ。なぜ、こんなに優しいのか。みんなだって、つらい思いの連続だっただろうに。疲れもたまって、体調だって悪いだろうに。

「あれー？　辰造さんでねえか。辰造さんも湯ノ花スパだったのけ。偶然だなー。いつからおるのけ？　おれはさっき着いたばかりだけんど」

目の前にいるのは、鷹里純一だ。

「あれ、鷹里さん。これは偶然。地震の次の日にゴルフ場で見かけたけんど、忙しそうにしてたけ、声かけなんだけんど」

「おれは、あの日に川内の親戚ん家で世話になって、三日間かな、一五日に川内も危ないってんで、また避難しろってことになって出てきたんだ。辰造さんは？」

「あれは一二日だったべ、川内行く県道が渋滞だからって、ニッパッパ（国道二八八号線）まで回されて、ぐるっと田村まわって『やまめの里』に入れてもらったんだ」

「やまめの里け。そこも一杯だったべ」

「うーん。志乃がからだ悪いからって、無理矢理入れてもらったんだ」

「そんで、その後どうした？」

「一五日にビックパレットだ」

「やっぱり一五日けー。おれもビックパレットちょっとだけ寄ったんだけんど、あんまりの人で諦めて、栃木の親戚ん家にむかったんだ。ビックパレットはどうだった？」

「いやー、あそこは大変だった。志乃が医者に薬もらったんだけんど、そのせいで、一時間に三回もトイレだー」

「そうけー、大変だったなー。辰造さんも風邪ひいてんだべ。ゆっくりしてな」

湯ノ花スパには、富岡町の役場職員も一人避難してきていた。加山市とのやりとりを一人でやっている。住民に遠慮してか、畳の大部屋には入らず、自分だけお風呂場の前の廊下に布団を敷いている。

「新藤さんでねえか」

役場職員は鷹里純一の高校のずっと下の後輩だった。

「あれ、鷹里さん」

「なして、こんなとこ寝てんだ。遠慮しねえで畳の上で寝ろー。からだ壊すぞ」

「いや、おれはいいんです。ここで。夜、事務所にファックスきたりするんで、みんな起こしちゃ悪いんで」

「なに言ってんだー」

「それより、鷹里さん、もうしばらくしたら、加山市の市営住宅の申し込みが始まりそうなんですよ。入居は四月入ってからになりそうですけど」

「そりゃあ、ありがてえなー。ここもいいとこだけんど、いつまでも集団生活は無理だー。新藤さん、いろいろ世話になるな」

純一は、湯ノ花スパの全体像を把握しようと、施設内を見て回って歩いた。この施設の中心は、となりのゴミ焼却場の排熱を利用した温水プールと大浴場だ。男女別の脱衣室にジャグジーのある大きな風呂。残念ながら地震による機械の不具合なのか、まだお湯が入っていない。壁の掲示を見てると、残念ながら温泉ではないらしい。しかし、いつか入れるようになったら本当にうれしい。プールは二五メートルプールと幼児プールがあるが、ここも今は閉鎖されている。エントランスの軒先では、炊出しの準備が始まっていた。スパには十分な厨房がないため、加山市がプロパンガスと、大きなガスコンロをふたつ用意してくれて、それを屋根のある外のスペースに設置することになった。炊出しをとりしきっていた男の顔を見たことがある。

「お疲れさんです。鷹里です。今日から炊出しけ」

「あれ？　鷹里さん？　どちらの鷹里さん？」

「富岡だー」

「うちらも富岡ですけど、職場の同僚に鷹里って男がいたんですが」

「職場はどこだべ？」

「浜電設備（仮名）です」

「ああ、それ、おれの弟だー」

「ああ、康一さんのお兄さんでしたか。これはこれは」

純一はそのまま炊出し班で仕事をすることになった。近隣から続々と集まってきた野菜類の支援物資をつかっての芋煮だ。夫人方のチームが、プールの更衣室についている広い洗面所で野菜を洗って切り出してきてくれる。純一達は、それを大鍋に入れて火加減を調整しながらかき混ぜていく。これまで、川内、栃木、埼玉の大宮と、親戚の家を転々としてきた純一は、世話になるばかりでいたことに、ずっと申し訳ない気持ちを抱いていた。人の役に立てる仕事があるということは、本当にうれしい。ずっと沈みがちだった純一の気持ちも、少しだけ上向きになった。

[19]　三月二一日（月曜日・祝日）　午前三時

空にどす黒い渦がとぐろを巻いている。重苦しい空気が徐々に体積を増し、渦を巻いている空からじわじわと寝ている自分のからだに向かって降りてくる。息もできないほどの濃厚な空気が、自分の呼吸器を圧迫してくる。顔面に水しぶきがかかり、必死にそれを払おうとするが、からだは言うことをきかない。真田慶子は、暗闇の中、車のハンドルにしがみついていた。鼓動に合わせて、からだ全体が不規則に揺れる。汗が噴き出てきた、氷のように冷たい汗だ。さっき、水しぶきだと思ったのが、自分の冷や汗だったのか。手の甲でぬぐってもぬぐっても、からだの腺という腺から溢れ出てくる。暗闇の中から、さらに真っ黒の大きな塊が車窓の左側から迫ってくる。それは生き物のようなぬるりとした光沢を放ち、予測もしない角度で縦横無尽に伸び縮みをしている奇妙な物体だ。その動きは考えられない程速く、そしてゆっくりだ。時間の進み具合がおかしい。右にハンドルを切ろうとしても、鋼鉄の車はびくともしない。もう駄目だ、飲み込まれる。からだの芯が震えたと同時に、自分は真っ裸になり、何もない暗黒の空間に放り出されていた。無だ。なぜか、重力だけは感じる。首の後ろから引きずり込まれるように落ちていく、その引力に身を任せるしかない。恐怖と同時に、不思議な快感もある。このまま自分は奈落の底に沈んでいくのか。底に着けば楽になれるかもしれない。すべての思考が止まり、何も考えずにいられるようになるかもしれない。

慶子は目を開けた。少しずつ音と光が戻ってきた。天井の常夜灯がぼんやりと目に映りはじめ、夫と息子の静かな寝息が聞こえてきた。夢だったのだ。寝間着の背中がぐっしょりと冷たく濡れている。ああ、目覚めてしまった。あのまま、あの奈落の底に沈んでいたかった。着替えたいと思っても、重いからだは言うことをいかない。あれ以来、自分のからだは、自分のものではなくなってしまった。ひどい痛みが、からだじゅうを移動する。頭、背中、腰、膝、のど、みぞおち、下腹部、手首、手足の指先、からだの中で痛みの塊が暴れているのだ。いいかげんに休ませて欲しい。いったい、いつまでこの状況が続くのだろうか。

宇都宮の親戚の家に来て、そろそろ一週間が経とうとしている。何もできない自分が不甲斐ない。少しでも家事を手伝いたいが、動かすとからだの節々が悲鳴をあげる。これ以上世話になることはできない。せっかく用意してもらった食事も、のどを通らない。夫がスーパーで買ってきてくれたミニトマトだけだ、食べられるのは。体重も激減している。このままではいけない、と思って焦っても、どうにもできない。夫も息子も心配してくれている。なんとかしたい。

「また、眠れないのか」

夫が声をかけてくれた。

「うーん」

返事をする力もない。夫が部屋の電灯を点けた途端、そのまぶしい光が恐怖を誘った。

「やめてー！　電気点けないで！」

叫んでしまった。大きな声だったに違いない。

「ごめん、ごめん、大丈夫か」

恒介は、すぐさま部屋の電灯を消して、机の上にあった小さなランプの間接照明にかえた。

明るい光が目に飛び込んでくると、一瞬にしてその光は、あの忌まわしい体育館のまぶしい天井ライトの光に変貌するのだ。心臓が考えられないほど速く脈打っている。光のせいだ。体育館の二階を覆い尽くす暗幕の黒、窓を目張りするガムテープの茶色、毛布と段ボールの黄土色、そして母が着ていたワンピースの赤色、それらの色という色が慶子の脳裏に繰り返し点滅するのだった。体育館のこまかい光景はよく覚えていないにもかかわらず、色だけが強烈に記憶に残っているのだ。しかし、なんであんな避難という状況で、母は赤いワンピースなんて着てきたのか、不意に怒りがこみ上げてきた。赤はおかしいでしょう、絶対に。避難所なのよ、あそこは。赤い服を着ている人なんて、母しかいなかったわ。絶対におかしい。赤なんて。私を馬鹿にしているとしか思えない。みんなが居る中で、叫んだり暴れたりして、どんだけ私が恥ずかしい思いをしたかわかってるの。母が呆けたのも、全部原発事故のせいだわ。爆発なんて、考えられない。子どもの頃に行ったでしょ、あのエネルギー館。明るい原子力の未来、鉄腕アトム。頑丈で絶対に壊れない原子炉、一メートルもある鋼鉄で覆われた原子炉が、壊れるわけないでしょ。きっとテロなんだわ、政府は隠しているんだわ。地震のせいにして、津波のせいにして。地震対策だって完璧だって聞いたわ、エネルギー館で。私達が怖がると思って、パニックを起こすと思って、テロだって事実を隠しているんだわ。ヨウ素剤を配るってこと自体がおかしいじゃない。原発からあんなに離れた町でヨウ素剤を配るなんて、政府がすかさず手を回したに決まっている。建物も全くこわれていない町に自衛隊がいたのもおかしいじゃない。絶対にテロだわ、戦争があったんだわ。

「慶子、医者に行ったほうがいいな」

「おれも、眠れないんだ。明日病院行こうか、一緒に」

返事をする気にもなれない。夫はなんて馬鹿なことを言っているんだろうか。医者なんて行ったって、薬飲んだって、楽になるはずがない。これは全部、原発が悪いんだ。原発につける薬を出してくれ。早く治してくれ、あの原発を。そういえば、あの体育館にいた町の職員、笑っていたわ。私が問い詰めても、口にうすら笑いを浮かべていた。「上に指示されてやっているだけ」だなんて言っていたけど、絶対に知っていたのよ。私達にだけ隠していたんだわ。爆発のこと知らないで、窓にガムテープなんて貼らないでしょ。

深呼吸をしようとしても、胸に息が入ってこない。肺が小さくなって、気管も細くなってしまったようだ。食事ものどを通らないし、血液も通りにくいほど血管も細くなっているみたい。身体の中の管という管がぜんぶ、細くなってしまっているんだわ。いや、これはきっと夢なんだわ。身体の管が細くなるなんてこと、医学的にありえないでしょ。そういえば、さっきからここには音がないわね。音も光も、記憶も過去も、すべて無くなってしまえばいいのに。

[20] 三月二八日（月曜日）午前一〇時

真田恒介は、妻の慶子と一緒に東埼玉医療センター（仮名）に来ていた。震災以来、妻の様子がずっとおかしいのだ。宇都宮の親戚のうちに一週間お世話になったが、その間も一切食事を口にしなかった。夜も眠れていないみたいで、すぐに怒り出したり、めそめそ泣き出したり、こんな慶子はこれまでの二〇年間一度も見たことがない。親戚の家で気をつかって生活しているのが悪いのかもしれないと考え、埼玉にある娘のアパートに移ってきた。ここは一LDK、家族が四人暮らすにはとても狭すぎる。しかし、家族だけで気を遣わずに生活できるというメリットがある。幸いリビングが一般の一LKDよりも少し広く、恒介と恒太郎はリビングに布団を買ってきて寝る場所を確保した。妻と娘の洋子は、扉の閉まる奥の六畳の部屋だ。ここなら、多少静かに眠れるかもしれない。

「真田さん、真田さん、三番診察室にお入りください」

慶子は、病院なんか行きたくないと言い張っていた。しかし、恒介も一緒に診てもらうという条件つきで、今日は病院に来ることができた。二人とも診察券を作り、内科・総合診療科の待合室で待っていた。本来なら、二人別々の診察になるのだが、それでは妻が承服しない。看護師さんにお願いして一緒に診てもらえることになった。

担当の先生は四〇代の女医さんだ。ふくよかな白衣姿から、柔らかいオーラを感じた。

「どうされました？」

「いや、最近、食欲がまったくなくてですね、妻なんかはこの一週間、ほとんど何も食べてないんです」

「何かありましたか？」

「いや、実は、福島から避難してきてまして」

「え？　そうだったんですか」

先生は、福島から、という一言ですべてを理解してくれたようだった。

「では、詳しいお話をお聞きする前に、先に血液と尿検査、それに胸のレントゲンと心電図も、ひととおり検査しておきましょうか」

「はい、お願いします」

助かった、最初からストレスのせいだなどと言われたらどうしようかと思っていたからだ。まずは、きちんと検査をしてくれようとしている。妻は放射能を浴びている。その影響が出ていないか。

検査室を巡る間、妻はずっと押し黙ったままだ。話しかけても一言もしゃべらない。あの避難所の体育館にいたときのような、夢うつつ状態のようにも見える。先生は、この異常を察知してくれるだろうか。

「まず真田さんのご主人の検査結果ですが、血圧が上が一六四、下が九二で高くなっています。今までの検診で高血圧を指摘されたことはありますか？」

「いや、毎年検査は受けて無かったですが、高血圧だって言われたことはないです」

「そうですか。震災にあって今避難生活を送られているわけですから、血圧が高くなって当然なのですが、あまりこの状態が長く続くと本当の高血圧症になってしまうので、気をつけなければいけません。軽い血圧のお薬をお出ししておこうと思うのですが、どうですか？」

「え？　血圧の薬ですか？　うーん」

「そうですか、わかりました。ストレスで高くなっているのだと思うので、今日のところはやめておきましょう。眠れないとおっしゃっていましたよね。眠る前に軽い安定剤を飲むことで、精神もリラックスして眠れるようになるだけでなく、血圧も下がってくるかもしれませんので、最初はそれで様子をみましょうか」

「はい、それでお願いします」

「奥様のほうですが、多少、心電図で頻脈になっているだけで、そのほか、血液検査、尿検査、レントゲンで異常は何も見られませんでした」

「そうですか」

「極度のストレスで、食事がのどを通らなくなったり、息苦しくなったり、動悸がしたりすることはよくあります。福島で震災に遭われたということですが」

「実は、震災の時、私はたまたま東京に来てまして、妻は私の母と一緒に原子力発電所のすぐ近くの自宅で被災したんです。バスで強制的に避難させられまして、震災から四日後にようやく私が救出してきたという経緯なんです」

「そうだったんですかー。それは想像を超えるストレスだと思いますよ」

「はい」

「奥様の家での様子は、どういう感じですか？」

「眠っては起きて、起きては眠って、の繰り返しで、きちんと眠れていないみたいなんです。今日もそうですけど、話しかけても反応がなかったり。それに、体中があちこち痛いって」

「ずっと眠れていないんですね。ご主人が助けに行かれるまでの間、きっと極度のストレスだったのだと思いますよ。それだけのストレスを受けられたら、今のような状態になっても当然です。今日の検査で何も異常はありませんでしたので、少し時間はかかるかもしれませんが、少しずつ回復してくると思いますよ。薬の力を借りた方が早くよくなると思いますので、奥様にもお薬をお出ししますね。朝晩飲む、気持ちを楽にするお薬と、寝る前に不安や緊張をとったり、落ち込んだ気持ちに効く抗うつ効果のあるお薬を一錠だけ飲んで下さい。これは、即効性もあって、しかも副作用も少ない安全な薬なので、必ず役に立つと思いますよ」

「そうですか」

「一週間後に、もう一度来られますか。今度はもう少しじっくりお話を聞かせてください。もう、こちらの埼玉にお住いを移されたのですよね」

「ええ、まあ、大学生の娘のところに家族で転がり込んでいるだけなんですが」

「来週、必ずいらしてください」

「はい」

先生は、極度のストレスに対する当然の反応だと言っていた。それなら少し安心できるが、本当にそうなんだろうか。被曝の影響で、からだだけでなく頭までおかしくなってしまったのではないだろうか。いや、今日はきちんと検査までしてもらったんだ。大丈夫だ、大丈夫だ。

第2節　壮絶な原発事故避難体験の質感をどう記述するか

［1］研究の理論的枠組

二〇一三年発刊の『質的心理学フォーラム』において、「現場の質感をどう記述するか」という特集が組まれた。川浦佐知子（2013）が述べているように、主流社会の価値観や前提を共有できない人びとの体験を、できるだけ既存の枠組みに落とし込むことなく理解するために、目的に適った「妥当な」記述スタイルを創出するしかない。また荒川歩（2013）が言うように、質感は言語にするとそぎ落とされがちな非言語的な情報に依存するところが多く、それを論文という言語の枠内で記述するには新たなる文体の創出が必要なのである。

文化人類学者のヴィクター・ターナー（1920～1983）は晩年、アフリカのザンビアにおけるフィールドワークに基づく民族誌的記述『アフリカ社会における分裂と持続：ンデンブ村落生活の研究』を台本にして、人類学を学ぶ学生達と演劇関係者のグループを組織し、民族誌を演じるという実験を繰り返した。浜本満（1994）によって、〝文化人類学〟という学問が「他者を理解するための学問、他者の理解を通じて自己を知る学問」だと定義されているように、人類学のひとつの目的として、主流社会から見た異文化を生きる人びとの生き方について理解し、同時に自らの生き方を再帰的に捉えることを試みる。普段は接点の少ない、自分とは一見無関係に見える人びととの生きる現実（リアリティ）を、どのようにして主流社会に理解可能な形式に提示するかが、人類学者達は問われているのである。ターナーの民族誌を社会劇として演じる試みは、音楽の楽譜が誰かによって演奏されるように、民族誌というテクストを誰かによってパフォーマンスされることによって、主流社会と異文化社会の間を媒介しようとする人類学の新たな可能性を提示したものと言える（慶田勝彦、2005）。

筆者がこれまでに用いてきた記述方法は、フィールドデータやインタビューデータから、その現場体験を象徴する重要なインフォーマントの語りを抽出し、それ以外の物語的情報は説明文に落とし込み、語りの前後に配置させるというスタンダードなスタイルであった。その際、散漫な生の語りのまま記述する方法では語りの真意が紙面では伝わりにくいため、多くの場合インフォーマントの含意をもとに読みやすい語り文に編集しなおすことが多かった。このような方法は、学術領域だけではなく、例えばＮＨＫ東日本大震災プロジェクトによる『証言記録　東日本大震災』(2013) もこの方法で記述されており、広く使われる方法だと言えよう。一方、震災体験を記述する方法として、環境社会学者の金菱清 (2012) は、『3・11慟哭の記録：71人が体感した大津波・原発・巨大地震』という著作で、体験者自身に自らを語る自叙伝形式で執筆してもらい、それを研究者グループがインタビューを重ねて編集しなおすことにより、体験談という一人称語りの形式での表現を試みている。この方法は、太平洋戦争の体験を伝える名著として名高い日本戦没学生の手記を集めた『きけわだつみのこえ』(新版 1995) でとられた手法に近く、個人が自身の体験をその人自身の言葉で記述するという方法で、体験のリアリティの表現としてかなり成功している。しかしこの方法は、自身の体験を文章で表現する力のある者に限られたものとも言える。

筆者は東日本大震災および原発事故によって避難を余儀なくされた人びとへのフィールドワークとインタビュー調査を続けてきたが、そのデータをどのように提示することで、彼らの体験の質感やリアリティを表現することが可能になるのかを模索してきた。そこで考えたのが新たな第三の方法として、エスノグラフィーを基礎にしたノンフィクション・ノベルという形式で記述する試みである。この方法によって、同じ現場に居合わせた複数の人びとによる「羅生門的現実」を描くことが可能になり、インフォーマント同士の交流も描くことができる。また、インフォーマントの語りの背後にあった非言語的な感情を内声という形で表現することも可能であり、さらに人物や場所を仮名にしたノベルとして描くことで、インフォーマントのプライバシーの遵守にもつながると考えられた。

[2] 研究の手続き：対象と方法

本章の研究は、震災より半年が経過した時点で出会った原発事故被災当事者の佐藤純俊氏の「さまざまな苦難の経験を風化させてはいけない」という発案で始まったものである。「人類が二度と原発事故という過ちを繰り返さないためにも、さまざまな苦難の経験を記録して後世の歴史に残す意義があり、また体験を親身になって聞いてもらうことで、被災者の気持ちも少しは楽になるのではないか」と佐藤氏は言われた。震災以前より「病いの語り」研究を行なってきた筆者は、これまでの研究経験と、心療内科医としての臨床経験を元に、災害による苦悩の語りに耳を傾けていくことになった。

対象は、表1に示したとおり、福島県浜通りから原発事故により埼玉県へ避難してきた14世帯20名である。家族構成メンバー一人当たり、原則として一回約二時間のインタビューを最低二回おこなった。二回までのインタビューは、以下のような半構造化形式で行なった。本稿では、対象の体験を十分に物語化できる程の情報量が得られたことから、対象番号No.1、2、3、4、5、15、16、20の8名の語りのみを物語として表現した。

インタビューガイドとして以下の五項目を設定した。①3・11以降の行動の記録、②絶望や喪失の体験について、③再生に向けた歩みについて、④幼少期からのライフヒストリー、⑤社会に向けての要望と提言、である。以上のような質問項目を大きく設定したフォーカスト・オープン・エンデッド・クエスチョンを行ない、対象者には自由に語っていただいた。会話はICレコーダに録音し、作成した逐語録はインフォーマントが保存できる形に印刷してお渡しした。語った内容を確認していただき、公表を望まない部分は削除した。すべて仮名で表記し、プライバシーを遵守する旨の条件で、承諾書にサインをいただいている。

さらに、①3・11以降の行動の記録として、今後の損害賠償等に役立つ被曝記録等の資料となるように『私の行動記録ノート』という形式の表を共同作成し、震災後の一カ月間の行動を「滞在場所と移動手段」「その時に感じたこと考えたこと」「体調と食事内容」について記録した（図1、図2）。

表1　（※網掛けが物語化された事例）

No.	仮名	年齢	性別	続柄	インタビュー日時
1	清水辰造	73	男		2011年11月20日、2012年8月9日、2014年9月11日
2	浜田寿雄	67	男	14の夫	2012年3月5日、4月8日、4月17日、9月24日、2013年3月29日、2014年6月17日、7月12日
3	鷹里純一	67	男		2011年12月2日、2012年4月8日、4月17日、9月24日、12月3日、2013年3月29日、2014年5月19日、9月11日
4	大森さおり	35	女	5の妻	2011年11月14日、12月26日、2012年8月8日
5	大森勇希	38	男	4の夫	2012年8月8日
6	藤田秀夫	75	男	7の父	2011年11月20日
7	藤田俊子	39	女	6の子	2011年11月20日
8	田辺弘樹	53	女	9の夫	2012年3月12日
9	田辺佳子	52	男	8の妻	2011年12月9日、2012年3月12日
10	三島雄太	28	男	11の夫	2012年2月13日
11	三島由衣	20	女	10の妻	2012年2月13日
12	正田弥生	67	女		2011年11月4日、2012年3月19日
13	前橋夕子	71	女	2の姉、11の祖母	2011年12月26日、2012年2月13日
14	浜田貴子	57	女	2の妻	2012年4月17日、9月24日、2014年7月12日
15	真田恒介	56	男	16の夫	2012年10月27日
16	真田慶子	46	女	15の妻	2012年10月27日
17	森山茂夫	60代	男		2012年10月27日
18	山田美紀子	50代	女		2012年10月27日
19	石垣清志	60代	男		2012年10月27日
20	守矢幸助	72	男		2013年10月23日

震災・原発事故のあと１ヶ月間

私の行動記録ノート

氏名：　　　　性別：男・女　　年齢：　　歳

生年月日：明治・大正・昭和・平成　　年　　月　　日

福島県の住所：〒

電話番号：

現在の住所：〒

電話番号：　　　　携帯電話：

元の職業：

現在の職業：

図１　私の行動記録ノート［表紙］

			滞在場所（移動手段）	その時に感じたこと・考えたこと	雨浴の有無	体調	食事内容	震災状況
3月12日	（土）	0:00						
		1:00						
		2:00						
		3:00						03:59　M6.7長野北部地震発生
		4:00						
		5:00		時間詳細不明：姉が朝一度自宅に帰った際、定かではないが「避難をしなさい」という町内放送を耳にする				05:44　第①10km避難指示
		6:00						
		7:00	7:40　自宅を出る	持ち物は、毛布1枚、保険証、姉は小銭入れのみ				07:45　第②3km避難、10km屋内退避指示
		8:00	勤務先のゴルフ場に車で向かう	「すぐ帰ってこれるものだと思っていた」				
		9:00	佐藤さんと会う、無事を確認	避難理由はわからなかった。				
		10:00	9:30　川内へ向かう　県道35号線、288号線を使う、警官に「もっと北へ行きなさい」と言われた。一旦、288号線を使い田村市まで向かう	35号線と288号線の交差点に立っていた防護服を着た警官を見て「原発だと思った」				
		11:00						
浜通り	晴れ	12:00						
中通り	晴れ	13:00	13:30				移動中に見つけたお菓子屋でお菓子を購入	
会津	晴れ	14:00	～14:00　イワナの里に到着	川内のイワナの里				
		15:00		収容人数200～250人				15:36　1号機爆発
		16:00		「一回（避難所から）出た人は戻れません」				
		17:00		と言われる。避難所は放射能を浴びるということで締め切り、窓も締め切り、玄関に職員2人が立っていた				17:39　第②10km避難指示
		18:00					18:30　食事（おにぎり1つ、みそ汁）夜まで食事はなし	18:25　第①20km避難指示
		19:00		時間詳細不明：夜からテレビにて原発のニュースが流れる				
		20:00						
		21:00		妻は夜、トイレに2，3回行く				
		22:00		毛布は一人一枚、寒い				
		23:00		24:00　燃料切れでストーブが止まる				

図２　私の行動記録ノート［内容］

三回目以降は全て非構造化インタビューであり、二回目までのインタビューの疑問点を明らかにし、さらに自身の物語を自由に語っていただく形式で行なわれた。

新聞やテレビニュース、そして内閣府・復興庁・東京電力等が発表している情報、書籍や雑誌に発表されている情報などから原発事故をめぐる事実関係を確認し、それぞれのインフォーマントの逐語録と行動記録ノート、そしてインフォーマントの表情・態度・心情などを記録した筆者のフィールドノートを基礎に、各人の体験を時系列に沿ってノンフィクション・ノベルという形式に再構成した。事実関係については、人と場所の名前を仮名にした以外は、インタビューで聴取した内容に沿っているが、内面的な体験や内声に関しては、筆者がインタビューで感じ取った印象をもとに、最大限の想像力を膨らませて創作を行なった。なお、福島地方の言語に関しては、本研究の発起人である佐藤純俊氏の校閲を得ている。

第2章　フィールドワークin埼玉

辻内琢也

[1] フィールドに入る

■四月一一日（月曜日）

東日本大震災からちょうど一カ月。私にはその一カ月間の記憶がほとんどない。いったい自分は、その間何をしていたのか。震災当日、都心で帰宅難民になった妻を無謀にも車で迎えに行き、翌朝帰宅した記憶ははっきりしているが、その後の原子力発電所の爆発、水道水への放射性物質の混入、子ども達の実家への避難、安全な水と食料の不足、繰り返される計画停電の暗闇の中、呆然自失し抑うつ状態に陥っていたように思う。東日本が壊滅し、今後の日本の未来はどうなるのか、先の見えない状態に埋没していた。震災から二、三週間が経ち、ニュースでは津波被害から助かった人びとの、復興へ向けた元気な声がたくさん取り上げられはじめた。被害の少なかった東京で、自分はいったい何をしているのか。彼らの体験に比べれば、私が置かれている状況などたいしたことはない。自分の姿が情けなく思えた。自分を、自分の心を復興させなければ。暗澹たる気持ちの中から、なんとか重い自分の身を引き起こそうとした。

四月一日の新聞で、福島第一原子力発電所が立地する双葉町の町民が、町ごと埼玉県に避難してきていることを知る。約二、〇〇〇人が加須市にある廃校になった騎西高校で避難生活をはじめたと言う。同じ埼玉に居る者として何かできることはないだろうか。

約二〇年前の一九九五年の一月一七日、まだ駆けだしの医師だった私は、巨大地震と火災で壊滅的被害にあった神戸の町の映像と、ニュースで次々と増えていく死者数に、いてもたってもいられなくなった。大阪・神戸は父の故郷だ。医師になって三年目になっていた私は、救急医療から心身医療まで基礎的な医療ならばある程度こなせるようになっていた。何かできるかもしれない。将来のひとつの方向性として海外での医療支援を視野にいれていた私は、「国際保健協力市民の会ＳＨＡＲＥ」のメンバーだった。ＳＨＡＲＥだったら震災支援に医師を派遣しているかもしれない。そう思い立った私は、早速、事務局に電話をかけ、被災地に行きたい旨を伝え、派遣メンバーリストに加えてもらった。数日後さっそくＦＡＸが入り、私の行く日程が決まった。そんな阪神淡路大震災の記憶がフラッシュバックのように蘇ってきた。行こう、加須に。とにかく行こう。

過去の自分に背中を押されるように、そして今の自分を奮い立たせるように、私は研究室の仲間と共に埼玉県加須市に向かうことにした。メンバーは長年「病いの語り」研究を共にしてきた鈴木勝己氏、大学院博士課程と修士課程の学生の計四人だ。大学の研究室として、今後何年にもわたって継続して力になれる道を探ろうとしていた。慢性の病い、不治の病いを抱えている人びと、障害を抱えている人びと、死に逝く人びとの語りに耳を傾け、その言葉を記録し、そこから人生を生きる知恵を学ぶ、一〇年間そんな研究を続けてきた。研究室のメンバーも加須へ行くことに強く賛同してくれた。

一一時一五分池袋発の湘南新宿ライン、宇都宮行き。池袋駅の三番線ホーム。先頭車両前で待ち合わせだ。双葉町の町長と面会ができた場合の手土産「人形焼き」を買って電車に乗り込む。

私たちにいったい何ができるのか。私たちがフィールドにコミットメントできるには、どのような形がありうるのか。それはすべて現場との出会いであり、現場に行ってみないとわからない。単純に私たちが専門にしている医療人類学という学問から考えれば、最終的に長期の参与観察によるインタビュー調査とエスノグラフィー（民族誌）の作成が目的となる。しかし、研究のための研究であってはならない。被災者の支援になるような形でなければ意味がない。人類学の研究で何度も戒められてきているように、途上国と言われる異文化を生きる人びとの生活や語りを、西欧文化の言葉でもって搾取するようなことはあってはならない。これは、「病いの語り」研究でも、常にこころがけてきたことだ。もともと内科・心療内科の医師であった私には、これは堅持しなければならない研究のポリシーだった。最初は「心のケア」をサポートするボランティアとして関わる方法が妥当かもしれない。いや、それも現場に行ってみなければわからない。医師としてではなく、大学の研究機関としてできることもあるかもしれない。避難者の状態を把握するアンケートなどの企画と量的データ分析、住民のニーズの聞き取り調査と語りデータの分析を引き受けることも可能だ。

鈴木氏は言う。おそらく、はじめは原発・震災に起因するストレスにどう対処してゆくかが課題なのではないか。そして、そのためのヘルスリソース、つまり健康に役立つ資源を見つけていく必要があると。おそらく彼らの期待は、現段階ではメディカルなものだろう。今は急性期の状況だ。今まさにあった出来事を言語化するのは難しいのではないかと。

一一時五五分、久喜駅に着く。ここからは東部伊勢崎線、館林行きに乗換えだ。何の影響か、東武線が遅延している。久喜駅は、ホーム内にスターバックスがあり、都市郊外の小さな拠点駅だ。次の電車までに三〇分ほど余裕がある。現地に入ったら、食べるものにはありつけない可能性があるので、皆でホットサンドイッチとコーヒーで腹ごしらえをする。

一二時四〇分頃、加須駅に着く。駅の改札口近くの壁に、黒・赤・青の三匹のこいのぼりが飾ってある。

「『こいのぼりのまち』加須へようこそ！」とある。

つい数日前、加須市が、避難してきた双葉町民に「こいのぼり」を一式寄贈したと、ニュースで報道されていたことを思い出す。

福島県双葉町民が避難してきている埼玉県立騎西高校は、加須駅から南に道のりで四・二キロ離れている。Yahoo 地図の検索では徒歩約五〇分と出ており、歩ける距離でないこともないが、かなり遠い。南口に降りてバス停を探す。朝日バス、加須駅南口。バスはなんと、一日に七本しか運行してない。次のバスは一四時四〇分発となっており二時間も先だ。駅前地図を見ると、加須市役所が駅から約一キロで近い。まずは、福島県双葉町民一、二〇〇人を町役場ごと受け入れた加須市役所へ行って、避難所の状況や支援体制の確認など情報収集をすることにした。

［2］埼玉県加須市役所

駅前のロータリーには、枝葉を大きく広げた桜の樹が満開である。そして、その桜の真上には加須名物の大きな「こいのぼり」が春の強風になびいていた。曇天の中泳ぐその姿には、ある種の力強さを感じた。

加須市は埼玉県の北端に位置し、茨城県・栃木県・群馬県に接している。日本一の伝統的な手書き「こいのぼり」の名産地で、年に一回、五月三日に行われる「市民平和祭」では、利根川河川敷でクレーン車を使って、全長一〇〇メートルの巨大こいのぼりを空高く泳がすという。

加須駅北口から直線的に市道を約一キロ北へ向かう。駅から続く「駅通り商店街」は、四、五階の低層ビルが並び、ステンドグラスで彩られた街灯には、「ＫＡＺＯようこそ！　駅通りへ」と可愛らしい鯉のぼり二匹が並んだテナントが垂れ下がっている。加須市役所入り口の交差点には、人形や旭鯉を宣伝する看板と共に、文字のかすれから二、三〇年は経っているると思われる、高さ三メートルほどの「人権尊重宣言都市・健康スポーツ振興宣言都市・非核平和宣言都市」の看板が起立している。今回、加須市が積極的に被災者を受け入れたのは、この加須市のポリシーによるもの、というのは考えすぎだろうか。

市役所の周りを三、四〇本ほどの桜の街路樹がいろどっている。グレーの外壁タイルに覆われた頑健な印象の五階だてのビルだ。少なくとも一〇年以内に建てられたような新しいビルに見える。市はある程度経済的な力をもっているということだろう。

ビルの入り口を入った正面に、震災に関する臨時の相談窓口が折りたたみのテーブルを二つ並べて開設されている。一名の男性職員、二名の女性職員が相談を受け付けている。まずは、市役所の全体像をつかむために、エレベーター横の各階の案内ボードを確認。そして、ボランティア部が設置されている二階の総合政策部政策調整課を訪ねることにする。

加須市長が本部長を勤める「加須市双葉町支援対策本部」は九つの部署で成り立っている。広報部、ボランティア部、環境部、就労支援部、福祉部、医療部、教育部、食料支援部、現地連絡所である。総合政策部政策調整課にはボランティア部があり、課長の竹山氏（仮名）の話を聞くことができた。

「双葉町民が避難生活を送っている埼玉県立騎西高校には、四月のあたまに一、二〇〇名だったんですが、現在は一、四〇〇名が生活しています。しばらく使われていなかった高校なので、電気と水道とガスをひきなおし、居住できるような状態に準備したのですが、すでにキャパシティとしては限界に近い状態です。トイレや下水道の容量、電気ブレーカーの容量が目一杯なんです」

今一番の問題点は、衛生面の問題から学校で炊事ができないことだそうだ。三食が全てお弁当かパンの配給が続いている。一台だけ回転釜が入っており、みそ汁を煮ることはできる。子ども達の親から「学校に行き始めた子ども達に、せめてみそ汁だけでも」という願いがあり、現在のところ、他の場所で切ってきた食材をまぜて、なんとか朝食のみそ汁を作っている状況だという。今後、家庭科室に業者をいれてクリーニングし、調理する方法を検討していくとのことだ。今は、教室一部屋に約三〇人、柔道場・剣道場・体育館にそれぞれ八〇人が生活しており、プライバシーの問題と衛生面の問題がある。インフルエンザが流行し、一部屋、隔離のための療養部屋を作ったそうだ。

「支援としては、生活ボランティアは十分機能しています。市のホームページでもお知らせした通り、四月三日をもって新しい個人や団体のボランティアの受付を一時休止しました。現在は、三〇人から四〇人のボランティアで、物資を運んだり、ゴミを運んだり、お弁当やお湯などの配膳をしたりしています。一〇トントラックが来て布団や荷物を搬入したときなどは、大学生や高校生のボランティアを何百人もいれたこともあります」

今ボランティアとして足りていないのが、臨床心理士や介護・リハビリなどの専門的な資格をもつ方だと言う。心療内科の医師ということであれば、ボランティアとして登録していただいたら良いとのことで、私の登録をお願いした。

次に、現段階の医療的支援の状況を確認するために、健康医療部長の山本氏（仮名）に会う。「騎西高校には、埼玉県加須保健所のコーディネートで、火曜日と木曜日の午後一時から四時まで、埼玉県精神医療センターから神経科・心療内科の先生が来てくれています。さいたまスーパーアリーナに避難している時はインフルエンザが大変でしたが、今は将来への不安が出てきて、心のケアが大変な時期だと思います。状態が悪くて、入院などの継続した精神医療が必要な場合は、加須市の不動ヶ岡病院でみてもらえることになっています。避難所には約五五〇人の慢性疾患の患者がいます。町民と一緒に避難してきた双葉町の開業医の先生が、今後東京に移られるというので、毎週木曜日に巡回に来てくれている加須医師会の先生方に引き継ぎをしているところです。福島県立医大関東支部の先生方も毎週日曜日に巡回診療に来てくれているので、おおむね医療的支援システムが出来上がったところだと思います。心の相談室も設けているのですが、やはり来られない人も多いんじゃないでしょうか。埼玉弁護士会が法律・生活相談を開いてくれているのですが、ほとんど健康問題の方が来ていると聞いています」

山本氏は、双葉町民の避難生活が一〜二年では済まないと考えているようだった。長期的に支援していきたいとも語っており、加須市としての積極的な姿勢が伺えた。支援体制のおおよその状況がつかめた。次はいよいよ双葉町民が暮らす騎西高校だ。

[3] 騎西高校避難所

加須駅北口から、一四時二五分発の「朝日バス」鴻巣駅・免許センター行きに乗る。南口からのバスよりも本数が多く、一時間に約二本のダイヤだ。駅南へ向かうバスも北口から出ていたのだ。線路をぐるっと大きくう回して一〇数分ほど乗り、「騎西一丁目」のバス停で降車する。

雨雲が空を急に薄暗くし、強い風と共に雨粒が落ちてきた。首筋から吹き込む風が体の芯を冷やすような寒さだ。思わずブレザーの襟を立てる。バス停から南に数十メートル行き、国道一二二号線沿いに出る。国道は広めの片側二車線の道路で、走っているのはほとんど運送トラックだ。時折時速九〇キロは出していると思われるトラックが、猛スピードで通り過ぎる。北西へ歩くこと約一〇分。一面の土色の田圃が広がる中に、「がんばろう東北！　頑張ろう日本！」の文字が見えてきた。埼玉県立騎西高校だ。

校庭には溢れるばかりの乗用車が雑然と駐まっている。校庭の土は車のわだちで凸凹になっている。校舎の前には、「双葉町」と記された中型バス、そして、まるで装甲車のような異様な圧迫感がある、パラボラアンテナをつけたテレビ中継車が四、五台停まっている。大きなビデオカメラを肩に担ぎ、そして長いステレオマイクと反射板を持ったテレビクルーが

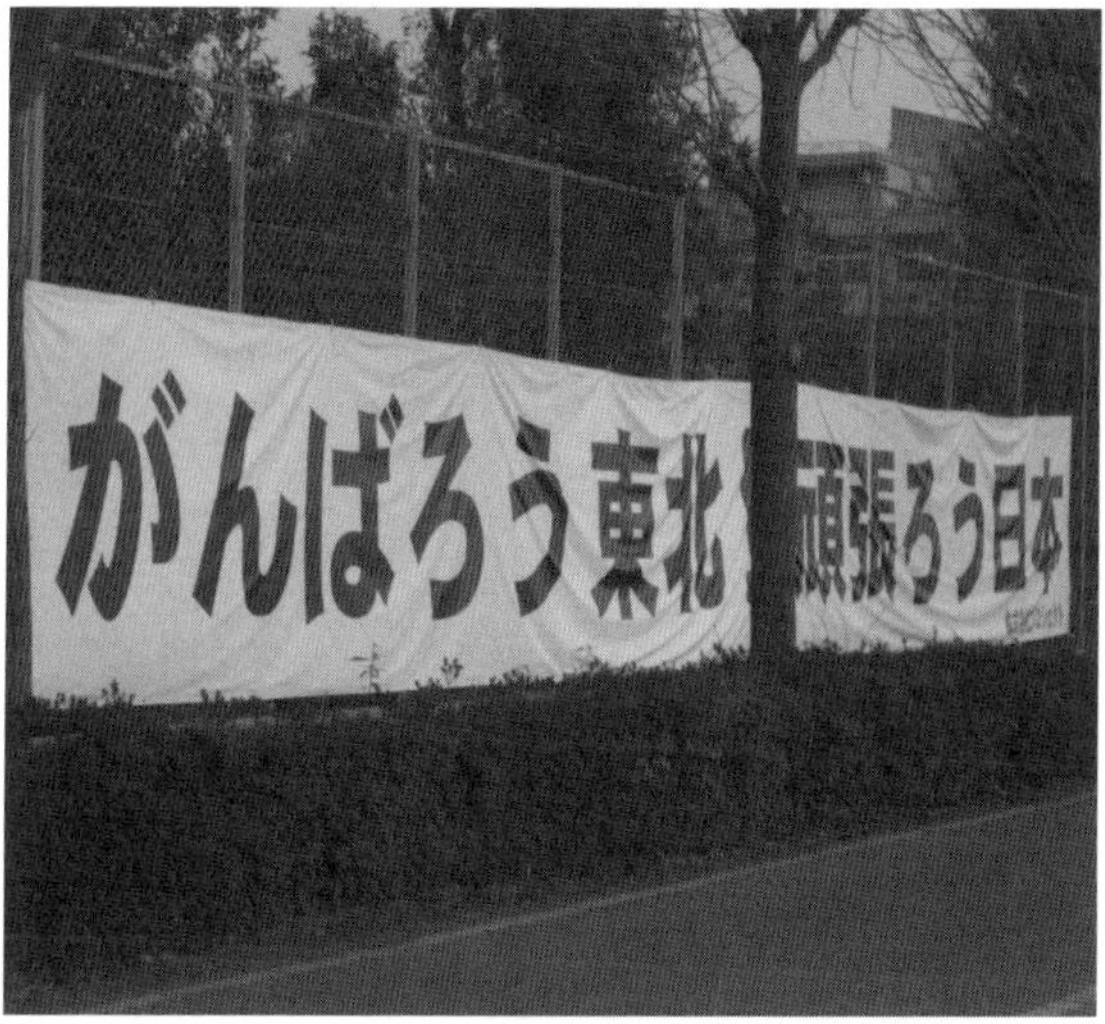

図 2-1　がんばろう東北（2011 年４月筆者撮影）

二チームおり、精力的に住民へのインタビューを行っている。雑然とした落ち着かない雰囲気の背後に、殺伐とした空気が見え隠れする。

校舎の入り口の掲示板に、「ボランティア登録は終了いたしました。ご協力ありがとうございました。加須市役所」と書かれている。受付・事務室は外階段を登った二階にある。ガラス戸には「ここからは、マスコミの方はご遠慮願います」と張り紙がしてある。校舎内へ入ると、三メートル四方の玄関には、二〇から三〇足の靴が乱れて脱がれている。段ボールの中に積まれたスリッパを手に取り、玄関ホールに臨時にもうけられた受付テーブルに向かう。

肩から青いヒモの名札をかけた、薄青色の作業着風のジャンパーを着た職員が、笑顔で「こんにちは」と声をかけてくる。この騎西高校の避難所をサポートしている加須市の職員のようだ。笑顔で大勢の訪問者を次々とさばきつつ、不審者の侵入を阻止しよ

うとする意志も感じられた。

「こんにちは。私、早稲田大学の辻内と申します。先ほど、加須市の市役所でボランティア部と医療部の方とお会いし、ボランティア医師登録をして参りました。できましたら町長さんとお会いできないかと考えて、こちらに参りました」

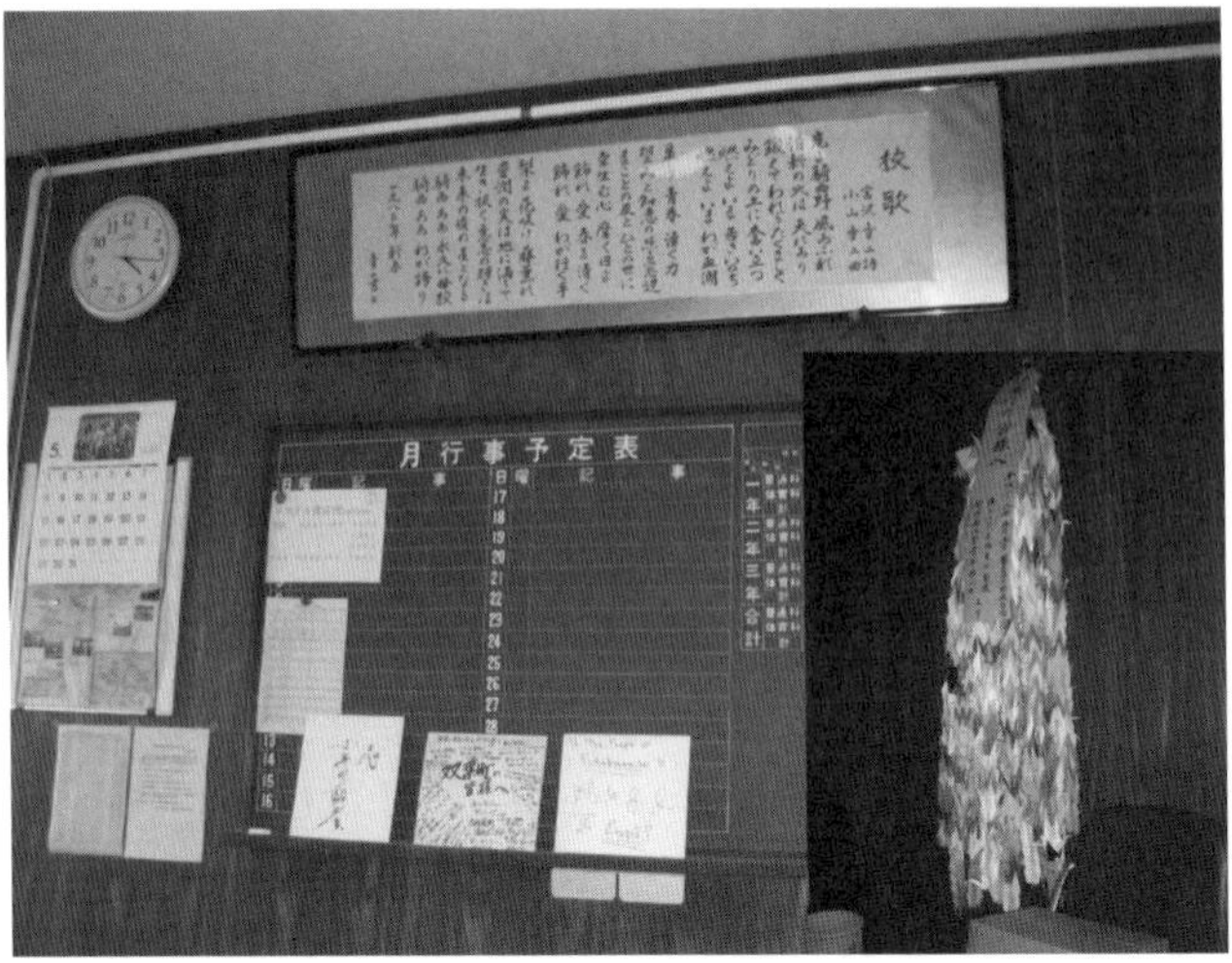

図 2-2　町長室と千羽鶴（2011 年４月筆者撮影）

双葉町町長室の秘書課の女性から「ただ今、町長は接客中なので、しばらくこちらでお待ちいただけますか」と言われ、廊下の長椅子で待つ。廊下の床は、砂ぼこりでザラザラしており、空気全体に雑音が響いているように感じられた。

廊下の長椅子の斜め前の部屋には、「ハローワーク」の張り紙が掲げられている。避難住民を対象にした就労の斡旋のようだ。三〇歳前後と思われる女性が、「話になんない！」と怒りをあらわにして出てきた。仕事にありつけない切迫した危機感が伝わってくる。

「どうぞおはいりください」

秘書の声で町長室の入り口の戸を開ける。かつての学校の校長室が、現在は町長室として使われている。グレーの飾り気のない絨毯の上に、使い古された木目調の会議用テーブルと、肘掛けのあるパイプ椅子六脚が部屋の中央に置かれ、窓際にはかつて校長先生が使っていたと思われる木目調の幅広のデスクが構えている。両壁には折り紙の千羽鶴や、双葉町を応援する方達からの色紙が数枚飾られている。そしてその上には、県立騎西高校の校歌が書かれたパネルがそのまま掲げられている。廊下側の壁には、小さな洗面台がひとつ、棚の上には最近の新聞記事の切り抜きが積み上げられていた。町長が自ら切り抜いた記事だろうか。避難所の喧噪の中、殺風景ではあるが、それなりの落ち着きがある部屋だ。

手土産として持ってきた人形焼きをお渡しし、調査研究という形で同じ埼玉県にある大学として復興支援できることは何かないだろうかと、こちらの訪問の意図をお話しする。町長の井戸川克隆氏は、小柄でとても物静かな方だ。真っ白な頭髪と額のしわに、これまでの苦労が忍ばれる。そして、顔には濃い疲労の色が現れていた。疲れているにも関わらず、私たちの話に対し、その都度首をたてにふりながら誠意をもって耳を傾けてくれた。しばらくの沈黙の後、かすれた声を胸の中に落とし込むような口調で静かに話し始めた。

「突然に大きなギャップが目の前にできちゃったんですね。何気なく毎日過ごしていたのが、非現実が毎日になってしまった。ひどいギャップです。環境のギャップとか、位置のギャップとか。これだけ、緯度も違いますし。住民達が、どのくらいのギャップを感じているかという物差しがないんです。そういうギャップを題材としてみると面白いデータが出るんじゃないでしょうか」

私たちの調査研究という意図を正確に読み取って、研究テーマを提案しようとしてくれる知性が感じられた。調査や研究というと、一般的には拒否的な感覚を持たれる場合が多い。しかし町長は、歴史という大局的な観点から現実に起こっている現象をメタ的な視点で眺めているがゆえに、研究や調査の必要性を直感的に理解しているのだろう。

「双葉町の住民を連れてきたというのも、ある意味、社会実験なんですよね」

町長はこう語った。社会実験とは、社会科学の分野で使われる用語だ。新たな制度や技術などの施策を導入する際に、場所や期間を限定して試行し、有効性を検証したり問題点を把握したりするために、社会に対して行われる実験である。地域住民との意見交換や周知、合意形成なども、社会実験における重要な要素だとされている。

「日本の社会というのは、ありとあらゆるサービスの中で、法律の上に法律を作って、がんじがらめにしてきたんですね。この前、総務大臣に会った時に、『我々は前例のない事態におかれている。したがって、法律を楯に取られて物事を進められては困る、超法規的な考えのもとにやっていただきたい』と話したんですよ。法の上に法を積み重ねて、どうしようもない閉塞感を私は感じてきたんですよ。今回は、それを破るにも、いい機会かなと」

凄まじい極限状態に直面していながら、このような考えをもつ首長としての思慮深さに、深く感銘した。土地を奪い、資源を搾取する米国の暴政に対峙してきた、北米インディアンの酋長の姿が想起された。目の前にいる町長は、よい意味で、少数民族の首長としての風格を感じさせる。

「まさに今回の事象は、エネルギーの分岐点だと思います。原子力でいいのであれば、原子力発電所をどうするんだ。だめであれば、代替エネルギーをどうするんだ。限られた地球資源の中で、どういう求め方をするのだという、そういう議論をするきっかけにしなければならないと思うんですよね。単に誰か地位のある人が、こうだ！と言って、それで決まっては困ると思うんです。みんなで議論すべきだと思うんです」

原子力発電所と共に生きてきた双葉町は、五〇年の間にさまざまな局面を超えてきた。葉上太郎（世界、2011.1）によれば、この地域はもともと農家が散在する土地であり、住民の多くは農業を営むか、東京への出稼ぎ労働者が多かったと言われている。一九六〇年に、国が推進していた原子力発電所用地の候補となり、隣の大熊町町長と共に東京電力と福島県に誘致の陳情書を提出する形で、一九六七年に原子力発電所が着工され、一九七一年より営業運転が開始されている。その後、住民達の多くは発電所や関連企業に就職し、町は国からの電源立地促進対策交付金や発電所や関連企業からの法人税が入ることで、財政は一時的に潤った。しかし、行きすぎた公共事業などによって一九九〇年代初めには大きな負債を抱えた。町議会は全会一致で原発の増設に関する決議を採択し、約一〇年間の計画凍結の後二〇〇七年より国より新たな初期対策分の交付金を受け、二〇〇五年に就任した震災当時の井戸川町長のもとで、二〇〇九年には財政再建を果たしている。その矢先の事故である。

賛成反対に関わらず、政府や自治体の方針に従って原子力発電所を受け入れざるを得なかった住民達は、いつの間にか安全神話を信奉し、経済的な恩恵にもあずかるようになっていた。そこに震災津波と原発事故がおき、彼らは故郷を捨て国内を漂流する避難民とならざるを得なかった。これは歴史的な局面である。これまでの五〇年間の歴史の中で、彼らは何を思い、何を感じ、何を考えてきたのか。一人一人のかけがえのない人生の経験を記録し、それを次の世代へ活用してゆくことには、大きな価値があるだろうと、私は考えた。

井戸川町長はこう答えた。

「そうですね。単なるヒストリーを作るんじゃなくて、大事なのは、うまく次の時代のために活用するということですねえ。今回の事象を教師として、教科書として、次の展開を考える資料にするというんですかねえ。そういうものであって欲しいなあ、と私は思いますね」

町長の意思と私たちの意思との間に、ある共通点が見いだせた。これからも、協力してやっていけそうだ。次回お会いするアポイントをとって、町長室を後にした。

〔4〕研究調査の提案

■四月二一日（木曜日）

午後一時五分、加須駅に到着。重い雲が空一面を覆い、空気には湿り気が感じられた。次のバス、鴻巣駅行きまで三〇分ある。駅前のスーパーに入り、加須名物の「こいのぼり焼」小倉あん入りを食べて待つ。たい焼きの形がこいのぼりになっているものだ。恋愛成就、学業成就、家内安全、金運招来、と店のポスターに書かれている。

前日の夜中までかかって準備した、町長との面談で提案する「早稲田大学・震災復興プロジェクト（案）」に目を通す。町長は、どのようなアイデアに興味を示してくれるだろうか。双葉町の〝今〟に役立つ研究、双葉町の〝未来〟に役立つ研究として五つの案を用意した。

1．コミュニティ再生への関わり

2. 住民の生活苦の聴取
3. 郷土史の生成・語り証言の記録
4. 町長の活動記録
5. 復興支援者への第三者的評価のための基準づくり

双葉町の避難所である騎西高校に着くと、秘書から町長が急な用事で春日部に出かけてしまったので副町長が対応すると伝えられた。双葉町は、まさに緊急事態の連続だろう。次々と発生する出来事への対応で手一杯なのだろうと思う。そこへ、学校内のアナウンスが流れた。

『小中学校の入浴送迎についてお知らせします。午後四時と四時四〇分にバスが出ます。お風呂セットを持参の上、バス乗り場までお集まりください。また小中学生に限らず、一般の方もご利用できる、ゆったり園行きのバスも同時刻に出発しますので、あわせてお知らせいたします』

避難してきている小中学生を優先させた対応ができているようだ。玄関前ではランドセルを背負った小学生の談笑する姿をたくさん見かけた。畳が敷かれた教室の各部屋が、家族の待つ自宅代わりだ。子ども達は、どんな気持ちで生活しているのだろうか。三〇分ほど待ち、井上一芳副町長にお会いする。

「本当にお待たせして申し訳ありません。かえってすみません。お約束していたのに、お休みしてしまいまして、申し訳ありませんでした」

「いえいえ、とんでもございません。緊急事態の連続だと思いますので。はじめてお目にかかります、早稲田大学の辻内と鈴木と申します。実は一〇日前にこちらにお邪魔致しまして、大学として何かできることはないかと、井戸川町長さんと三〇分ほどお話させていただきました。町長さんも好意的に対応して下さいまして、次回に具体的に次のステップを詰めましょうということで、本日アポイントを取らせていただいていました」

「そうだったのですか、申し訳ありません」

「いえ、簡単に自己紹介をさせていただきますと、私、もともとは内科医・心療内科医として臨床に従事しておりましたが、一〇年ほどまえから医療人類学という、こころとからだだけでなく、より広く社会的な文化的な観点から健康とか福祉とかコミュニティの問題に取り組んで参りました。最初は、医療的な支援が必要なのではないかと考えて、加須市役所のボランティア部と医療部にお伺いして、ボランティア医師として登録させていただいたのですが、その後、保健所長さんと、避難所に診療に来られている精神科医の先生とお会いしまして、すでに精神保健の方はサポート体制が確立されつつあるので、ご協力いただくことはないと伺いました。そこで、大学という研究機関として、何かお役に立つことができないかどうか町長さんとお話させていただいたという次第です」

「なるほど、そうでしたか。そうしますと、このようなことは初めてではなく、他でもやってこられたと捉えてよろしいでしょうか」

副町長からは、慎重に吟味しようという姿勢がうかがえた。

「はい、阪神淡路大震災のときには、ボランティア医師として診療を行なう中、からだとこころの問題について調査をしたりしました。もっとも最近の仕事はですね、資料にもご用意させていただいたように、所沢市の地域職域連携事業の報告書なのですが、住民の働き盛りの世代の生活実態調査と、市内の中小企業の健康施策についての実態調査を、聞き取り調査とアンケート調査をもとに情報を整理しまして、市の会議で今後必要とされる健康政策を提言するようなことをやって参りました」

自分達が何者であるのかを理解してもらい、しっかりとした信頼関係を築くために、「早稲田大学・震災復興プロジェクト（案）」の書類に加えて、早稲田大学人間科学学術院のパンフレットと、研究室のホームページを印刷したもの、所沢市地域職域連携事業報告書を用意してきた。

「町長さん、副町長さんのアイデアを是非聞かせていただいて、双葉町の方で必要とされていることを、こちらで担いたいという気持ちでおります。こちらから一方的に何かをやりたいということでは全くありません。多くの支援の方がこられていると思うのですが、おそらく一時的なボランティアの方達が多いのだと思います。私たちは数年から一〇年くらいのつもりで、皆様が福島県に戻られたあとも、きっちりと関係をつくってやっていきたいという覚悟を持っております」

こちらから、五つのプロジェクト案を順番に紹介していった。二番目の「双葉町民の生活苦の聴取」として、次のようなことを説明した。基本的な衣食住の問題だけでなく、プライベートな空間や時間の確保、就労などの経済的基盤の確保なども含めて、さまざまな生活上の困難に直面しており、その生活苦は刻一刻と変容していくと思われる。緊急時の町行政の政策に対して、住民の意見を整理して分析して集約し、その結果を双葉町に還元するというアイデアである。

副町長からは、双葉町の避難所と住民達がおかれている困難な状況について語られた。

「被災してからもう一カ月になりますけど、現実はまだここに来て二週間。まだ現時点では、住民が落ち着いた気持ちになっていません。今のことと、これからどうするかというのは、部分的なものは見えるのですけれど、全体的にどうするかという感覚が私自身にもまだありません。今をどうクリアするか、この現実をクリアできてはじめて、次の現実が見えてくるだろうと思うんです。今はとにかく、町民が持っている不安を解消してあげたい。何が何だかわからないうちに、避難してしまった。移動してしまったんです。ここにいること自体がいいのか、という議論も出てきていますので、今後は相当議論していかないと落ち着かないのかなと思っています。

子どもさん達が、学校に行って落ち着くと、家族が落ち着く。そうすると次のステップとして、就労の問題が出てくる。今回の原因は人災の部分があるわけですけど、そんなことに甘えていては、結果的に人間としてやっていけなくなりますので。そこをどう解消していくのかが問題です。だから、一番悩んでいるのは、人的被害だと言って、あまりにもマスコミが動くと、ここに居る人たちもその気になってしまうということなんです」

自然災害にせよ、人為災害にせよ、被災して、着の身着のままで避難してきたのだから、支援を受けるのはまったく当然のことだと考えていた私は、副町長の言葉が意外だった。

「それは、住民の方々が、マスコミに動かされて、支援を受けるのは当然だと思ってしまうのはよくない、ということですか」

「はい、自然災害じゃなくて、今回はちょっと違っているので、我々は気をつけなければいけないんです。あまりにも、国が、とか、メーカーさんが、とか、そういうことはできたら避けたいんですね。東京電力さんそのものが、我々の子弟が入っているわけですので、今、事故処理の仕事をしているのは全員、我々の住民なんです。『東京電力さん、何やっているんだ』というような気持ちは、住民達にはあまりないんですよね。事故が起こって、今、その処理を何とか頑張っている時に、『東京電力さん、なんとか頼むよ』、そういう気持ちが強いんだと思います」

「ご主人だけ、向こうで働いている、という方がたくさんいらっしゃる、とも聞きました」

「そうです。そうです。だから、ここに居ながらも、安否を気にされている。だから、こういう事故が起こったこと自体に対して、第三者的な批判はしていないんです」

双葉町の住民は、単なる災害の被災者、あるいは事故の被害者ではないということだ。夫や息子、家族の一員が、事故の復旧のために働いている。致死的な量の放射性物質の中で、防御服を着て必死で事故の拡大を防いでいる。しかし、事故のために不自由な避難生活を送らざるを得なくなっているのは事実であり、被災者であり被害者であることも確かだ。住民達が、このようなふたつの立場のはざまで、複雑な気持ちを抱えていることが想像される。

[5] 震災支援ネットワーク埼玉（SSN）との出会い

副町長との面談を終えた私たちは、町長室の斜め前の広めの廊下のスペースに設置されている、相談コーナーを訪ねた。スペースは背の高いついたてで三つのブースに分けられ、茶色い会議用の長机をはさんで、それぞれの机に相談者用のパイプ椅子がふたつ、スタッフ用にふたつ置かれている。

模造紙が貼り付けられた段ボールの看板が立てかけられ、『相談班（SSN）、相談やってます！』と、人の絵のイラストと一緒に手書きの文字が大きく描かれている。さらに、吹き出しのような形で『雇用保険・労働相談（未払給与）』、『住宅ローンの支払、借金』、『住宅相談（物件紹介）、生活費の相談、原発の補償相談』、『銀行（引き出し・口座関係）、免許等の再交付、身分証明書』と、相談の対象となりやすい例が書かれている。また、各ブースのついたてには、『法律・生活相談コーナー（弁護士・司法書士ほか）相談受付日時、毎週火・木・土、午後1時～午後5時』と、ワープロで印刷されたA4サイズのチラシが貼られている。受付をされていた女性の手が空くのを待って声をかけた。

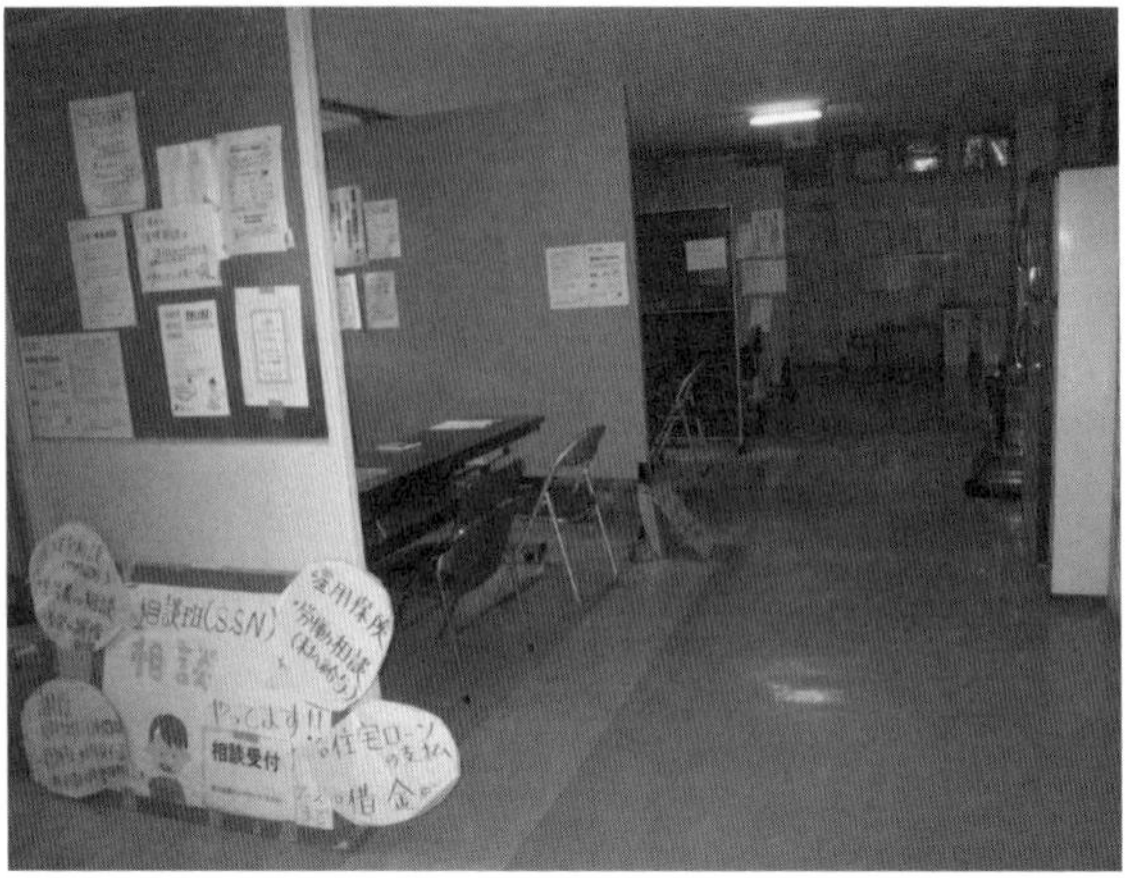

図 2-3　相談コーナー（2011 年４月筆者撮影）

「はじめまして。私、早稲田大学の辻内というものです。もともとは心療内科のドクターをしておりまして、ボランティア登録をさせていただいたのですが」

「医療班のほうですね」

「いえ、すでに医療の方は充分なシステムが出来上がってきているので、入る必要がないと言われまして」

「そうですか。いま、責任者の方に紹介させていただきますが、取り込み中のようなのでちょっとお待ち下さい。私は臨床心理士で、こちらで受付をさせていただいています。ご相談の内容をまずお聞きして、その後、弁護士や司法書士の先生にご案内をしているんですね。そのときに、『きちんとお休みになられていますか』とか、『お食事はよくめしあがれていますかとか、お声をかけさせていただいています。そこで何らかのサインがあったり、臨床心理の対応が必要であればさらにゆっくりお話を聞かせていただいたり、医療班が必要だと思われたら繋げたりしています」

生活・仕事・住宅など、あらゆる相談を受け付けている相談ブースの受付を臨床心理士が担当しているという点に驚いた。従来のように「こころの相談」というような形ではなく、「なんでも相談」の受付としてさりげなく対応し、医療や心理の専門的な対応が必要であるかどうかを見極めながら、隣りのブースの法律の専門家に繋いでいるそうだ。「こころの相談」と銘打って、精神科医や心療内科医、そして臨床心理士が身構えて座って待っているような形では、特に避難所のような大勢が集まるプライバシーが守られない場所では、避難者にとってはものすごく敷居が高い。ここでは、「どんなことでも相談にのりますよ」という形で、法律の専門家や、時には福祉の専門家と一緒に、受付という形で臨床心理士がさりげなく相談にのっている。画期的なアイデアだ。後に、ある関東地方の県から東日本大震災の被災地に臨床心理士グループとして「こころのケア」に入った方達のこんな話を聞いた。こころのケアが必要だと聞いて現地に駆けつけたが、できることは何もなかった。東北の方達は我慢強いと聞くが、「大丈夫です。皆さんにいろいろと良くしていただいて感謝しています」としか答えてくれなかったと。被災地から帰ってきた臨床心理士達の多くは、自分達が役に立たなかったと落胆して帰ってきたそうだ。おそらく、「こころのケアスタッフ」という看板を掲げて、「何でも悩みを聞きますよ」というスタンスで現場に入ったからではないだろうか。被災者はこころを病んでいるわけではない。すべてを失ってしまい、生きていくこと、つまり生活や経済に困っているのである。その結果として、疲労困憊したり、不安になったりしている。そういう意味でも、このSSNの弁護士や司法書士といった法律や行政の専門家と共に行なう「なんでも相談」はとても意義深い。

相談対応をしている臨床心理士のボランティアメンバーは現在六、七名であり、それぞれの本務の仕事の都合に合わせて、週三回の午後一時から五時のシフトを組んで運営しているとのことだった。もともとは、さいたまスーパーアリーナに避難所が開設されたときに、埼玉の学校臨床心理士（スクールカウンセラー）のメーリングリストに呼びかけがあって始まったものだ。埼玉県臨床心理士会のホームページにも広報され、ボランティア参加が可能な心理士が、メールのやりとりでそれぞれが都合の良い曜日に調整して入る形をとっている。フォローが必要だと判断されたクライアントの申し送りは、主に電話で情報共有をしているそうだ。一方、避難所の相談ブースというような形では責任をもった継続したケアができないので、原則としてあまり深く関わるのは良くないと考えており、そのようなクライアントがいた場合は、継続してフォローができる他の専門機関にできる限り繋げるようにしているとの話もされていた。

相談を一件終えた弁護士の方がこちらに近づいてこられた。弁護士の岡本卓大氏だ。相談ブースには、どのような相談が来ているのかを尋ねてみた。

「法律問題としてもいろいろ抱えているのですが、実際にむこうの地元に戻ることができないわけで、やっぱり気持ちの面ですとか、避難生活のつらいことですとか、そういう話をいろいろお聞きします。現実的にこちらで生活をしていくための情報提供として、たとえば雇用保険をどうやって受け取るのか、免許をどう再発行するのか、というところから始まって、最近はこれは補償されるのだろうか、あれはどうなのだろうか、という個別の相談を受けます。ほかには、私としては結構気になっているのが、まだあまり表面化していないんですけど、お子さん達がこちらに転校してきて、むこうの福島とこちらの埼玉では随分風土も違うし、学力も違うだろうから、こちらでやっていけるのだろうかという不安を持たれているお母様も結構いらっしゃいましたね。多くの子どもをもったご家庭は、避難所を出てそれぞれアパートに入居し始めているので、市町村からの情報が届かないとか、行政もどこに転居したか全て把握できていないというところも問題です。そういう教育の面での問題は、行政とご家庭とが学校を通じて情報伝達のルートみたいのができれば良い支援になるのかなと思いつつ、それをどうやって作っていくのか悩んでいるところです」

「住民同士のちょっとしたもめ事などの相談はありますか？」鈴木が尋ねた。

「ここに来てからはないですね。でも、アリーナにいた時なんかは、相談ブースを閉じた後に残っていたりすると、毎晩、どこかしらから怒号が聞こえてきたりしていました。女性相談班がハンドマッサージをしながら聞き取ったところによると、やっぱり日常的にケンカがあって、女性の方は怒鳴られたりして、辛い思いをしているというのは良く聞きました。アリーナの時には、窃盗事件もありましたし、ちょっとした性被害にあわれた方もいました。そこから警備を強化して、というのが始まって、常にいろいろなことが起こってきて、何をやるのが一番いいのか、常に悩みながらやっていました」

『震災支援ネットワーク埼玉（通称SSN）』は、二〇一一年三月十七日に、『反貧困ネットワーク埼玉』の呼びかけで、日頃から貧困問題や自殺問題への対策などの地域活動に関わる市民と、法律家と各種専門家らが三十名ほどで緊急会合を開き、震災支援のために支援ネットワークを立ち上げる形で始まった団体だ。母体となった『反貧困ネットワーク埼玉』は、二〇〇八年の一二月に、労働者の「年越し派遣村」の事件が大きく報道された時期に、ホームレス状態の人々や、病気や失業などのさまざまな理由で貧困にあえぐ人々への支援に取り組むネットワークとして発足したそうだ。メンバーには、弁護士や司法書士といった法律の専門家、社会福祉士、臨床心理士、学校教員、学生、市民ら多様な人達で構成されていた。大小の相談会の開催から、夜回り相談活動、市民講座、当事者相互のつながる会などを開催してきた。三月十八日に、さいたまスーパーアリーナに出向き、ボランティアの申し出を行ない、他の団体と役割分担を決めて支援に関わり始めた。さいたまスーパーアリーナでは、埼玉県社会福祉協議会（社協）が「ボランティアステーション本部」を担い、社協や災害レスキュー経験者が「総務」を担当した。その下に、「福祉班、ボランティアマッチング班、炊出し班、情報班、広報班、物資班、相談支援班」が系統的に位置づけられ、SSNは「相談支援班」を担当した。

「福祉班」は、NPO法人『彩の子ネットワーク』が中心に、疾病・障害・介護・保育等のニーズを把握してヘルパーステーションに繋ぐ役割を担当し、さいたま市の社協が「ボランティアマッチング班」を担当し、青年商工会議所メンバーが一般ボランティアと共に「炊き出し班」を結成した。「情報班」としては、後にSSNに合流して事務局の中核をなすことになる『一般社団法人情報環境コミュニケーションズ』が担い、NTTに協力を要請してインターネット通信のシステムを避難所内に構築し、被災者の方達に自由にインターネットを使用してもらえる環境を整えた。さらに背中に「なんでも情報調べます」という張り紙をしたスタッフが、高齢者など自分で情報収集ができない方達に代行して検索作業などを行なったという。家族親族の安否確認にはじまり、他の避難所にいる親戚の検索、職場や二次避難所への行き方、周辺地域の生活情報、子どもの学校の情報、地元の自治体が発表している情報、地元のライフラインの復旧状況、被災・罹災証明書の手続き、緊急融資情報などなど、現時点で入手できる最新の情報を入手して避難者に伝える役割を担った。また、一般の避難住民への支援だけでなく、アリーナに移転してきた福島県双葉町の役場職員の支援や、役場からの情報発信のためのホームページを立ち上げるなどの支援も行なったという。「広報班」は『ハンズオン埼玉』が中心となり「ザ・ハンズオンタイムズ」というコミュニティ誌を緊急に発行し、避難生活に必要な情報を発信し始めた。

さいたまスーパーアリーナ避難所は、三月十七日から三十一日までの二週間にわたって開設され、最大約二、五〇〇人が避難生活を送った。このような極めて大型の都市型避難所はめずらしい。これまでの避難所と言えば、多くは学校体育館や市町村役場などが使用され、これほどの大規模のイベント施設が使われた例はまれだ。それだけに、大人数に対応したこれまでにない支援方法が必要であり、毎晩のようにそれぞれのボランティア班の幹部による情報交換会議が行なわれた。その都度、発生するトラブルや課題への対処を話し合い、いかに全体に支援を行き渡らせるかが課題であった。

岡本氏は、今後の総合的な支援のプランについて話しはじめた。

「今は、アリーナの時に集まったメンバーのうち、弁護士会、司法書士会、臨床心理士会の役員が集まって、今後の支援体制をどうやっていこうかと話し合っています。まずは行政に声をかけて、そして、その他の士業団体とかいろいろな民間団体とかに声をかけて、総合的に支援を作っていけるような体制を作りたいということで動きはじめています。

専門家というのは、その道に関してそれぞれがプロかもしれませんが、たいてい他のところには目が及ばないものですよね。私も弁護士ですが、法律関係以外は素人なので。いろいろな専門家が、最初は集まっているだけだとしても、そこからいろんなアイデアが出てくるかもしれません。その中で、具体的に何ができるのか今は思いつきませんが、大学というのもひとつの大きな支援につながる存在かもしれません。今の状況で、無駄になる知識、無駄になる能力は何ひとつ無いと私は思っているんです。ですから、今後ともよろしくお願いいたします」

岡本さんの「無駄になる知識や能力は何ひとつ無い」という言葉が心に響いた。医師である私個人としてできること、学生達も巻き込んだ研究室としてできること、大学の同僚の教員・研究者と連携してできること、いろいろな可能性がありうる。自分達に何ができるのか、この状況に何が貢献できるのか、頭の中で自問自答が始まった。ちょうどそこへ、SSN代表の猪股正弁護士が長い電話を終えてやってきた。

「すみません、お待たせしました。猪股です。今、日赤、日本赤十字社とやりとりしていまして、仮設住宅に入るときに家電製品の冷蔵庫とかの六点セットを寄贈する事業をやっているそうなんですね。でも、今のところは、宮城とか岩手とかの仮設住宅に入居される方に限定してやられているようなんです。今、日赤の方とお話したところ、埼玉県でも同じような需要が多いのであれば、日赤の方でも柔軟に考える用意があるというご返事をいただいたところなんです」

日赤の家電六点セットとは、洗濯機・冷蔵庫・テレビ・炊飯器・電子レンジ・電気ポットの六点である。地震や津波によって自宅が損壊した方達だけでなく、放射能汚染で自宅を後にして逃げてこられた方達の生活再建にとっても必需品だ。猪股氏は、きちんとニーズ調査を行なって、需要があるかどうかを数値で表わすことによって、社会的支援の状況も変わってくる可能性があると言う。

「制度が不十分なところを変えていったり、支援につながる事業をもっとこうしてください、と言って変えていったりするためにも、そういう調査が行えるといいんじゃないかなと思っていたところなんです。もし、そういうことが共同で行えるのであれば、ありがたいなと思ったのですが」

願ってもない申し出だ。さらに双葉町の協力まで得られれば、とても意義深い。避難されてきた住民の生活上の困難を明らかにして、住民一人一人の要望を集めることができれば、少しでも現在の苦しい状況を改善することに役立つだろう。

「実は、さいたまスーパーアリーナにいる時に、かなり大勢の方達にニーズ調査をさせていただきまして、その他にも個別の相談をやりまして、生活相談だけでも五〇〇件以上あるのです。もしかしたら、そういう調査結果の分析とかをお願いすることもできますか」

「大勢の方からとった調査データが眠っていて、誰も分析する方がいない状況なんですね。そういうことであれば、是非任せてください。こちらで入力して、統計解析をかけて分析して、また自由記述があれば質的な分析をしてご報告するということも可能です」

「アリーナでは、かなりバタバタとスタートしたものですから、アンケート項目なども、あまり練れていない部分がありまして、途中で追加したりとかもしていまして、どこまで役に立つ情報が得られるかわからないのですが。大丈夫でしょうか」

「こちらの騎西高校に来て、何か私たちに役に立てることはないだろうか、と思案しておりましたので、願ってもない機会です。ありがとうございます。頑張ってやります」

過去にとったアンケート調査の分析と、これからSSNと双葉町と協力して行なう可能性のあるニーズ調査の作成の二点を依頼された。アリーナ調査には個人情報が掲載されているので、プライバシーへの配慮や、外部漏洩をしない誓約や、分析目的などを記載した契約書をこちらで作成してお送りすることになった。ようやく被災された方達に貢献できる仕事に出会えた。いよいよ忙しくなる。

[6] 震災から一カ月半、自立へともがく避難者の姿

■四月二八日（木曜日）

夏の入道雲を思わせる分厚く重なる雲。その合間からのぞく青空からは、暖かい日差しが降り注ぐ。初夏のような日和だ。昨日までの春の嵐の湿り気が残り、蒸し暑いくらいだ。

加須駅北口、一二時四〇分発、鴻巣駅行きのバスに乗る。

バスの車窓からは、ところどころの水田に水が張られているのが見える。田植えを済ませたところもある。先週までは、一面が土色だった景色が、少しだけ色づいている。

「このバスは騎西に行きますか？」初老の品のよい女性が乗り込んでくる。

「はい、行きますよ」と私。今日で加須は三回目になる。地理にはだいぶ慣れてきた。初老の女性。騎西高校へ行くのだろう。降りるバス停を間違わないように、と思っているかのように、バスの周囲を不安げに見回している。

首には黄色いヒモの名札をかけている。騎西高校の避難所では、それぞれの所属に応じて名札の色をかえている。支援している加須市の職員は青色だった。黄色は何のメンバーだっただろうか？　ボランティアにしては少し高齢な感じがする。着の身着のまま逃れてきた、これまで見てきた双葉町住民の方達に比べると、お洒落な服装で気品を感じさせる。騎西一丁目のバス停で降りる。

「騎西高校へ行かれるんですか？」

「はい」

「結構遠いですよね、ここから」

「そうなんですよねー。ふれあいタクシーを頼むとですね、呼んでから三〇分もしないと来てくれないんですよ」

「お住まいの方ですか？」

「はい、そーでーす。被災者です」少しはにかんだように答える。

「お買い物に出かけられたのですか？」

「いえ、母も姉もね、被災しておりまして、今栃木にいるんです」

「栃木まで行っていらしたんですかー」

私が早稲田大学の教員で、ボランティアとして来ており、今日は三回目だと自己紹介すると、「私の主人も早稲田出身なんです」と少し嬉しそうに答える。亡くなったご主人が早稲田の文学部出身で、福島県の高校教師を務めていたそうだ。地震が起きる前に亡くなっており、そのことを「かえってよかったかなー、その方が幸せだったかなー」と、思い出を吹っ切るように明るく語る。私は埼玉県にある人間科学部に勤めていて、同じ埼玉県内にある大学として何かできないかと思って来ていると告げると、私の言葉を制するように話し出した。

「でもねー、もう、十分やっていただいています。ここにきている人達は、いろんな面でね、恵まれていて、ちょっとワガママが出ています。それを憂えています。はい」

最後の「はい」という言葉に、拒否感と憤りが強く感じられた。

「だからもう、ここらへんでボランティアの方の手は引いていただきたいなーと。もうね、なんか特権意識みたいのをもって、やってもらうのはあたりまえ、そういう意識の人が多いのよ」

副町長さんも、住民の甘えについて先が思いやられる、と語られていたことを話す。

「ですからもうね、自分達でできるところを自分達でやればいいと思うし、役場の方はもう手が回らない状態だから。物資が次々と入ってくるのね。私としては、ここらへんで打ち切って欲しいくらいなの。こうして毎日、物資をもらうことを日課にしている人が一杯いるわけ。無駄に使っている人がいるんで、もう見てられません！」

五月からは、双葉町役場が臨時職員を雇い、彼らに物資の振り分けなどを任すことになっているそうだ。アリーナから騎西高校に移ってきて、集落ごとに部屋割りが決まったとのことだが、もともと近所とは言っても、ほとんど知らない人達が多いそうだ。各部屋には「室長さん」がいて、毎朝ミーティングをして、連絡事項を皆に伝えに来るが、上の空で聞き流している人が多いという。

「もう、いろんな人がいるから大変なんですよね。まとめる方も。年寄りは年寄りで、面倒みてもらうのはあたりまえ、そんな考えの人達がいて」

途中の交差点で、双葉町の住民に会う。実家のお向かいの方だそうで、「母の所に行ってきたの」と、とても親しそうに会話を交わす。私を見て「息子さん？……じゃないわよね」と。「ちがうわよ。こちらは大学の先生」と笑う。

一〇一歳になる母親は、地震が起きたときにデイサービスに居たため、別々に避難することになってしまった。ヘルスケアの方々が、二本松、郡山、と避難所を移してくれて、次に那須に移ろうとするときに家族と連絡がつき、栃木の孫が引き取ることになった。栃木から迎えに行くために、ガソリン確保の行列に何度も並び、苦労して車で迎えにいった。母親は車いす生活で、若干認知症があるが、トイレには自分で行こうとする、と困ったように話す。母には姉が一緒についているが、姉も年なので、老老介護はできないと判断し、昨日ケアマネージャーに来てもらって、今後の特別養護老人ホームへの入居の段取りをしてきたそうだ。

騎西高校の横にある小さなスーパーで買い物をしていくとのことで、交差点でお礼を言って別れた。とても意義深いお話が聞けた。ご主人が早稲田出身で高校の先生をしていた、という共通点からたくさんお話しして下さったのだろうか。

避難所における生活で、複雑な思いをたくさん抱えていることが伺えた。「住民の自立の必要性」を語っていた町長さんと副町長さんの考えと共通している点が確認できた。避難所に生活する人々の中でも、比較的インテリの方達の共通意見なのだろう。ボランティアへの拒否感情も強い。しかし、おそらくそれを直接おもてに出すことができないために、逆に自分達住民の態度の方に、批判の矛先が向いているのかもしれない。ボランティアの活動が本当に住民達のためになっているのか、そろそろ考え直さなければいけない時期のようだ。これは、私たちの研究活動にもはね返ってくる複雑な課題だ。

[7] 震災対策連絡協議会

■五月十二日（木曜日）

二週間ほど前に埼玉弁護士会会長の名で、「震災対策連絡協議会の開催について（参加のお願い）」という一通の封書が届いた。騎西高校の避難所でお会いした弁護士の岡本さんからも口頭で依頼があったことだ。SSNから預かった「さいたまスーパーアリーナ」でのアンケート調査の集計結果を発表して欲しいということだった。参加のお願いという文書には、次のようなことが書かれている。

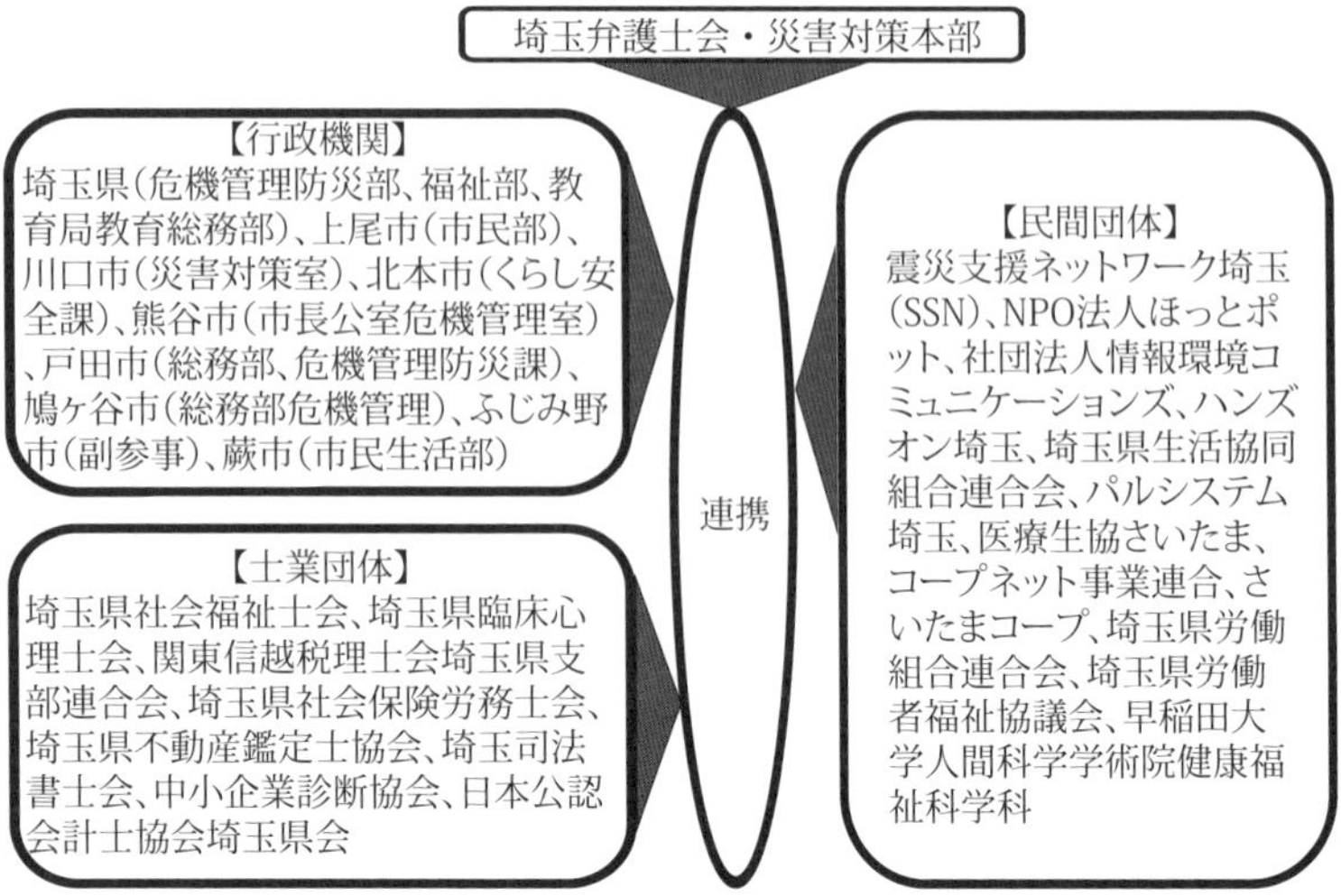

図 2-4　震災対策連絡協議会

「皆様におかれましては、東日本大震災及び原発事故による未曾有の災害に対し、直後より活発な被害者支援の取組みを展開されていることに心より敬意を表します。

被災者に対する支援活動は、民間ボランティア団体を始め、埼玉県及び市町村、専門家団体、事業者関係者などもそれぞれ取り組んでおられます。こうした被災者支援活動は、行政機関と民間団体とが密に情報交換を行い連携することによって、被災者のニーズをきめ細かく受け止め、支援活動の役割分担を相互に協議し、情報発信を一元的に行なうなど、より効果的に展開できるのではないかと考えます。

民間団体の中でもネットワーク組織が設立され、民間団体相互の連携が始まっていますが、さらに行政機関や専門家団体も含む、より広範囲な連絡協議の場を設けてはどうかと考え、下記の要領にて連絡協議会を開催することを提案します。

つきましては、民間ボランティア団体の関係者の方にも本連絡協議会にご参加いただき、被災者支援の取組状況を報告して頂くとともに、今後の取組みにおける課題について意見交換をお願いしたいと存じます」

時間は十八時から、場所は浦和駅東口のパルコ九階にある、浦和コミュニティセンターの大きな集会室だった。部屋は熱気で包まれており、震災支援の第一線で取り組んでいる官民のメンバーが六、七〇人集まり、それぞれの団体が配付資料を用意してくるなど、意欲の高さが感じられた。

ホワイトボードの前に司会者（呼びかけ人）の机が一列あり、埼玉弁護士会の会長をはじめ、災害対策本部の面々が並んで座っていた。その前は左右に四つのセクションが分けられ、向かい合わせに机が五列ずつ並べられていた。司会者から見て右側前方のセクションが「行政機関」であり、埼玉県からは危機管理防災部消防防災課長、福祉部福祉政策課長、福祉部福祉監査課長、教育局教育総務部総務課長が参加し、上尾市からは市民部副参事、川口市からは災害対策室室長、北本市からはくらし安全課危機管理消防防災担当主査、熊谷市からは市長公室危機管理室長、戸田市からは総務部次長と危機管理防災課主事、鳩ケ谷市からは総務部庶務・危機管理課主席主幹、ふじみ野市からは副参事兼改革推進室長、蕨市からは市民生活部安全安心推進課の課長と主事が参加していた。福島県からの避難者を千人レベルで受け入れている加須市は多忙のため、担当者は来られずに資料だけの参加だった。右側後方のセクションは「専門家（士業）団体」であり、埼玉県社会福祉士会、埼玉県臨床心理士会、埼玉県社会保険労務士会、関東信越税理士会埼玉県支部連合会、埼玉県不動産鑑定士協会、埼玉司法書士会、中小企業診断協会、日本公認会計士協会埼玉県会の、それぞれの会長・理事・事務局長などの役員が着席していた。

右側のセクションは、全員が黒系のスーツにビジネスバッグという姿であるのに対して、左側は色とりどりの服装にリュックサックといった様相だった。まさに、官と民が向かい合って顔を合わせて対話をしようという構図が現れていた。「民間団体」としては、『震災支援ネットワーク埼玉（SSN）』、『NPO法人ほっとポット』、『社団法人情報環境コミュニケーションズ』、『ハンズオン埼玉』、『埼玉県生活協同組合連合会』、『パルシステム埼玉』、『医療生協さいたま』、『コープネット事業連合』、『さいたまコープ』、『埼玉県労働組合連合会』、『埼玉県労働者福祉協議会』、そしてわれわれ早稲田大学からは辻内と鈴木、東北出身で震災支援に貢献したいと考えている学生の三人であった。

埼玉弁護士会災害対策本部長を兼任している弁護士会会長の挨拶に始まり、第一部は各団体からの取組報告だった。最初に埼玉県から、震災後から現在までの県内避難者の概況について紹介された。五月九日時点での埼玉県における避難者・被災者の受け入れ人数合計は二、五一五人であり、県の施設としては三カ所、騎西高校に一、一五七人、埼玉県自治人材開

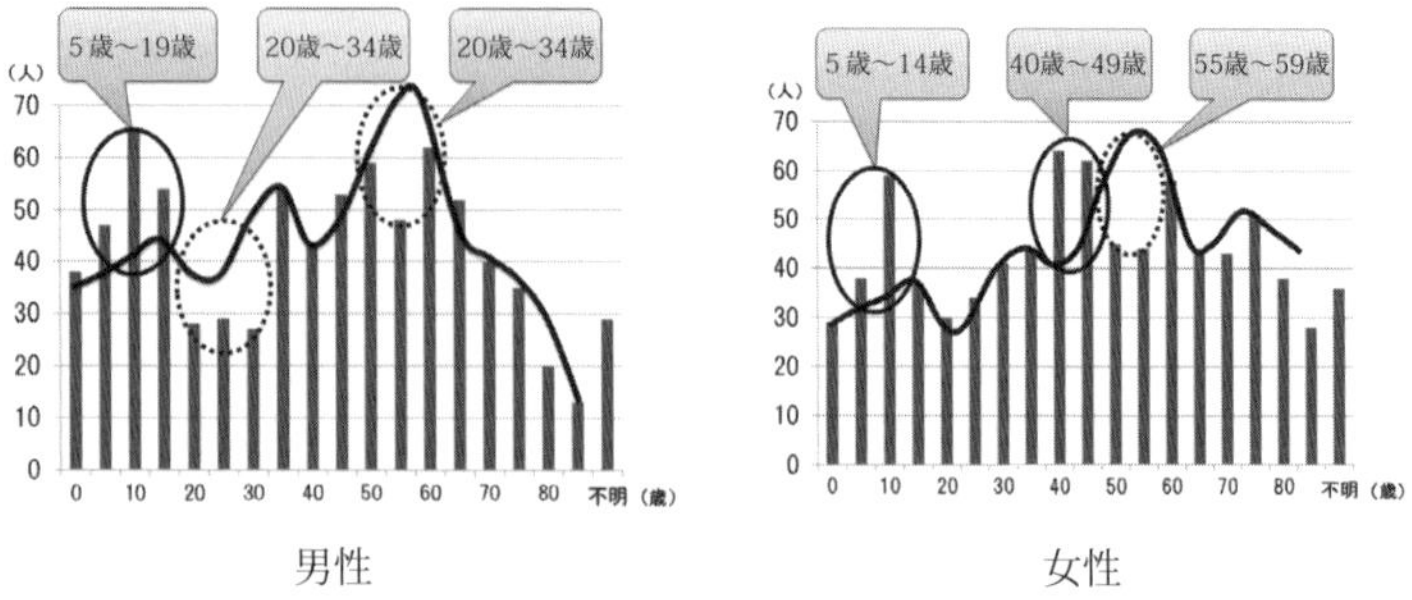

図 2-5　さいたまスーパーアリーナ避難所年齢構成

発センターに二二人、埼玉県障害者交流センターに九人と報告された。いずれも朝夕の弁当と昼食のパンの提供、近隣の銭湯での入浴、無料電話とパソコンが用意されていると言う。各市町村の施設の避難者・被災者は全二八施設に一、〇三一人と報告された。支援の状況として三つ、公的住宅提供、就労支援、教育支援が行なわれていた。県営住宅等の提供可能住宅数は七二一戸であり、すでに六六戸に二一六人が入居済みであり、今後も順次公的住宅を提供していくとのことだった。また、就労意向調査では約半数の三〇〇人が就職を希望しており、今後は県内の各避難所を訪問して就労支援を実施し、職業訓練や緊急雇用基金により避難者雇用を行なっていくとのことだった。教育支援としては、埼玉県内の小学校に七〇二人、中学校に二九九人、高校に一六九人、特別支援に六人を受け入れており、教科書や学用品の配布、高校では入学選考手数料や入学料を免除し、児童生徒の健康相談を実施していくとの報告だった。

　われわれ早稲田大学からは、さいたまスーパーアリーナで行なわれたアンケート調査の結果を報告した(※詳細は巻末文献リストの心療内科学会誌論文を参照)。アンケートは、一時避難所における支援物資の配布、必要な医療的援助や法的援助を的確に避難者に届けることを目的として行なわれたものだ。『一時避難場所利用者受付票』という名称で、原則として避難所到着時に家族代表者に配布して記入を依頼し、一部はＳＳＮのメンバーによる聞き取りによって記入した。

　回答日時は三月一八日から二〇日の三日間で、回答数は五三二件、家族成員も含めた総人数は一、六四五人であった。避難者の特徴を把握するために、男女別の年齢構成を棒グラフで表わした。それを震災前の二〇一〇年九月の人口動態統計から福島県相双管内の年齢別人口構成と比較したところ、とても興味深いことがわかった。男性に関しては、五歳から一九歳の子どもが多く避難してきており、逆に二〇歳から三四歳の男性が避難してきていないことがわかった。また、女性に関しては五歳から一四歳の子どもと、四〇歳から四九歳の女性が多く避難してきていることが明らかになった。つまり、避難所における人口構成データは、子育て世代の母と子が中心に避難してきていることを示していた。二〇代から三〇代の男性が少ない理由として、福島県に原発事故処理や復興の仕事のために福島県内に残った可能性が考えられた。この結果は、民間ボランティアの間で感覚的に捉えられていたこと、つまり「お父さんは福島に残り、お母さんと子どもだけが埼玉に避難してきた」という言説と一致していた。

さらに、世帯人数別に年齢構成を調べたところ、六五歳以上の人口比率が、避難者全体では二三％であるのに対して、一人世帯では三六％と高いことがわかり、独り暮らしの高齢者も多く避難してきていることが明らかになった。これまでの研究でいわゆる「災害弱者」と言われてきた人々が、避難所には明らかに多いことがデータで示されたことになる。国連の『難民高等弁務官事務所（UNHCR）』の広報に『世界には生きることさえままならない、故郷を追われた人々が四千万人以上います。難民の約八〇％が女性と子どもです。難民の避難生活は二〇年におよぶこともあります』と書かれている。震災および原発事故によって故郷を追われて埼玉に逃れてきた人々は、この国連の広報と同じく女性と子どもが中心であり、もしこのまま原発事故が終息せずに避難生活が長期化するならば、国連の定義で言うところの「国内避難民（Internal Displaced People：IDP）になってしまうと考えられた。世界各地にはダムや鉱山などの経済開発によって生じた国内を漂流する難民がおり、「開発難民（Development refugee）」とも言われる。拡大解釈すると、福島県から県外に避難してきた人々は、原子力発電という経済開発が生み出した難民だとも考えることもできるだろう。震災連絡協議会での報告でわれわれは、ケアが必要な対象が「母子と高齢者」であることを改めて強調した。

震災支援ネットワーク埼玉は、避難所の一角に相談ブースを設けて行なった、個別の面接相談の分析結果を報告した。

表2-1　相談内容と件数

	相談内容	件数
1	金融機関の口座に関する相談	156
2	今後の住居に関する相談	88
3	生活費に関する相談（貸付・生活保護を含む）	83
4	仕事に関する相談（雇用保険・失業給付を含む）	79
5	住宅ローンに関する相談	65
6	自動車の運転免許に関する相談（再交付・更新）	49
7	年金・健康保険に関する相談	48
8	保険（生命保険・地震保険・学資保険）に関する相談	43
9	公共料金の支払いに関する相談	36
10	学校・教育に関する相談	30
11	原発・地震・津波等に対する賠償・補償に関する相談	22
12	車のローンに関する相談	18
13	不動産の賃料・地代・権利証に関する相談	13
14	税金（所得税・自動車税等）に関する相談	10

避難所の入り口で各種相談を受け付けている旨の公報を行なうとともに、避難者の多いアリーナの四階・五階へのアウトリーチ相談も行ない、合計一、三四九件の相談に対応したとのことだった。臨床心理士らが受付を担当し、「生活・法律相談」五四八件を弁護士・司法書士・社会保険労務士・りそな銀行行員らが行い、「高齢者・障がい者等福祉介護相談」一一二件を社会福祉士らが行い、「足湯＆こころの相談」四八九件を臨床心理士や認定カウンセラーが行い、「ハンドマッサージ＆女性相談」二〇〇件を女性問題の相談員らが行なった。避難者らの抱える多様な問題を、それぞれの専門家が横断的に対応するという画期的な連携が行なわれたのだった。それぞれの相談内容別の件数を表2‐1に示した。「逃げるときに銀行のカードや通帳を持って来れなかったが、どのように預金をおろせばよいのか。地元に泥棒が入っている噂があるから、預金が引き出されてしまうのではないか」など、金融機関の口座に関する相談が最も多く一五六

件もあった。その他には、今後の住居、生活費、仕事、住宅ローンに関する相談が多く寄せられ、原発事故避難により住居と仕事と収入を一度に失った悲惨な状況が伺えた。

[8] 避難所の問題を解決するための調査

■五月十七日（火曜日）

震災支援ネットワーク埼玉（SSN）代表の猪股弁護士より電話がある。

先週の一三日の金曜日から、騎西高校で双葉町と加須市が協力して週一回定期的に行っているミーティングに、司法書士の広瀬隆氏さんと共に参加する許可を得て参加しているとのことだ。次回二〇日のミーティングに間に合うように、以前から検討してきたアンケート調査のたたき台を造ってもらえないだろうか、という依頼の電話であった。

二〇日の午後は、もともとSSNのメンバーである弁護士と臨床心理士達と一緒に、アンケート調査項目を作り上げるためのKJ法を使ったブレインストーミングを行なう予定だった。その後であれば、ある程度アンケートの体裁を作り上げることも簡単だが、その前にアンケート調査の趣旨を説明する、何らかのたたき台を作って欲しいということだ。

猪股氏の、できる限り早くの対応をという焦りが伝わってきた。状況が刻々と変化してきている騎西高校避難所の生活環境を、できるだけ早く改善させたいという意図だ。彼が最も意識している問題が、パーテーションの設置と自炊の開始だ。

猪股氏が聞いたところによると、双葉町住民がさいたまスーパーアリーナから騎西高校に引っ越しをしてきた折に、町長が「そんな恥ずかしいことはするな」と、各部屋の中のパーテーション設置に難色を示したとのこと。町長がどのような意図で、どのような文脈で、そのように話したかは定かではない。本当に命令の色彩のある発言だったのだろうか。もしかしたら、ちょっと漏らした個人的な感想が一人歩きしているだけなのかもしれない。

東日本の多くの避難所では、段ボールやカーテンのパーテーションが設置されている動きにある。内閣府の震災ボランティア連携室でもパーテーションの設置を勧めているとのことだ。この先、避難所生活が長引く中で、女性が着替える場所もないというのでは、ストレスも尋常ではなくなる、と猪股氏は考えている。

もうひとつが食事の問題だ。震災後二カ月経つにも関わらず、騎西高校での食事はずっとお弁当とパンの配給に頼っている。週に一回だけ生協によるみそ汁の炊き出しがある程度で、高齢者などは「揚げ物ばかりで食べられない」と、捨てるお弁当がたくさん出てきている状況だと言う。一度は高校内で自炊ができるように双葉町役場が動いたようであるが、衛生上の問題があるということで加須市の保健所からストップがかけられたとのことだ。この状態が一年以上続くとなると確かに大きな問題だ。

猪股氏は、口に出しては言えないことも、無記名のアンケート調査ならば言いたいことが書けるのではないかと考えている。アンケートの結果として、大勢の住民がパーテーションの設置や自炊を希望していると出れば、役場も対応せざるを得ないのではないかという考えだ。

急遽作業日程を早め、どのようなアンケート調査を行なうべきか、その全体像を急いでまとめることにした。同僚で臨床心理アセスメント学が専門の熊野宏昭先生に相談し、『心理的ストレス反応（ＳＲＳ18）』や『気分調査票（Mood）』などのストレス尺度を紹介された。今回は住民達の負担をできる限り少なくすることを考えると、質問項目が少ない方がいいので、18問の設問からなるＳＲＳ18を使うことに決めた。体の状態については、私が阪神淡路大震災の折に使った質問項目（辻内ほか、1996）が有用だろう。

もうひとつ今回重要なのは、生活環境をアセスメントすることだ。それには先日、同僚で建築環境学を研究されている小島隆矢先生に「職場環境の快適さ」を測定する、いくつかの質問紙を紹介してもらっており、その中から国土交通省が取りまとめた官公庁などの施設満足度調査が使えるかもしれない。もともとは、私が以前から行ってきた「電磁波過敏症の総合人間科学的研究」の一環として、職場環境から電磁波ストレスを減らす施工をする前後で測定しようと考えていた質問紙だ。その質問紙をベースにして、食事や子育てなどの生活問題、就労などの経済問題、震災補償などの法律問題などを含めた総合的な質問用紙を作成したい。

なによりもまず大切なのは、アンケートを行なう目的をはっきりさせておかなければならないことだ。

［アンケートの目的］

今後、ある程度の長期にわたる避難所生活を、より安全で快適に送る方策を考案するために、現在の住民の心身の状態および生活状況・生活環境の課題をアセスメントする。

町長を筆頭に双葉町役場は、住民達のために日々必死に努力している。外部団体が行ったアンケート調査結果をもとに双葉町役場に住民の生活改善を迫るというような構図にしたくない。できる限り、双葉町役場が主体となって、住民の生活改善のために行なうようなアンケート調査にもっていきたい。おそらく、双葉町役場も住民の考えを広く収集したいと考えているだろう。役場が知りたいと考えている住民に関する情報を幅広く収集する質問項目を入れて、アンケート調査を役場の方達と一緒に作るという形にできないだろうか。

それから大切なのは、住民の方達に、アンケート調査に協力していただく意義を十分に理解していただける状況を整えることだ。例えば、各部屋のリーダーさんや、住民一人一人に密接に関わってきたボランティアスタッフの方々に協力をお願いすることなどが考えられる。自分で記入できない高齢者の方々に対しては、聴き取りをして記入することも検討しておかなければならない。

「心身の状態」を目的変数として、「生活状況・生活環境」と「被災の程度と今後の予測」の項目を説明変数とする、アンケート調査の全体像を示す図を作成し、一枚の「案」を示した書類を作成した。この書類を持って弁護士の猪股氏と司法書士の広瀬氏に双葉町と加須市のミーティングに参加していただき、そこでアンケート調査の提案をしていただくことにした。提案は次のような内容になっている。

[アンケートの趣旨]
「双葉町役場」が主体となって住民の生活改善のために行なうアンケート調査であることが望ましいと考える。現在、双葉町役場が知りたいと考えている住民に関する情報を幅広く収集し、双葉町役場内で取り組むことが可能な課題に関しては積極的に取り組み、それ以外に埼玉県・福島県・関係省庁に求めるべき課題が明らかになった場合は、本調査結果を交渉の材料にする。

[アセスメント項目]
①最近のからだの状態について……阪神淡路大震災の調査で使用した身体症状18項目（辻内ほか、1996）
②最近のこころの状態について……SRS18より（抑うつ・不安・不機嫌・怒り・無気力）18項目
③生活環境について……国土交通省施設満足度調査より抜粋
④生活状況について……食事の問題、子育てなどの生活問題、就労などの経済問題、法律問題、他
⑤被災の程度……原発からの距離、建物の損壊程度、家族の喪失、他
⑥今後の予測……どの位先に双葉町に帰れると予測しているか。いつまで騎西高校で生活できると考えているか。移住先としてどこを想定しているか（福島県内？　埼玉県内？）

[施行に当たっての注意点]
住民の方々に、アンケートに取り組んでいただく意義を十分に理解していただけるように状況を整える。例えば、各部屋長さんや彩の子ネットワークの方々に協力をお願いする。自分で記入できない高齢者の場合は、聴き取りも考慮。得られた調査結果の代表性を考え、回収率60～70％が得られる施行方法を検討する。

■五月二七日（金曜日）

先週の五月二〇日（金曜日）の双葉町と加須市のミーティングで、幸いなことに、アンケート調査を実施する方向性が決まった。副町長からの依頼で、具体的な調査用紙案を提示して詳しく説明するために私も会議へ参加することになった。

会議の略称は、「騎西高校ボランティアスタッフ会議」であり、双葉町役場の許可を得て騎西高校避難所でボランティア活動しているメンバーが情報共有しつつ、その都度発生する課題に対処するために週一回行なわれている会議だ。場所は生徒ホール二階の和室で、一六時半から一九時の二時間半にわたって行なわれた。双葉町役場からは井上副町長とボランティア担当者の二名、双葉町社会福祉協議会から一名、加須市からは健康医療部長が一名、福祉班から三名、SSNからは、代表の猪股弁護士と、副代表の広瀬司法書士そして私の三名が参加し、合計一〇名による会議が開かれた。

最初に井上副町長より双葉町への一時帰宅についての報告があった。五月の二七日に六〇名、二八日に六〇名の町民による、地元の双葉町への一時帰宅が行なわれた。立ち入りは二時間のみであり、七〇リットルの袋ひとつ分だけ私物を持ち出すことが許可されたと言う。二時間以内に全員がバスに戻り、遅れる人は一人もいなかったそうだ。埼玉に戻ってきた住民らの話では、町の現状は総じて「ひどい」としか表現できない状態であり、帰れてホッとした人と、がっかりした人との両方がいるとのことだった。

町役場職員から、町民が自分達の気持ちを話せる憩いの場として、騎西高校避難所の三階にサロンを設置したと報告があった。丸テーブルと椅子を七つ置き、テーブルの真ん中にカーネーションを飾り、ポットとお茶を用意したとのことだった。大勢の避難者が共同生活するストレスの多い避難所を、少しでも心が安まる場所にしていきたいという役場の心遣いが感じられた。サロンの設置を、特に高齢者達が喜んだとのことだった。町としては、今後は各階に設置を広げていきたいが、注意事項を書いた張り紙をするなどして、トラブルの場とならないように注意していくことも必要だと話された。その他にも、人が歩くと床が揺れるなど、住環境が最も悪かった柔道場の避難住民を第二体育館に移動してもらうなど、長期化が予測される避難所生活を少しでも良い環境に改善する努力がなされていた。

加須市役所の健康医療部長の山本氏（仮名）は私が四月一一日に加須市役所をたずねた時にお話をうかがった方だ。山本氏は、現場の問題を直接見なければ支援ができないと考えて、騎西高校の避難所が開設されてから最初の四〇日間は毎日騎西高校に通ったと言う。週に四日行なわれていた鍼灸師会ボランティアによるマッサージに来る町民も、一日に三〇人くらいから、五月末の現在では一〇名程度に減ってきており、六月を境にボランティアが縮小される見通しだとのことだった。つまり、急性期が過ぎて住民達もおおむね落ち着いてきており、ボランティアの必要性も減ってきているという見方だった。逆に、SSNの猪股弁護士からは、住民の不満やストレスが極限に達してきていると報告された。

「私どもSSNでは、廊下のブースで臨床心理士と弁護士・司法書士を中心に『なんでも相談』を行なっているのですが、最近はひとり一人の相談時間が長くなってきています。話に終わりがなくて、さまざまな不満やストレスが高まって、人間関係の問題とか就労の問題とか、ストレスが爆発しそうになる人もいれば、諦めモードに入ってしまう人もいます。なるべく早く、少しでも早く、環境を改善していくことが必要だと思います」

どのように環境改善をしていったら良いのか把握するためにも、この段階での住民のニーズ調査が必要になってくると言う。三月末に騎西高校避難所が開設されて、そろそろ二カ月が経過しようとしている。現状は安定してきているのか、あるいは悪化してきているのか。少なくとも、避難所が次のフェーズに移りつつあるのは確かのようだ。どのような状況に進んでいるのか、客観的に把握する必要があるという実感が強まった。

その後、アンケート調査についての話し合いが行なわれた。最初に、私がアンケート調査の目的と方法、そして具体的な項目案について、アンケート用紙のドラフトを元に説明を行なった。現場で高齢者の介護や乳幼児の保育をしている福祉班からは、「ひとによって千差万別の問題を、大勢を対象にしたアンケートで把握することが可能なのか」といった疑問の声があがった。調査によって現場がかき乱される、そんな印象をもったようだ。

確かに、アンケートでは個別の問題よりも、大勢の人々が感じている問題を把握することが中心になる。私は、「確かにそのとおりだが、自由記述の欄を設けることで、少しでも個別の問題を拾おうと考えている。しかし、数値として全体像を把握することで、町がどのような対策を練ったらよいのかということがわかってくると思う」と回答した。アンケートで、現場がかき乱されるという印象も大事だ。調査が暴力になったり、情報の搾取になったりすることは避けなければならない。在野の民俗学者として高名な宮本常一氏の著書に『調査されるという迷惑』（みずのわ出版、2008）というものがある。「調査というものは地元のためにはならないで、かえって中央の力を少しずつ強めていく作用をしている場合が多く、しかも地元民の人のよさを利用して略奪するものが意外なほど多い」と記されている。地元の住民から事細かな情報を引き出すために「人文科学ではなく尋問科学」になってしまう危険性に警鐘を鳴らしている。被災者の方達からは「俺たちを研究材料だ考えているんだろう。俺たちは実験台じゃないんだ。俺たちをモルモットにするな」という声が出ていると聞いたことがある。これらの言葉は、その後整備されていった福島県などが行なう健康調査に対する疑心暗鬼の声のひとつでもある。放射線被曝量を測定したり、被曝の影響が体に出ていないかどうかを調べたり、放射線被曝への不安を心理テストで測定したりするものだ。よく言われるのが、子どもの甲状腺検査である。心配している親に検査結果が丁寧に説明されず、ただ黙って検査されて紙切れ一枚の結果が後で送られてきただけだといった不満があがっている（第6章2節参照）。何のために調査するのか、誰のために調査をするのか、それがとても大切であり、調査が、力《パワー》を持つ側からの「調査のための調査」になってしまってはならないのである。しかし、大規模なアンケート調査から、「調査される迷惑」を完全に取り除くことはできない。可能な限り住民のためになる調査項目を考案し、調査後はその結果をきちんと伝え、調査の成果を反映させた対策を打ち出さなければならない。

　双葉町町長の意向としては、全町民にアンケートを実施したいということだった。実施時期としては六月下旬から七月頃。アンケートは四タイプつくり、共通項目の他に、避難先それぞれの地域の特徴を把握できるようにしたらよいのではないかという意見が出された。四つの地域とは、双葉町住民約七、〇〇〇名のうち、最も多い約一、〇〇〇名が避難生活を送っている騎西高校避難所、そしてその次に住民が多く約七〇〇名が生活を送っている福島県会津地方のリステル猪苗代避難所、三つ目は約一、八〇〇人が避難している福島県内各地（リステル猪苗代を除く）、四つ目が約三、五〇〇名が避難している福島県外の各都道府県（騎西高校を除く）の四つである。小中学生バージョンも作ってはどうかという意見もあったが、実施までに時間がかかりすぎるとの理由で却下された。アンケートは双葉町が主体になって実施すべきであり、実施結果は町が管理して、原則的に他の用途には使用しないようにすべきだという町の考えも示された。今回の調査は学術的な調査ではなく、論文として発表するような性質のものではない。私たちに課せられた課題は、現場の要望に最大限沿えるような調査用紙を開発することである。この時点で私の頭をよぎったのは、町として聞きたい項目と、SSNとして聞きたい項目が違っている場合に、どのようにしたらよいのだろうかという不安だった。町にとっては、政策の策定に必要な住民の要望などの情報が欲しいであろうし、SSNとしては住民の生活苦の評価や環境の劣悪度についての情報が欲しいだろう。幸いなことに、この日の会議の最終的な流れとして、参加しているメンバー皆で意見を出し合って、より住民のためになる質問項目を作っていこうという協力体制が示された。私たちが作ってきたアンケート用紙をたたき台にして、次週もう一度検討するということになり、会議は終了した。

■六月一〇日（金曜日）

双葉町役場の協力のもと、SSNと早稲田大学で作成してきた町民のアンケート調査内容がいよいよ確定しかけた時だった。六月に入り、井上副町長から一本の電話があった。

「申し訳ありません。アンケート調査の件ですが、町の諸事情のために延期させていただくことになりました。先生には大変な努力をしていただきながら、本当に申し訳ございません」

さまざまな理由から、井戸川町長の判断だと言う。いったい何があったのか。後にわかったことであるが、騎西高校で避難生活を送っている五〇代の男性が、避難所の中で不祥事を起こして逮捕されるという事件が五月三十一日に報道された。町長は、町の住民の中から、そのような逮捕者を出したことに深く責任を感じ、町に寄せられる義援金を辞退することを表明したのだった。実際は全ての義援金を辞退したわけではなく、町に直接持参される義援金のみを辞退したのであり、日赤などの団体や、福島県から配分される義援金は含まれていない。しかし、住民の間からは「なぜ辞退するのか」

という疑問の声が多くあがり、特に騎西高校以外の福島県内の避難所で生活している人々からは非難を浴びる事態を招いた。町の行政としての信頼を失いかけている時期に、予定していたアンケート調査を行なうのは、かえって住民の不満を増す逆効果であると考えた可能性がある。いずれにせよ、約一カ月かけて、睡眠時間を惜しんで準備してきた調査が不意になったのである。SSN代表の猪股氏も、当然のことながら私も愕然とし、大きく落胆した。しかし、仕方がない。震災および原発事故後の非常事態ゆえの成り行きである。双葉町として行なう以上、町役場にとってタイミングの良い時期に行なわなければ意味がなく、ひいては町の住民にとっても良いことにはならない。調査の目的は、原発事故で被災された住民の生活環境改善策を探すためのものであり、私たちはあくまでも町のサポーターなのである。

[9] 避難者の状況を伝えるための記者会見

■六月一三日（月曜日）

埼玉県庁一階、県政記者室の中にある記者会見室で、SSNが企画した記者会見に参加した。私も、埼玉スーパーアリーナでの調査分析結果を発表することになった。これまでの研究生活で、新聞記者を相手に話をするのは全く初めての経験だ。研究の成果は、学会発表や講演、そして学術論文という形でしかアウトプットすることしかなく、読者は多くても数百人から千人程度であった。しかし、新聞記事となれば数万人という単位で研究の成果が読まれることになる。社会に対する貢献度ははるかに高い一方、研究する側としての社会的責任も大きく、学会発表や講演とは違う緊張感を感じた。

三日後の六月一六日、朝日新聞朝刊の埼玉版に掲載された記事は次のようなものであった。

『5～14歳と40代女性　避難者で高比率を示す』

東京電力福島第一原発事故のために県内に逃れた避難者は、5～14歳の子どもと、その母世代にあたる40代女性が多かったことが、ボランティア団体「震災支援ネットワーク埼玉（SSN）」の調査でわかった。SSNは「放射能被害を心配した結果ではないか」と分析している。

調査は震災直後の3月18～20日に、避難所だったさいたまスーパーアリーナ（さいたま市）で、SSNメンバーの弁護士らが世帯主から聞き取ったり、用紙を配布したりして行った。一、六二八人分のデータが集まったという。

医師の辻内琢也・早大准教授が集計・分析したところ、原発周辺地域の年齢別人口の割合に比べ、5～14歳と40代女性が目立って多く、20～34歳の男性は少なかった。辻内准教授は「若い男性が少ないのは原発関連の仕事に就いているからと推量される」と話す。

また、3月19～31日に受けた個別相談では、金融機関の口座や生活費、住宅ローンに関する内容が多かったという。猪股正弁護士は「着の身着のままで避難した人が多かったのを反映していた」と述べた。

避難生活の長期化に伴い、孤立する人も増えているため、SSNは16～18日の午後1～10時に電話相談（0120・××・×××）を開設する。弁護士や司法書士、臨床心理士ら専門家が受け付ける。


原発事故から約二カ月。福島県から埼玉県に避難してきた数千人の人々は、徐々に避難所生活からアパート等へ世帯毎の生活に移っていくことになる。当初は数日で自宅に帰れると考えての避難だったが、原発事故ではそうはいかず、これから先いつまで続くかわからない長期の避難生活が始まったのだった。「緊急避難フェーズ」から「避難生活確立フェーズ」に移行する時期である。

大勢がまとまって生活する避難所の支援は、被災者の顔が見えるため支援策を考えやすい。しかし、ひとたび避難所を出てしまうと、個人情報保護の壁は厚く、被災者達がどこへ転居したのかは行政にしか把握することができない。被災者は地理的にだけではなく、さまざまな情報からも孤立することになる。被災者への支援の手がゆきとどかなくなることは必須であり、いかにして被災者の困窮やニーズを把握し、いかにして適切な支援策を構築していくかが大きな課題となる。そのため、ニーズ調査や無料の電話相談などによって被災者がおかれている状況を的確に把握することが必要となってくる。そして、全体的な特徴を掴みつつ、個別の案件に対応していくことが求められるのである。

第2部　避難生活確立フェーズ

第3章　エスノグラフィー「被災者の生の声に寄り添う」

増田和高

地震や津波によって壊された住み慣れた我が家は「がれき」、故郷は「帰還困難区域」と称され、死んでしまった愛しい人は「死者数」という数字の中に埋もれてしまう。報道される文字や数字のどこかに存在するはずのそれらは、ひとまとめになることで多くの中のひとつとなり、元あった形や名前から距離を置いてしまう。しかし、言葉や数字の背景には、被災した無数の人々の記憶や想いが必ず存在するのである。

被災者の現状について、紙面に並ぶ言葉や、テレビで報道される数字から、多くの人は被災者のことを「わかったつもり」になってしまうのではないだろうか。発災当初、私も数字だけから多少わかったつもりであった。しかし、被災した人々と出会い、多くの声を聴くにつれ、何もわかっていなかったことに気づくこととなった。

［1］これまでの震災との関わり

私は大学院生時代、社会福祉士として五年間ほど障害者支援に関わるセンターに勤めていた経験がある。社会福祉士とは、生活に課題を抱える人々に対して、身体、心理、そして社会環境からニーズをアセスメントし、「よりよい生活」を営んでいくことができるように支援を行う専門職である。日常生活において生活課題を抱える人は決して少なくはなく、疾病や不慮の事故、人生上の出来事等により人の生活や幸せは容易に揺るがされる。当然、震災をはじめあらゆる自然災害では広範囲にわたって多くの人々が被災し、生活再建に向けた相談支援や、必要な支援の調整など福祉的な支援が必要になると考えられる。

社会福祉士としての背景を持って最初に関わった震災は、二〇〇七年七月一六日に発生した「新潟県中越沖地震」である。当時、大学院生であった私は現地で、自身が被災しているにも関わらず職務を越えて安否確認や支援に取り組む福祉専門職の姿を目の当たりにした。突然人々を襲った地震は広範囲で多くの人々の家や家族を奪い、日常を壊された人々はさまざまな生活課題を抱える事態となり、福祉の視点から生活を支えることの重要性を実感した。しかし、避難所運営の難しさ（無秩序化、避難所間の支援格差による不満等）や、ボランティアの課題（ボランティア希望者と業務のマッチングを行う人材の不足等）など、各々がどんなに親身になって支援を展開していたとしても次々と現れる課題に忙殺されていく現場を目にし、改めて人の生活を支えることの難しさを知った。それと同時に、その状況の中でほとんど何もできなかった自分自身に対して無力さを感じたことを今でも覚えている。そうした忸怩たる思いは、以後払拭されることはなかった。

[2] 震災に遭って（埼玉県所沢市にて）

二〇一〇年九月、私は早稲田大学人間科学学術院に助手として着任することが決まり、埼玉県に移住することとなった。それから半年が過ぎようとしていた頃、その震災は発生した。二〇一一年三月一一日午後二時四六分、マグニチュード9・0の大地震が東日本を襲い、同時に約十五メートルにおよぶ巨大津波が押し寄せた。さらに津波の影響から、原子力発電所における外部電源の喪失によって炉心冷却機能を失った原子炉が水素爆発を起こし未曾有の事態を引き起こすに至った。

当時の私は埼玉県所沢市の研究室で作業を行っており、突然これまでに経験したことのない大きな揺れを感じ、慌てて机の下にもぐり込んだ。辺りでは大型のコピー機がまるで歩行するかのように室内を移動していた。驚きと不安の中、揺れが収まったことを確認し、学内にいる学生の安全確認を行った。春休みだったため学内にいる学生は少なく、大学事務所への報告等を行い一七時頃に帰宅することとなった。その後、町の様子を見るために妻と共にスーパーまで歩いてみたが、建物や道路に明らかな被害は見受けられなかったものの、スーパーの中ではありとあらゆる商品が棚から消えていた。普段は埃をかぶっているような商品や高額商品も競い合うように誰彼と手に取っていく。また、カートの上下に米袋を山積みにして満足げに歩く人など、「買占め」なのか、救援物資として被災地に送るのか、使い道はわからないがその様子を見て幾ばくかの憤りと怖さを感じた。明日になればまた商品が棚いっぱいに並ぶわけではないはずである。おむつやミルクなど特殊なものが必要な家庭はどうなるのだろうか、明日食べるものに困る人もいるだろうと不安ばかりが浮かんだ。

帰宅後、関西に住む両親や親族にも「とりあえず今のところは大丈夫」という旨の報告をした。ニュースでは、震災と津波による被害の映像と死者・行方不明者数が報道され、今回の震災の規模がいかに大きかったかということを知らせていた。翌日のニュースでは、震災の被害に加え原子力発電所のニュースが間断なく流され、心配してくれる家族や知人からの電話で常に携帯が鳴っていた。皆からは「大丈夫なのか？」という質問が繰り返され、前日同様「大丈夫」と答えつつも、昼夜を問わず余震で警報が鳴り響き、スーパーの店頭からは食材や生活用品がほとんど姿を消し、放射能に関する噂や報道を常に耳にするような状態で、正直本当に大丈夫なのかはわからなかった。心配してくれる人たち以上の情報を私が持っているわけでもなく、情報は日々更新されて伝えられるものの、それらの情報を総合して何かを判断するということにはつながらない。私も何もわからなかったのである。何もわからないまま、ただ漠然と「大丈夫だろう」と自分に言い聞かせるしかない日々を過ごしていた。

学内では日を追うごとに「研究者として、大学として何ができるか」ということを議論する時間が増えていた。そんな中、「新潟県中越沖地震」に関わった経験を持つ私は、辻内先生と一緒に震災対策連絡協議会へ参加する機会を得た。この協議会は、埼玉県弁護士会の呼びかけでさいたまスーパーアリーナにおいて県外避難者支援活動に参加する団体を中心として発足され、埼玉県の弁護士会・司法書士会、生協組織やＮＰＯ団体、埼玉県、さいたま市・川口市など県内９市の災害支援担当者を主な構成メンバーとして東日本大震災への支援の在り方について協議を重ねてきた協議会である。その第三回目にあたる連絡協議会に、二〇一一年七月二〇日に初めて参加することとなった。

［3］今の私にできること

第三回震災対策連絡協議会は二〇一一年七月二〇日の一八時を過ぎた頃から始まった。会議には、想像を超える関係各所の人間が集まっており、組織力の高さを感じたことを記憶している。会議は主に各団体や機関の持ちうる資源の情報提供と支援の可能性について情報交換が行われ、発災後四カ月が過ぎた段階で多くの人々がすでに支援を開始していることを現場の声として知ることができた。しかし、現場で個々の団体・機関が支援を展開しているものの、その情報が避難者に伝わっていない状況と、避難者の情報が拾いきれていない現状も同時に報告されており、「点」として支援は展開されてきているが、点と点を結び付けた一体的な「面」としての支援には結びついていない現状に対して、連絡協議会を介した支援者同士の連携促進と情報発信、避難者の相談窓口の一元化とワンストップサービスの必要性が提案されていた。被害状況の全容も見えず、我々がこれまでに経験したことがない大規模被害である以上、支援を提供する側が広く大きな支援の網の目を展開し、取りこぼすことが無いように体制を整えることは必要不可欠であり、この会議の存在意義を強く実感した。何より、目の前にある現状に対して「何かできることはないか」と必死に模索する多くの人たちの姿を目にし、それまで何も行動せずに過ごしてきた私は強く心を動かされた。同時に、「新潟県中越沖地震」で感じた忸怩たる思いが蘇り、「私に何かできることはないか」という自問自答が湧き上がってきた。

その二カ月後の九月二二日には第四回会議が開催され、避難者と支援者で構成された当事者団体からの意見を多く聞くことができた。会議の中で報告される避難所の様子や避難者の声は今まで見た報道内容のどれよりも鮮明さをもって私自身に窮状を訴えかけるものであった。そこで報告された現状や声はどれも「避難者の今の生活」を語ったものであり、避難者の目線から見た生活上の困りごとが当事者団体や民間団体から代弁されていた。支援情報の不足に加え、本格化し始めた東京電力への損害賠償請求に係る書類手続きの複雑さ、何よりも先行きが見えない今後の生活に対する心配事が日々の生活に影を落としていることが報告の端々に感じられた。支援の手は徐々に充実してきているものの、避難者のニーズと支援のマッチングを図るシステムが構築されていないことにより、支援の手が必要な相手に届かない現状は、各種報道が報じる内容からはわからないものであった。

第五回会議は一〇月三一日に開催され、損害賠償に係る情報交換に加え、多様化する避難者のニーズについて報告がなされた。避難している児童の就学、避難先での就労先の確保、母子避難してきている母親の避難先での孤立化等、避難生活が続くにつれ、生活上のニーズは多様化してきている状態が明らかにされた。共通して議論されてきた情報提供の方法や損害賠償といった課題に加え、より個別性が高く多様な生活課題に対する支援の必要性が議論されるようになってきたことがこれまでの会議とは異なる雰囲気をもたらしていた。どの機関・団体もこうした状況に対して「何をすればよいか」という戸惑いを持ちつつも、「できることから取り組む」という姿勢で支援を展開しており、この姿勢は「何かできることはないか」という自問自答を繰り返し続けてきた私自身に大きな影響を与えた。こうした背景を受け、今後の支援はまず個別性が高まる避難者の生活課題に対して、「どのような支援が求められているのか」ということを導き出すことから始める必要性を強く感じ、そのようなフェーズにおいて大学として、研究者として「調査」という形で貢献できるのではないかということを提案した。

また、会議終了後に挨拶を交わした佐藤純俊氏との出会いも、私の姿勢に大きな影響を与えることとなった。佐藤氏は福島県富岡町から原発事故を受けて埼玉県杉戸町に避難しており、当時は積極的に避難先である杉戸町で新たなコミュニティ形成に尽力していた。挨拶を交わした際に佐藤氏は、自分たちを受け入れてくれた杉戸町に対する感謝の気持ちを語り、いつかは杉戸町に恩返しができるようになりたいと話してくれた。佐藤氏自身が被災者であり、苦しい状況にあるにも関わらず最初に出てきた話題が「感謝」と「恩返し」という言葉であり、能動的に今を生きようとする姿に驚かされた。そのことを正直に伝えると、確かに現状は苦しく辛いが、そうした状況の中でも我々は前を向いて生活している。調査を行うのなら是非、生の声を聴くことから初めて欲しいという返答が返ってきた。折しも、今回の震災を風化させないために避難者の声を聞き取り、記録を残すという取り組みが学内のプロジェクトとして発足したこともあり、私はそのプロジェクトに携わり、避難者の声を聴くことから始めることを佐藤氏と約束した。

［4］「生きてきた背景」に耳を傾ける

プロジェクトでの聞き取りは一一月四日から開始され、佐藤氏の紹介で15世帯へ聞き取りを行った。聞き取りは地震発生から現在の避難先に移るまでの経緯や各状況における行動と感情等について自由に語ってもらう形式で進められた。語りの中では、現在の避難先に移るまでの苦労や、故郷を奪われたことへの口惜しさ、今後の生活を考えるうえでの先行きの不透明さや帰還に対する葛藤が語られた。聞き取りを通じてまず感じたことは、避難先に落ち着いたと思われた生活も、今なお震災の傷が色濃く残り安寧とは程遠い精神状態、生活状態で日々を過ごす避難者の苦悩であった。これまで営んできた「当たり前の生活」が、突然の震災と原発事故により不条理に奪われた喪失感は、「わかります」と相槌を打つことなど到底できない重みを持っていた。中でも、故郷福島がいかに美しく、素敵なところであったかという語りが、聞き取りを行う私の心を打った。これまでの長い時間を過ごしてきた慣れ親しんだ故郷を「美しいところだった」と過去形で語られたことが、強い喪失感や帰還に関する苦悩を物語っているように感じた。

また、ある女性は聞き取りが終わったあとに「お腹空いたでしょ」と蒸しケーキを振る舞ってくれた。その姿は私の母親と雰囲気が重なり、蒸しケーキはとても優しい味がした。その時、私の目の前にいる女性は「避難者」ではなく、まさに「母親」の姿であり、避難者に対する私自身の認識がズレていたことを強く実感するきっかけとなった。私はこれまで、避難者とは「地震によって生活基盤を奪われた支援を必要とする人」「支援の対象者」として理解しようとしてきた。しかし、その枠組みは一方的に作りあげたものであり、目の前にいるその人の姿との間にギャップがあることに気が付いたのである。もちろん避難者の人々には「支援の対象」という側面が無いわけではないが、聞き取りを行った人々は避難者や支援の対象である前に、父であり、母であり、子どもであり、夫であり、妻なのである。今日に至るまでに、それぞれの人生があり、社会的な役割を生きてきた背景がある。今、避難している人々が抱える苦しみや辛さ、求める希望はそうした「生きてきた背景」の延長線上に存在しているのであり、そうした背景に目を向けず、「避難者」という勝手な枠組みに当てはめて支援の在り方を考えていては、独善的な支援にしかならないのではないか。避難者ではなく「生活者」としての個々の姿に向き合う必要があることを強く実感させられたと同時に、「生の声を聴くことから始めて欲しい」という佐藤氏の真意をこの時ようやく理解できたと感じた。

[5] 震災の爪痕が語るもの

時を同じくして、大学では県外避難者を対象とした支援プロジェクトが関係領域の教員の参加を得て始動することになり、構成メンバーで宮城県を視察することが決まった。これまでの聞き取りで、原発避難に関する声を聴くことは少しずつできていたが、津波被害を受けた地域の人々の声を聴く機会がなかったことから、私はこの視察に参加することを決めた。

二〇一二年一月五日、空には重い曇り空が広がる中、私たちは東北新幹線で仙台へ向かった。仙台駅に近づいたことを知らせるアナウンスを聞きながら車窓を眺めていると、瓦が落ちてブルーシートで補強している家屋や墓石が倒れている様子が散見された。発災後一年が経過しようとしている段階でも、まだまだ以前の生活を取り戻す状況には至れていない状況を再認識しつつ、新幹線を降りて現地のコーディネーターとの合流を果たした。その後、車にて仙台市内を視察し、宮城県名取市の日和山を目指すこととなった。名取市の最大震度は六強、標高六・三メートルの日和山は海岸からの距離が約七〇〇メートルの場所に位置し、津波到達時は2階建ての家屋を越える波が付近を飲み込んだとのことであった。市街地と違い、沿岸部まで車を走らすとこれまでの風景とは一転して、唯々広い土地が広がる景色が目に飛び込んできた。ところどころに津波被害を受けた車や家屋、船等がそのままにされているが、家が建っていたであろう場所に基礎を残すだけの土地は、テレビで見た「すべてを失いました」という言葉を実感するには十分すぎる風景であった。「どこに何があったのか、住んでいた人々はわかるのだろうか」、漠然とそんな疑問が頭をよぎるほど自分の目には「何もない」景色が広がっていた。「当たり前に存在していたもの」が一瞬にしてここまで「何もない」状況になる喪失感を、自分には想像できるのかと自問してみるも、やはり本音は「想像できない」という結論であった。この場所で多くの人が命を落とし、生活を根こそぎ奪われたことは被害状況という数字から知っていたつもりでいた。しかし、その景色が語る圧倒的な喪失感は自分の想像をはるかに超えるものであった。

翌日は、仮設住宅の見学を行う予定で女川町、石巻市を訪問した。仮設住宅にもさまざまなものがあり、従来のコミュニティを維持できる工夫がされているもの、寒さ対策が十分ではないもの、大規模なものから小規模なものまでたくさんあった。入居している人に話を聞く機会があり、今の状況を聞きとったところ「住みにくい」「大変」という言葉が多いと思っていた予測と異なり、そこで暮らす人々はそれぞれに不満はあるものの「仕方がない」「大丈夫です」という言葉を多く口にすることに驚かされた。望んで仮設住宅に住んでいるわけではないのに、今まで住んでいた家を離れ、慣れない生活を強いられることを「仕方がない」「大丈夫です」と言う背景にはどのような感情があるのか。話を聞いた高齢者の一人は「家があるだけで十分です」と語り始めた。周囲には津波で家族を失った人、自身が津波に飲み込まれながらもなんとか生き延びた人もいる中で、「こうして仮設住宅に入居できて家族と生活を続けることができているのだから幸せだと思わなければならない」ということであった。慣れない環境での生活は苦労も多く、決して十分な生活ができているわけではないはずだが、「大丈夫」と語る被災者の強さを認識しつつも、このままでは生活課題が潜在化してしまう可能性が危惧されると強く感じた。こうした状況にこそ継続的に関わり、言葉では語られない生活課題を心理・身体・環境的側面の複合的視点からアセスメントし、深刻化する前にニーズの析出を福祉専門職が行っていくことが求められる。現に、仮設住宅の中には福祉専門職が定期的に訪問を行い、生活上の課題について聞き取りを始めている地域も見られ始めていた。

視察の最後に、私たちは石巻市の日和山公園に立ち寄ることとなった。発災当時、この日和山公園から見える南浜地区には午後三時四〇分頃津波が到達し、次第に高さを増す波は周囲の家屋を飲み込んでいった。今、眼下に広がる沿岸部の景色は剥き出しの土地が目立つ震災の爪痕が色濃く残る土地である。この光景だけでも被害の規模を推し量るには十分な印象があった。しかし、同時に私はこの景色を眺めるだけにとどまり、被害の大きさを訴えるだけではいけないと思った。この位置からは個々の人々の生活は見えず、声は聞こえてこないのである。私は今回の震災の被害について報道が示す数を受けてその規模に圧倒されてきた。ただ、その数だけが問題ではない。死者は一人でも死者なのである。家族、友人、愛する人。人が一人死ぬということは、「死者数」という言葉で決して割り切れるものではない。数は今を示した結果ではあるが、死者の数だけこれまでの人生があり、その人生の数だけ影響を受ける人生があることを決して忘れてはならない。人だけでなく、家屋、船、故郷、文化、失われたものは多く、その喪失の持つ意味は当事者である本人以外が理解することは難しい。しかし、一人で抱え込むにはあまりにも大きく、理不尽な喪失である。だからこそ、その喪失と痛みからくる声なき声に耳を傾け続け、「これまで生きてきて一番辛かった」と語る人々がこれからの未来に光を探し続けることができる一助となれるような支援を行っていきたいと強く心に誓った。

[6] このままでは終われない

県外避難者への聞き取りと、宮城県を訪問した経験は、これまでの私の考えを大きく変えることになった。私はそれまでは，目の前の人を「避難者」や「被災者」という自分の中で勝手につくりあげた枠組みで捉えようとしていた。しかし、当然のことながら今回聞き取りを行った人々は最初から被災者であったわけではなく、突然多くのものを奪われ「避難者」「被災者」と呼ばれる存在になったのである。各々にはその状況に至るまでに生きてきた何千、何万通りの人生が存在しており、その人生に影響を受ける人生が何千、何万と存在する。こうした個別性の高い一人一人の人生を抜きにして今の窮状を語ることはできない。だからこそ、統計的な数字だけでなく、被災者の「声」に寄り添い、迫り続けることが重要となるのである。聞き取りと視察は、そうした「声」の届く距離で支援を考える重要性を私に気付かせてくれた。

視察から戻った私たちは福島県から埼玉県へ県外避難している人々の生活実態把握と生活課題の把握を本格化するべく、アンケート調査を大学として担当する機会を得た。二〇一一年五月に辻内先生と震災支援ネットワーク埼玉（ＳＳＮ）が企画していたアンケート調査（第2章参照）をベースに作成することになった。このアンケート調査に臨む私の思いは一つ。アンケート調査には必ず避難者の「声」を反映することである。アンケート項目については、作成の段階から被災者との意見交換を実施し、震災対策連絡協議会でも協議を重ねて作成した。作成されたアンケートは、二〇一二年三月から四月にかけて、埼玉県内各地へ避難している福島県民二、〇一一世帯（双葉町六八〇、南相馬市四〇〇、浪江町三五三、富岡町二八五、大熊町二〇八、飯舘村三五、川内村三〇、日村市一〇、葛尾村一〇）に配布された。24・4％の四九〇世帯から回答を得ることができたアンケートを分析したところ、ストレス状態を測定するＩＥＳ‐Ｒの平均点が36・3点であった。この得点が25点を超えると、心的外傷後ストレス障害（ＰＴＳＤ）の可能性が高くなると考えられているが、今回の調査に回答した埼玉県内への避難者のうち、なんと67・3％が25点以上となっていたことが明らかとなった。この数字は過去の大規模災害や事件などと比較してみても極めて高い数値である。この結果から発災後一年が経過した時点においても多くの人が依然としてストレスフルな状況に追い込まれていることが浮き彫りにされたのである。また、現在の避難先に転居するまでに平均して4回の転居を経験しており、回答者の75・5％が体調に心配を抱えており、65・7％が生活費に心配を抱えながら生活している実態が明らかにされた。

また、避難所を含め何度も転居を繰り返している状況から、故郷を遠く離れ県外で生活している避難者にとって、コミュニティの崩壊や近隣との関係性の喪失といった体験が顕著なのではないかと思われた。そこで、そうした避難によって生じた近隣関係の希薄化がＰＴＳＤのリスクを高める可能性があるのではないかという想いから、近隣関係の希薄化の実態とＩＥＳ‐Ｒの関連について分析を行うことにした。分析を行った結果からは、避難先の地域で「あいさつ程度」といった最低限の付き合いさえ誰ともできていない避難者が、回答者全体の20％以上存在するという現状が明らかとなり、避難先地域での孤立化が強く危惧される状況が示された。さらに、近隣関係の希薄化が顕著に見られる者ほど、ＩＥＳ‐Ｒ

の得点が高くなる傾向も分析結果から明らかとなり、避難者は震災前後で大きくライフスタイルの変容を迫られているという現状に加え、近隣関係の希薄化によりストレスを高めている状況が明らかになった。

[7]「声」に寄り添い続ける

調査結果を受けて二〇一三年五月二八日に記者会見を実施し、こうした事実を社会に発信するべく取り組みを開始した。また二〇一三年七月二七日にはシンポジウムを開催し、これまでの調査で明らかとなった客観的事実としての「数値」を伝えることに加え、アンケート用紙の自由記述欄に書き込まれた避難者の「声」を紹介することで避難者の現状と苦悩を参加者と共有した。避難者の状況を客観的に示した数値を開示しつつ避難者の具体的な声に迫ることで、数値に現実味を持たせ、より多角的な角度から実態を把握して欲しいという思いが私たちにはあった。シンポジウムには避難者や市民、弁護士や司法書士といった専門職が総勢一〇〇名近く参加し、今後の支援のあり方等についてさまざまな意見交換がなされた。シンポジウムの内容は翌日の新聞記事にも取り上げられ、ＩＥＳ‐Ｒの得点と併せて「多様化するニーズに応じた新たな支援体制の構築が必要」という内容で多くの人々に発信されることとなった。

このようにアンケート結果を開示する機会が増えるにつれ、報道や同じように支援活動を展開する団体からの反響も寄せられるようになり、私たちの取り組みの意義を実感できることも増えたが、一方で新聞に掲載された調査結果を見るたびに「私たちの調査が避難者の声を代弁している」という社会的責任を強く認識させられた。だからこそ、その都度、佐藤氏の「生の声を聴くことから始めて欲しい」という言葉を思い出すようにしている。私たちが取り組む「アンケート調査」はあくまで「数値」を示す方法であり、数値を解釈した私たちの「結果」が避難者の声として代弁されるため、常に私たちは「数値」と「生の声」のすり合わせを慎重に行うことが求められる。私がそうであったように、表面的な情報で全てを理解したような気になり、大切なものを見落としてしまわないように、しっかりと「生の声」に立脚して調査・分析を進めていくことが重要である。

心の傷は他者には見えない。そのため治療することも難しい。目に見える傷の印象に目を奪われ、見えない傷が見落とされることは少なくない。まして、他者が見てわからないという理由でその傷の治療をしてもらえないとしたら、その痛みはより残酷なものとなるだろう。調査から得られた数値は、その見えない傷が確かにそこにあるという「証明」であり、今後の支援においてその「根拠」となり、多くの人に客観的な情報として被災者の現状を伝えるにあたりとても効果的である。しかし、数値では伝えられないものもある。余震によって避難所の屋根が軋む音、助け合う人々の息遣い、痛み続ける心の傷を理解しきることは難しい。だからこそ私たちはこれからも「声」に寄り添い続けていきたいと考える。

第４章　インタビュー「多領域協働による社会的ケアの実践」

辻内琢也

「第４章　多領域協働による社会的ケアの実践」では、震災発生時から支援活動を続ける６名の支援者の「生の声」をもとに、心理・福祉・法律などの多様な専門領域協働による「社会的ケア」の実践をマルチヴォーカル＝多声的に記述したい。

６名は次のような方達である。最初は、震災支援ネットワーク埼玉（ＳＳＮ）の代表として、さまざまな専門領域の支援者達を束ねてきたリーダーの猪股氏である。柔らかな物腰の中に、現代社会におけるさまざまな不正義を決して許さず、社会変革に向けた熱い意志を抱いている弁護士である。相手の話に真摯に耳を傾け、決して自分の意見を押し通そうとはしない話術によって、どのような強い反対意見を主張する人々も、いつのまにか考え方を柔らかく変えることになる。また、「今何が必要か？」という時々刻々と変化する現場のその瞬間の問題点を嗅ぎ取るセンスが鋭い。筆者（辻内琢也）も、猪股氏の目指す方向について行けば決して間違いはないと信じて共に歩んできた。第２章のエスノグラフィーで紹介したように、震災支援の現場ではさまざまな困難やさまざまな壁が次々と立ちはだかる。メンバー内外で意見が対立することも何度もあった。しかし、猪股氏の粘り強い対話によって、ＳＳＮは間違った軌道に逸れることはなく現在も支援活動を続けられている。

２人目は、司法書士の広瀬氏である。広瀬氏は、冗談で場を明るくする才に長けており、常に低姿勢で周囲の人々の長所に気付き、どのような時もサポート役にまわる方である。被災者の方々も、生活や法律に関する悩みを広瀬氏に相談するうちに、気持ちが自然に柔らかくなり、人生に希望を見いだすようである。専門の司法書士としての腕も確かで、複雑な行政手続きも広瀬氏に相談すると、きわめてシンプルでわかりやすいものになる。

3人目は、臨床心理士の萩原氏である。萩原氏は、被災者が集まる交流会や相談会において、「こころのケアをします」という臨床心理士の専門性を決して前面に出さずに、その場にいる方達のこころの「安全・安心」を陰ながらサポートする不思議な力をもった方である。萩原氏は、避難所において被災者の方の足のマッサージのお手伝いを行なったり、交流会でお茶とお菓子を振る舞う役割をしたりすることで、いつのまにか自然にこころのケアをしている。この姿勢は、災害支援における臨床心理士としての理想の姿だろうと筆者は考えている。

4人目は、システムエンジニアとして日米のＩＴ企業で活躍されてきた愛甲氏である。愛甲氏は、長年培ってきた企画力・行動力・文章力・プレゼン力・交渉力で、毎年さまざまな団体から助成金を獲得してきたＳＳＮの運営にとって無くてはならない存在であり、事務局長として実質的な企画運営のリーダーシップをとってきた方である。

5人目の高野氏は、現場実践に軸足を置いたソーシャルワーカーである。被災者を始めとする生活困窮者から電話連絡があると、食料品を手配してすぐに現場に飛んでいき、生活保護申請への同行支援も厭わない。本章のインタビューをご一読いただければわかるが、高野氏の人生の物語は波瀾万丈である。人生の苦しみを味わい生き延びた者だからこそできる仕事が、高野氏が行なうきめ細やかなソーシャルワークである。

最後の6人目は、埼玉県労働者福祉協議会の専務理事をされている永田氏である。永田氏は、包容力のある人徳と幅広い人脈を生かして、被災後の時期に応じて刻々と変化する被災者にとって必要な支援物資を即座に各所から集めてきた。小さなグループから大きなグループまで、人と人との和＝輪をコーディネートする力に長けており、埼玉県各所で展開している被災者支援を行なう自助グループのリーダー達からも絶大な信頼を得ている。

この6名の支援者が、原発事故後に埼玉で最初に作られた大規模避難所「さいたまスーパーアリーナ」で出会う。それぞれの才能がクロスして、6×6＝36倍の相乗効果が生まれたと筆者は思っている。同じ原発事故被災者支援の現場は、それぞれの専門家の目にどのように映ったのだろうか。本章では、6名のマルチヴォーカル（多声性）を通して、多領域連携による社会的ケアの実相を見つめていきたい。

第1節　インタビューの手続き（文：金　智慧）

ここでは6名の支援者の方々へのインタビュー調査がどのような流れで実施され、どのようにしてそれぞれの「生の声」が文章化されるに至ったのかについて紹介する。インタビュー調査が行われたのは、震災および原発事故から三年が経過した二〇一四年の夏から秋にかけてであり、『避難生活確立フェーズ』に該当する。

まず、インタビュー調査を依頼する前の準備段階として、インタビュアーである学生が、支援者の方々が活動している現場に直接出向き、それぞれの支援活動に参加させていただいた。インタビュイーである支援者の方々の主な活動や現場の雰囲気を良く知り、関係性づくりを図るためである。なお研究責任者の辻内は、すでに震災後三年にわたりそれぞれの支援者と協働で支援活動を行なってきており、関係性が構築されている。

その後、インタビュー調査の目的や方法、プライバシーの保護、そしてインタビューの結果がどのように扱われるか等を具体的に記述した依頼状（表4‐2）を、研究責任者と相談のうえで作成した。その際、インタビュアーが支援活動に参加した体験に基づいて、それぞれの支援者にお聞きしたい大まかな質問項目を作成し、依頼状に記載している。この依頼状の内容を支援者の方々に熟読していただいたうえで、同意が得られたときは二部の調査承諾書（表4‐3）に署名をしていただいた。二部の承諾書のうち、一部は研究責任者が保管し、もう一部は支援者の方々にお渡ししている。調査協力の承諾を得た後は、各支援者の方々にインタビュー調査を実施する場所や日時を指定していただいた。それと同時に、インタビュー調査の全体の流れを知ってもらうために、支援活動を始めたきっかけや避難所での実際の体験の中での気づいたことなど、いくつかの具体的な質問項目を記載したインタビューガイド（表4‐4）を事前にお渡しした。

実際のインタビュー調査は、各支援者の方々に学生が直接会って行う一対一の対談形式をとっている。インタビュー調査を実施するにあたって、再度インタビュー調査の目的や個人情報の扱いなどについて丁寧な説明を行ない、事前に渡したインタビューガイドを参考にしながらインタビューを進めた。できる限り支援者個人の「生の声」を得るという大きな目的から、会話の中で自由に発信される語りにも耳を傾けることを大切にし、自由会話形式を保つように心がけた。会話は、インタビュイーの同意のもとでICレコーダーに録音された。

インタビュー終了後、ICレコーダーの音声データを文字データに変換する逐語録の作成を行なった。逐語録の作成にあたって、音声データからわかるバーバル（言語的）な情報だけでなく、実施当時に記録したフィールドメモや記憶をもとに、インタビュイーから発せられたノンバーバル（非言語的）な情報も文字化することで、実際のインタビューの様子をリアルな形で残すことを試みた（表4‐1）。

逐語録が完成した後、わかりにくい言い回しをわかりやすい文章に変える修正作業を行い、固有名詞・方言などの言葉には説明を加えていった。さらにインタビューの内容を区切り、語られているテーマ毎に小見出しを付けていった。修正・追加・小見出し作成作業が済んだ時点で、各支援者の方々に逐語録をお送りして全体の内容を確認してもらい、個人のプライバシーにかかわるような内容の削除や、追加説明が必要と思われた場所に追記をお願いした。

以上のような流れでインタビュイーのチェックを受けた逐語録データをもとに、監修者（増田和高、金　智慧、赤野大和）が、読む側により伝わりやすくするために文章化を行なった。その際、支援者の体験を表現するために重要だと考えられる語りを抜き出し、それ以外の部分は説明文に置き換えた。いくつかの凡例を示すと、「　」で囲まれた部分はインタビュイーの語りの引用を意味し、〝　〟はインタビュイーが用いた言葉および表現の中でも印象深く重要だと思われたものを強調するために使用している。続いて、『　』は実際に存在する団体名などの固有名詞を扱う際に使用している。

最後に、これらの編集作業を終えた文章を再度インタビュイーの方達全員にお送りして、事実関係の誤りやプライバシーの問題を確認していただく最終的なチェックを受けた。

表4-1　インタビュー記録例

例1）語り手：萩原裕子さん
聞き手：鈴木悠紀
日時：2014年11月12日（水）18時30分～19時30分
場所：埼玉県の萩原さん宅
天候：晴れ

【事前記録】

インタビューにあたって

以前から心理学について興味があったため、臨床心理士でいらっしゃる萩原さんにお会いすることを楽しみにしていた。萩原さんのお宅にてインタビューさせていただけることに緊張はしていたが、メールのやり取りから伝わる丁寧な印象とお人柄の良さに、不安はなかった。

【相手の印象】

実際にお会いしてみると、メールのやり取りからの印象に間違いはなく、大変物腰の柔らかい丁寧な方だった。お宅までの道のりでは、私の大学生活や趣味などを聞いてくださったり、インタビューの合間のお気遣いなど、人の心に寄り添うような萩原さんには、何でも話したくなってしまった。これが、臨床心理士である萩原さんの魅力なのだろうと心底感じた。

……

例2）語り手：永田信雄さん（埼玉労働者福祉協議会事務局長）
聞き手：関茉衣子
日時：2014年9月24日（水）10時00分～11時40分
場所：埼玉県労働者福祉協議会の事務所

【インタビュー抜粋】

関：ではまず最初に復興支援員というお仕事についてまずどのような事をしていらっしゃるのかという根本的なことから聞いてもよろしいでしょうか。

永田：そうだよね。そしたらちょっと待ってて。

関：はい、ありがとうございます。（永田：資料を取りに行く）

永田：（資料を見せながら）まずは復興支援員っていう制度全体は国の制度なのね。それで、例えば今で言うと岩手とか宮城とか福島とかその3県かな。で、実施するのは市町村。

関：はい。

永田：国の復興支援のお金の中から予算はそこにあって、立候補した市町村がこういう事業やりますっていうふうに言って、支援員を募集して事業をやると。

表 4-2　インタビュー依頼状

年　月　日

様

早稲田大学人間科学学術院／
『災害復興医療人類学研究所』
辻内　琢也　(印)

「震災・原発避難者への支援経験の記録」インタビューご協力のお願い

拝啓　時下ますますご清祥のこととお慶び申し上げます。
本研究室では、震災復興支援の一環として掲題の調査研究を進めております。つきましては、ご多忙のところ大変恐縮ではございますが、下記のとおりご協力を賜りたくお願い申し上げます。

敬具

記

1．インタビューの目的

震災支援ネットワーク埼玉 (SSN) が活動を開始して 3 年が過ぎました。埼玉では、スーパーアリーナでの出会いにスタートし、行政と民間、そして医療・心理・福祉・法律の各専門分野による、ゆるやかな協力関係・ネットワークを作ってきました。世界的視野で見ても、これは大変希有なことです。これまでの歩みを記録として残しつつ、この貴重なネットワークの存在を内外に伝えていくことは、災害国である今後の日本にとっても大変価値のあることだと考えております。

SSN と早稲田大学では、これまでの SSN の活動に関わってこられた方一人一人に、これまでの 3 年間の体験談をお聞きし、それをもとに原稿をおこし、報告書あるいは書籍の一部として記録に残していくことにいたしました。早稲田大学辻内研究室の学生が、お一人一人時間をかけて聴き取りさせていただきます。なお、お話しいただいた内容は、こちらでテープ起こしをして原稿にし、出版にいたる段階で校閲を入れていただく予定です。

なお、インタビュー内容をより詳細に理解するために、現在おこなっていらっしゃる震災支援活動に、インタビュー担当学生が一度参加し参与観察する機会をいただけるとありがたく存じます。

日々のお仕事に加えての支援活動に、大変お忙しいことと存じますが、何卒よろしくご協力の程お願い申し上げます。

2．調査方法

（1）方法：インタビュー担当者（研究責任者または大学院学生・学部学生）が直接お会いしてお話を伺う形式。計 2 回の予定。

（2）1 回あたりのインタビューに関して

①時間：1 時間～ 1 時間半程度（ご都合のよい日時・時間帯をご指定ください）

②場所：皆様のご指定の場所
③記録：対話の内容を正確に記録するため、インタビューおよび参与観察中の様子をICレコーダーに録音させていただきます。その際、プライバシーに関しては第４項の要領で厳重に管理いたします。
④項目：
1．さいたまスーパーアリーナでの体験（含：支援活動を始めた動機）
2．騎西高校避難所での体験
3．印象に残っている事例、社会に伝えておくべき事例（２～３例；プライバシーに関しては原稿の作成段階で校閲しますので、気にせずにお話しください）
4．自身の仕事と支援活動との関係（含：支援活動を続けている動機・モチベーション）
5．これまでの人生史と人生観
6．「私にとっての3.11とは」

3．調査結果の用途
SSNの報告書、または早稲田大学で出版を企画している書籍の一部として掲載する予定です。テープ起こしができた段階、そして、掲載原稿案ができた段階で、校閲を入れていただきます。この他に、研究成果として学会発表・学術論文として公表することも考えておりますが、共著者として掲載可能な学会の場合は共著者として掲載させていただきます。掲載が不可能な場合は、謝辞にお名前を入れさせていただきます。

4．プライバシーの保護に関して
インタビューで得た情報は、皆様の人権・利益・プライバシーなどが侵害されることのないよう、厳重に配慮いたします。
①公表する際には、原則的には実名を記載させていただきますので、プライバシーに関わる内容や、公表して欲しくない情報については、校閲の段階でご指摘ください。
②会話を録音した音声データやそれを文字化したデータ等、プライバシーに関わる情報については、研究責任者の責任において厳重に管理します。

5．本研究の責任者および担当者の問い合わせ先
○研究責任者：早稲田大学人間科学学術院　医療人類学研究室教授
早稲田大学『災害復興医療人類学研究所』所長　辻内琢也
Email：000000000@waseda.jp
住所：〒359-1192　埼玉県所沢市三ヶ島2-579-15　早稲田大学
TEL/FAX：000-000-0000（辻内研究室直通）、000-0000-0000（携帯）
○共同研究者：早稲田大学人間科学部・学術院／『災害復興医療人類学研究所』
○○○○（助教）、○○○○（大学院生）、○○○○（学部４年）、○○○○（学部４年）、○○○○（学部３年）、○○○○（学部３年）、○○○○（学部３年）ほか
以上

表 4-3

調査承諾書

このたびは、インタビュー調査への協力を了承いただきありがとうございます。
この調査への参加は、皆様の自由な意思でお願いしております。この研究を通して得られたいかなる情報も厳重に管理し、皆様の人権、利益、プライバシーは遵守されることをお約束いたします。本調査では、原則として皆様のお名前を実名で記載させていただきたいと考えておりますが、仮名を使用することも可能です。調査をお断りになることも、途中で中止されることも自由です。お話ししたくないことを無理にお話しされる必要はありません。また、お話いただいた内容で公表を望まれない部分に関して変更や削除していただくことも可能です。

上記の主旨をご理解いただいたうえで、調査にご協力いただける場合は、下記にご署名をお願いいたします。

年　　月　　日

氏名＿＿＿＿＿＿＿＿＿＿＿＿＿＿＿

□公表の際に、名前を出しても構わない。
□公表の際には、仮名を使用して欲しい。

ご協力に大変感謝いたします。この承諾書は2部作成し、1部を皆様に保管いただき、もう1部を調査者が保管いたします。
ご不明な点がございましたら遠慮なくご質問ください。

○研究責任者：早稲田大学災害復興医療人類学研究所　所長：辻内琢也
E-mail：000000000@waseda.jp
○研究担当者：早稲田大学人間科学部　健康福祉科学科○年
ヘルスプロモーション・医療人類学研究室：○○○○（担当学生）
住所：〒 359-1192　埼玉県所沢市三ヶ島　2-579-15
TEL/FAX：000-000-0000（研究室直通）
E-mail：00000000@000.waseda.jp

表 4-4

インタビューガイド（例）

様

この度は、インタビュー調査にご協力していただき、誠にありがとうございます。インタビューでは、主に支援活動の前のご活動や、震災が発生した後に支援活動を行うようになった経緯、その中での思いや感想などについてお聞きしたく思っております。具体的な内容については、お手数ですが、以下をご参照していただければ幸いでございます。

１．震災前について
①基本的なプロフィール
②震災発生時について

２．震災直後について（埼玉スーパーアリーナでの支援活動）
①支援活動を始めたきっかけ、その経緯
②震災発生直後の避難所の様子
③震災直後の主な支援活動の内容

３．騎西高校での支援活動について
①支援現場の移動とその背景
②主な支援活動の内容
③現在に至るまでの、その他の支援活動について

４．今までの支援活動全般について
①支援活動の中で、注意していたことや一番心がけていたこと
②やりがいまたは難しさを感じたこと
③自分にとって震災や支援活動が持つ意味
④その他、印象深かった体験およびエピソードについて

第2節　支援者の語りから

[1] 猪股正さん [弁護士]

インタビュー実施日：二〇一四年一〇月一日（聞き手：間宮太朗、文：金　智慧）

猪股さんは、弁護士として多重債務問題などの消費者被害に取り組んでいたが、多重債務問題が深刻化する中で、その背景にある貧困問題に取り組むようになった。震災以前は、日本弁護士連合会の貧困問題対策本部や、首都圏生活保護支援法律家ネットワークに所属して、非正規労働や生活保護の制度改善、現場における支援活動等を行っていた。

「派遣切り」の嵐が吹き荒れた二〇〇八年の年末、日比谷年越し派遣村が開村され、合計約五〇〇人の派遣労働者等が各地から日比谷公園に辿り着いた。猪股さんは、派遣村の生活相談部門の責任者を務め、連日泊まり込んで、たくさんの派遣労働者等に対応した。二〇〇九年以降も、心理的問題や雇用・生活の問題等を抱えた派遣村村民のアフターフォロー、そして反貧困ネットワーク埼玉のメンバーとして、埼玉県内においても派遣村と同様の相談・支援活動に継続的に関わった。「派遣切り」された人たちは、仕事と住いを同時に失くしており、震災の避難者と同じ状況であった。このような派遣村や反貧困ネットワーク埼玉の取り組みを通じて、たくさんの派遣労働者らの相談と支援に関わった経験が、震災後の相談や支援活動につながることになった。

震災後間もない二〇一一年の三月一六日の夜、猪股さんは、それまで一緒に相談・支援活動をしてきた反貧困ネットワーク埼玉のメンバーや法律家達に呼びかけた。急な要請にもかかわらず予想以上に多くの仲間が集まり、「これまでの経験を活かし、今自分たちができることをやろう」ということを確認し、『震災支援ネットワーク埼玉（ＳＳＮ）』を立ち上げることになった。猪股さんは、ＳＳＮを立ち上げたときのことを振り返りながら、震災前からさまざまな人達とネットワークを組んで貧困問題に取り組み、現場で相談活動および住居や生活の支援活動を行なってきていなければ、ＳＳＮの結成もその後の震災支援活動もなかったのではないかと語る。

１．さいたまスーパーアリーナでの支援活動

震災が発生した七日後の三月一八日、およそ一、六〇〇人にも達する双葉町の人々がさいたまスーパーアリーナに避難してきた。

反貧困ネットワーク埼玉は、震災前にさいたまスーパーアリーナ前のけやき広場で、相談・支援活動を行っていた。ＳＳＮが、さいたまスーパーアリーナ内に立入りを認められ、いち早く相談活動を開始することができたのは、それまでの活動実績を行政側が知っており、ＳＳＮの活動に期待してくれたからだという。

スーパーアリーナにたどり着いた避難者は、通路にダンボールなどを敷いて寝泊まりすることになったが、当初はついたてなどはなく、プライバシーは守られない空間であった。避難者の多くは、現金や着替えなどを持ち出す間もなく、着の身着のままで避難してきており、家族と離れ離れになってしまった人や体調を崩している人、原発の爆発する音を聞き恐怖に脅えて逃げてきた人などさまざまであった。そういった悲惨な状況のなかで、ＳＳＮのメンバーだけでなく、避難してきた人々に少しでも力になれれば、と多くのボランティアも集まっていたという。

猪股さんは、相談・支援活動に先立って、まずスーパーアリーナに集まった避難者がどのような状況におかれ、具体的にどのような困難に直面しているのかを把握する必要性を感じた。そこで、ＳＳＮのメンバー二～三人がひとつのグループになって館内を回りながら、困っていること、体調のこと、必要な物資など、避難者の方達の生の声に基づくニーズ調査を行なった。ニーズ調査の結果の一部は、協力要請に応じ、内閣府にも提供した。

この調査で把握されたニーズに対応するために猪股さんは、弁護士や法律家だけでなく、臨床心理士や社会福祉士、精神保健福祉士、教育の専門家、あるいは労働組合など、さまざまな専門家達に声をかけて、多領域協働による相談活動を

始めた。多くの不安や苦しみを抱えながら相談場所に訪れる避難者の方達に対応できるように、相談所の受付には臨床心理士と社会福祉士が座り、それぞれの悩みに合わせて対応できる専門家に避難者の方達を案内した。さまざまな専門家チームが関わっていたことから、生活や法律の対応が必要となるときは弁護士や司法書士チームが、介護や福祉的な対応が必要となるときは社会福祉士チームが、心のケアが必要となるときは臨床心理士チームが担当するという、チームによる相談活動ができたという。また、当時の避難所には性的な被害を受けたという女性たちも少なくなかったため、女性相談専門のコーナーを作った。女性相談の経験者がハンドマッサージをしながら話を聞くことができた。

こういったニーズ調査や相談活動は、毎日朝から夜の二一時まで行われた。しかし、それでＳＳＮの一日の活動が終わりというわけではなく、活動が終わった後にはすべてのメンバーが集まってミーティングが開かれたという。スーパーアリーナが閉鎖になる三月末までの一二日間行われたこの相談活動には、延べ八〇〇人以上の専門家達が参加し、合計一、三四九件の相談に対応することができたという。

「毎日、相談活動が終わるとみんなで集まってミーティングをやって、その日のニーズ調査の結果や避難者からの実際の声とかを報告し合って、次につなげていくようにしました。こういう状況の人がいましたとか、こんなことで困っていますとか、こういうニーズがありましたとか。そうだとしたら、こちらからは、情報としてこういうことを提供するのが大事だね、なんてことを確認しあったりしました」

その中で、「震災原発事故後の政府による特例措置など、次々と発表される新たな情報をいかに集めて避難者の方達に伝えていくのか」が何よりも必要だと判断し、「ＩＴ情報班」というものが作られたという。情報班は、生活費の相談が増えつつあった当時のニーズに対応できるような情報をインターネットを利用して収集して伝えるだけでなく、避難所にパソコンを設置して避難者の方達が自由にインターネットを利用できるサービスも提供した。また、『埼玉ボード』というものを作り、福島の人達からの埼玉の人達への感謝の言葉や、埼玉の人達からの応援メッセージなど、福島と埼玉の人達が交流できるような活動も行なったという。

当時のスーパーアリーナにはＳＳＮ以外の支援活動のグループがいくつかあり、埼玉県の社会福祉協議会が取りまとめ役になって、グループごとの責任者達が一日に一回集まるミーティングとして「班長会議」が行われた。猪股さんはそこにＳＳＮの代表として参加し、それぞれのグループが得た情報を共有し、それらをアリーナの避難者の方達に告知するなどの連携活動にも心がけていた。

ＳＳＮとしての支援活動や他の支援団体との連携など、スーパーアリーナの避難者の方達に少しでも力になればと動いてきた猪股さんだが、その支援活動の中で猪股さん自身も感動や大きい力をもらっていたようだ。福島と埼玉の交流のために情報班が作った掲示板『ふくたまボード』に書かれた、いわき市在住の三〇代の女性の方が書いた言葉にとても感動して写真に撮っておいたという。

『知人の安否もわからず、原発の恐怖にさらされながら生活するのは地獄のようでした。小さい子どもを抱えながらライフラインが停止したという不安は大きく、精神的に追い込まれていたところ、アリーナの情報を知り、受け入れてもらうことができました。親戚のいない埼玉の地に避難するには不安がありましたが、埼玉のみなさんに暖かく迎えていただき、ある職員にいただいた〝大丈夫、いわきは必ず復興する〟という力強い励ましが忘れられません。そしてボランティアの方々の一生懸命に働いている姿を見て、いつか私も誰かのお役に立てるようなことをしたいと強く思いました。震災で失ったものは辛く、悲しいこともたくさんありましたが、埼玉の方々のやさしさに触れ、私の人生で得るものもまた多く増えました。埼玉で得ることのできた人脈や人を思いやる気持ちは、地震や津波では壊されない、お金よりずっと大事なものを得ることができました。

埼玉県のみなさん、本当に本当にありがとうございます』

このように、支援活動を行う中でむしろ自分自身が励まされ、救われる体験をしている人は猪股さん以外にも数多くいたようだ。猪股さんは、福島からの避難者でありながら、ＳＳＮに参加していた一人の弁護士を紹介している。

「その弁護士さんは、夜のミィーティングで泣きながら『本当なら福島に残って弁護士として働くべきだった。でも、自分には妻も小さい子どももいて、原発事故がおこって、このまま福島に留まるべきか、避難すべきか、避難することは、逃げることになるのではないか』という迷いの中で避難してきたと、最初は自分を責めていました。けれども『みなさんがこういう活動を始めてくれて、自分もこの場に参加して、少しでも役割を果たせる機会を与えてくれて、本当にありがたいです』とも話すようになりました」

この猪股さんの語りには、スーパーアリーナでの毎日が、支援「する」側と支援「される」側という関係性を超えて、お互いがお互いを支え合うことの大切さと、支え合うことを通しての喜びが現れていると考えられた。

猪股さんが、派遣村・反貧困・震災支援といった、社会において苦難を抱える人々への支援活動を続けている理由は何なのだろうか。猪股さんを支えている信念は、どういうものなのだろうか。猪股さんは、弁護士になろうと思ったきっかけについて振り返っている。

猪股さんは、弁護士の道に進んだ背景として、「人との関わりの中に人間の幸せがある」、「ただ人との関わりを受動的に待つのではなく、自分から積極的に働きかける中に幸せがある」という、自分の人生観が大きく影響していると語る。そして、自らの働きかけで困った人の立ち直りに関わることができ、その人が輝きを取り戻していく場面に接することができるならばありがたいという思いから、弁護士という仕事に就くことを決めたという。このような考え方がもととなり、猪股さんは弁護士という職業に就いてから今に至るまでさまざまな支援活動を続けてきた。

朝から深夜まで続くスーパーアリーナでの過酷な日々は、猪股さんにとって弁護士を目指した動機のひとつである「人との関わりの中に人間の幸せがある」という思いを実践する日々であったとも言えるだろう。

2. 騎西高校での支援活動

スーパーアリーナでの支援活動は二〇一一年の三月末に終了となり、双葉町の約一、四〇〇人の人々は、当時の井戸川町長の引率で騎西高校避難所へと移動することになった。しかし残りの約半数の人々は、移動先の決定が原則として個人の判断に委ねられていた。埼玉県内のさまざまな小規模避難所に分散したり、アパートが見つかった場合はアパートへと移ったり、多くの人々が「バラバラ」と散っていくことになった。このように避難先が分散されることで、情報が届かず、孤立が生まれ、またそれによる自殺の危険性が高まることを危惧した猪股さんは、アフターフォローの必要性を感じたという。

「集団の避難所にいれば、全体の様子がわかるし、ニーズ調査などでどんなことに困っているのか把握できる。また、集まっていれば必要な情報や物資の提供もしやすい。だけど、みなさん避難所から出ていって、違うところへとバラバラになっていくと、必要なニーズが見えにくくなってくるし、情報や物資を提供しようとしても、居場所などが正確に把握できてない」

「その場での対応だけでは不十分で、アフターフォローや福祉的な対応が必要な人をどうケアするかというもうひとつの課題」に取り組むためには、埼玉県ではなく、双葉町役場の理解と許可が必要であった。猪股さんは、埼玉弁護士会や埼玉司法書士会と連携して、アフターフォローとしての相談活動の必要性を根気強く訴え続けた。その結果、最初は距離を置いていた双葉町役場も徐々に理解してくれるようになり、双葉町の社会福祉協議会による福祉班と副町長が行なう会議やアフターフォロー活動にSSNも参加することができるようになったという。

騎西高校での相談活動は、「騎西高校の廊下のスペースについたてを立てて、机と椅子を置くという相談ブースが三つほど設置され、受け付けは臨床心理士が担当し、法律家が相談ブースに座っている形」で行われた。当時の騎西高校での相談活動には、震災が起きてから時間が経過するにつれて、多くの避難者が今後の生活について考えられるところまで落ち着いてきたこともあり、原発損害賠償や生活費の相談が増えるようになったという。騎西高校での相談活動において猪股さんは、避難者の人々に相談できる場所の存在を、できる限り広く伝えようと心がけていた。

「スーパーアリーナの相談活動で宣伝用に書いた看板を、そのまま騎西高校に持ってきて相談受付に出して、今日は相談の日、ここでやっていますよ、ということが避難者の方にわかるようにしました」

こういった猪股さんの心がけは、避難者がアクセスしやすい場所を作る、つまり「孤立防止のための居場所づくり」が重要であるという考えがもととなっている。そのために騎西高校での相談活動だけでなく、騎西高校以外の小さな避難所に出向き「巡回相談」も行った。また、埼玉弁護士会の呼びかけで始まった、埼玉県内の多数の官民の団体が連携する『震災対策連絡協議会』（第2章7参照）へ毎回参加するようにした。震災対策連絡協議会には、埼玉県内の各自治体関係者、埼玉司法書士会などの士業団体、そしてSSNなどの民間支援団体が集まった。そこでは、支援に関する必要な情報を交換すると同時に、スーパーアリーナから埼玉県内の各地に移って行った避難者の方達が、気軽に参加してお茶を飲みながら同じ福島の人と話ができ、困ったときはその場にいる専門家にすぐ相談ができるような「カフェ相談所」の設置を積極的に提案したという。

3.『震災つながる電話相談』

騎西高校での相談活動を行ないつつ、「スーパーアリーナからバラバラになった後の孤立を防ぐという目的」から、猪股さんは情報が届かずに困っている被災者のために生活相談ができる『震災つながる電話相談』を実施した。

二〇一一年の六月一六日から三日間にわたって行われた電話相談には、「アパートで避難生活を送っている中で、義援金の支給や被災地への一時帰宅など、福島の町役場からの情報提供はほとんどなく、情報がほしくても役場への電話は全然通じず、ホームページの情報も限られている」など、新しい避難場所に移ってからの情報不足に困っているといった相談が多く寄せられた。震災から三カ月たらずの六月の時点では、まだ町からの情報提供システムというのも整っていなかったために、電話相談に情報を求めている避難者の方達が多く存在していたのだろう。そのほかにも、「アパートに入っても、日赤（日本赤十字社）が提供するはずだった、家財六点セットの配布がなかなか追いつかず、家はあるけど家財がない」といった、生活物資の不足に関する相談も少なくなかった。

このような猪股さんの「震災直後の支援で終るのではなく、その後継続して避難者の困難と一緒に向き合うこと」の重要性を訴える姿勢および考え方は、時間の経過とともに震災の爪痕やそれによる悲しみが薄れてしまっている、これからの日本社会において必要なものだと思われる。

4. 活動中の思い・心残り

震災が発生してから今日まで被災者の人々と関わってきた猪股さんであるが、活動前のことを振り返りながら今回の支援活動に参加することの意味を改めて噛みしめている。

「私はこの震災支援の取り組みを始める前に、弁護士として多重債務事件や生活保護の問題、貧困の問題をずっと課題としてやってくる中で、この国に生きる人の生存権の保障が重要だと実感してます。でも残念ながら今の日本は、生存権の保障が形ばかりになっています」

日本の社会保障制度の問題を指摘する猪股さんにとって、ひとつひとつの支援活動は「人が人間らしく生活すること、働くことを支える活動」であり、広い意味で「生存権を保障する活動」であると位置づけているようだ。そして、それは自分が弁護士として積み上げてきたことを生かすべき場面であると同時に、「震災という緊急事態だけでなく、平時の貧困問題や生活支援の取り組みを充実させるための第一歩になっている」とも猪股さんは語る。

しかし、実際の支援活動には困難や難しさが少なからず存在していて、そのひとつとして猪股さんは避難場所である埼玉県主導の支援体制がなかなか進まなかったことについて語った。

「お金の裏づけも不十分な上に、突然の事故で、そういう事態を想定した体制も全然整っていない。急場しのぎで避難者対応をするセクションが作られて人員的にも不十分。県としてもやりにくかっただろうし、それなりに頑張ってくれたと思いますが、やはり埼玉県が中心となって官民連携型の支援体制を作ればもっといい形の避難者支援ができたかもしれない」

一方で、「支援活動に参加することで得たものも多かった」という猪股さんは、そのひとつとして「ネットワークの広がり」について語っている。猪股さんは、スーパーアリーナの取り組みを通して、それまでは一緒に活動したことのなかったさまざまな分野の専門家に出会い、そのつながりを生かして『よりそいホットライン』という新たな支援活動を行なうことができた。『よりそいホットライン』は、二〇一一年一〇月に被災三県である岩手、宮城、福島から始まり、二〇一二年三月より全国展開し、埼玉でも開始された。震災後の生活や暮らしに関する相談、DVや性被害の相談など、さまざまな相談を二四時間受け付け、内容に応じて法律・福祉・行政の各窓口や民間支援団体へつなげる「問題解決型」の電話相談である。この『よりそいホットライン』の埼玉センターの代表を担うことになった猪股さんは、今までの支援活動の中で出会った人々が『よりそいホットライン』に参加してくれるようになり、「震災支援の取り組みがその後の活動にも確かにつながっている」と語る。

このように今回の震災支援活動は、猪股さんにとって「ネットワークの広がり」をもたらしただけでなく、「それらを通して新たなことを学び、より広い領域で弁護士としての仕事ができるようになる」機会をもたらした。

「辻内さんとは、騎西高校で相談活動をしているときに出会って、騎西高校の状態把握も大事ということでアンケート調査を実施することになって。その出会いがあったからこそ、SSNがやっている毎年一回の避難者向けの大規模アンケートが実現できました。いろんなことが見えてきて、たとえばその分析結果をもとに、実際はこれほど大きな苦痛にさらされているのに原発の損害賠償の基準が低すぎるということが、客観的なデータに基づいて言えることができますしね。あの時、あそこで会わなかったら、こういうことはできなかったと思います」

最後に猪股さんは、今回の支援活動を通して、改めて弁護士という仕事に感謝することができ、今後の活動への励ましを得ることができたという気持ちを語っている。

「弁護士の仕事って、貧困の問題や生活の支援活動とか、そしてスーパーアリーナのこういう震災支援活動もできたし、その中でいろんな人にお会いできて、いろんなことを学ばせてもらえる、ありがたい仕事だと思っています」

［2］広瀬隆さん［司法書士］

インタビュー実施日：二〇一四年九月一八日（聞き手：萩原万智、文：金　智慧）

司法書士になる前の広瀬さんは、早稲田大学の法学部を卒業した後、サラリーマンとしてずっと働いてきた。もともと生活困窮者支援に関心を持っていたものの、会社に所属していたために自由な支援活動ができなかったと語る広瀬さんは「自分のために」ではなく、「他人や社会のために何か役に立って死にたい」と思い、司法書士への転職を決めた。

司法書士という職業柄、生活に困窮している人々に関わることが多かった広瀬さんは、常にそのような人々をどう支援すべきかについて考えていた。その中で、浮かび上がっている問題を解消して終わりにするだけの支援は不十分であることに気づいたという。そして、広瀬さんは直面している問題の解決だけではなく、忘れられがちな気持ちを汲むことや、問題が解決した後の社会的資源または社会保障の提供までを視野に入れることこそが「本当の支援」であると語る。そのことから路上生活をしている人々に声をかけて生活保護を進める月一回の「夜回り活動」に加え、生活保護を受けてからの就職活動や孤立しないための集いを設けるなど、生活保護者を対象にした支援活動を定期的に行なっている。そして、その中で出会った人々とのつながりがあったからこそ、今回の震災時に率先して活動することができたと語る。

1．災害発生とスーパーアリーナでの支援活動

震災が起きた三月一一日、埼玉の事務所にいた広瀬さん自身は、地震にそれほど動じることはなかったが、「埼玉県の各地に福島第一原発事故から避難されてきた方々が続々と到着されてきている」ことを聞く。その後、避難所であるスーパーアリーナが「自宅から近い」距離にあることや、「自分ができることがあるなら何かしたい」という気持ち、そして自営業という特性から何も考えずに動く「ある種の勢い」があったことから、広瀬さんは震災活動に参加することになる。そのほかにも、〝できることがあるなら〟というＳＳＮの猪股さんからの誘いや、そして現在も所属している『埼玉青年司法書士協議会（若手の司法書士が作った青年会）』の招集など、周りからの動きもあって、広瀬さんは今回の支援活動に参加することになった。

スーパーアリーナには、福島県内でも原発のすぐ近くに位置する双葉町から二、五〇〇人にも至る人々が避難していた。広瀬さんは、当時の「悲惨」な状況について次のように語った。

「さいたまスーパーアリーナには何もないんですよ。要は、ただそこに居させてあげるだけみたいな状態だったんです。座席が並んでいる中央のドームの所は、ものが落下して危険だから入れなくて。足の踏み場もないような入り口の通路でみんな雑魚寝をしていました。八〇代後半のおばあさんが椅子に座って二週間くらいもそこで生活をしている。あと赤ちゃんとかもいました。そのとき避難していた人も、あまり思い出したくないのではないかなと思うんですよね」

こうした「悲惨」な状況の中で、集った支援者達は各々ができる支援活動を模索、実行し、広瀬さんも自分の専門分野を活かして法律相談の支援を始めた。

三月一九日から三月三一日まで続いた相談活動は、広瀬さんのような司法書士だけでなく、弁護士や臨床心理士、社会福祉士など、さまざまな分野の専門家達の協働のうえで行われた。集まった支援者達は、最も必要となる支援について考え、またその日の支援活動を次につなげていくためのミーティングを毎回行なっていたという。

「だいたい朝の九時や一〇時から活動していて、毎日開始前のミーティングと終わった後のミーティングをしました。開始前のミーティングでは、人工透析が必要な人や、糖尿で食事制限中の人がいるがどうすればよいかという医療問題とか、住宅ローンの問題、子どもの問題という最も緊急を要する支援について話し合いました。終わった後のミーティングでは、その日の振り返りというものをしていて、一番多いときで九〇人ほど集まっていました」

相談ブースに訪れる人々は、多いときで一日に一〇〇人以上の相談者が来ることもあり、一三日間のこの『何でも相談』には、避難された二、五〇〇人の方々の約半数が訪れ、受けた相談数は一、三〇〇件にも至っていた。さまざまな悩みや問題に関する相談があったが、中でも「メンタルの相談」が半数を占めていたという。「メンタルの相談」、つまり心のケアは臨床心理士が主に行なっていたが、広瀬さんは当時の臨床心理士達の支援活動からさまざまなことを学んだと語る。

「受ける相談のほとんどは即効性のある問題解決型ではなかったりするので、一応法律職として県に問題解決の要望は出しますが、併せて心理的なケアが必要な方には何もできない。それよりも臨床心理士さんがお話を聞くだけでその方の気持ちが和らぐ、混乱している状況でお話をすることで自分の中の気持ちが整理される、それである程度問題が解決されることにもつながる。今までは、専門性を駆使して問題を解決するのが我々の仕事だと思っていたのですが、それだけではない部分がものすごく大きくて、話を聞くことを我々もやるべきではないかと。非常におおきな発見というか、我々も反省すべき点だと思いました」

一方、法律の専門家として相談活動に参加するものの、受けた相談内容は法律に関係するものよりも、生活費などの経済的な問題に関するものがほとんどであったという。

「毎日行って受けた相談というのは、法律相談というよりお金の相談ですね。福島の信用金庫にはお金があるけど、お金を下ろすにも通帳やカードとかを全く持ってきていなくて、身分証明書も印鑑もないというような状況。要は、目の前の生活するためのお金がないという状況。みんな切羽つまっていましたね」

このように震災直後は、今後の生活というよりもお金といった、その場面を生き抜くための切実な悩みの方が多かった。そうした中で、広瀬さんを含む支援者グループは、闇雲に相談活動を続けるよりも、実際どのような悩みに避難者の方達が困っているのかを明確にすることが必要であると思い、さまざまな職業の人達が二人一組になって「ニーズ調査」を実施したという。ニーズ調査の結果、所持金や生活消耗品といったものから学校や仕事、家のことまで、「ありとあらゆるニーズ」が明らかになり、その結果を基に相談活動を実施、また埼玉県にニーズの報告・要望書を出すなどの活動を行なった。それと同時に、避難者の方達が抱えているニーズを少しでも減らすだけでなく、広瀬さんは今回の支援活動が今後も活かせるような形に残すことの重要性を感じたという。

「いろんな情報が飛び交っていて、しかも相談の人も交代ですし、全員が同じくらいの知識を共有しているわけではないので、資料集やマニュアルみたいなものを作って、みんなで共有できるように撒きました。たとえば、相談の手順だったり、福島県の自治体の機能がどこに移動したかというのを作ったり、どこの銀行でお金が下ろせるとか。個別にインターネットでも調べられますが、みんなで共有するために詳しい資料集を作りました。もしまた大規模災害が起きたときには参考になるいい資料になると思ってとっておいていますが、一〇冊、一五冊くらいこういうものを作って、どんどん更新や追加していって、間違った情報は抜いたりして、という感じですね」

スーパーアリーナでの支援活動を振り返る中で、広瀬さんは特に臨床心理士達の活動が印象深く残っていると語る。

「印象に残ったのが、私からみた臨床心理士さんのレベルというものがものすごく高くて。本格的な治療やケアは、その場ではできないんですよ。下手に深くかかわっていくと、言わば頭のふたを開けることになってしまう。そしたら閉めるのにまた時間がかかるので、非常に混乱したアリーナの状況の中では、本格的な治療やケアはできません。その方がまたいらっしゃるかもわからないし。だから、そうならないように緊急的な相談活動の中でどこまで関わるのか、どこまで相談を受けるのかというのが、臨床心理士さんもそうだし我々も重要だと思ったんです」

このようにスーパーアリーナでの相談活動では、避難所という特殊な状況で必要とされるケアとは何か、またどういったケアが実際に可能であるかを、常に考慮することが求められていることを、広瀬さんは臨床心理士達の活動を通して思うようになったという。また、臨床心理士チームには「相談者の相談者（スーパーバイザー）」、つまり相談を受ける側のこころのケアを行なう体制があり、その体制に広瀬さんはとても感心していた。

「相談を受けていると、非常に疲弊したり、ダメージを受けてしまうので。我々、法律職はそういう体制をとっていなくて、飲みに行って憂さ晴らしをしていました。それでもいいかもしれないけど、弁護士や学校の先生とか自殺してしまうことが少なくない。相談を受けたり教育をしたりする方は自分の心のケアができずに負担が大きくなってしまうことを臨床心理士さんはよくわかっている、さすがだなと思いました」

これらの語りからは、広瀬さんにとってスーパーアリーナでの活動が、ただ単に〝支援活動の場〟で終わるのではなく、自分とは異なる分野の専門家達と協働する中で、一人の専門家としても多くのことを感じ、〝協働による学びの場〟になっていたと言えるのではないだろうか。ここに、多職種連携・多領域協働の秘められた可能性を見ることができる。

2. 騎西高校での支援活動

三月末にはスーパーアリーナでの支援活動も終り、二、五〇〇人もいた避難者の方達はそれぞれ新しい居場所をみつけて移動していったが、そのうち一、五〇〇人ほどの双葉町の人達が加須にある騎西高校に避難することになる。自分の事務所から一駅の距離にあったスーパーアリーナとは違って騎西高校は自宅からとても遠く、最初は通えるだろうか、と広瀬さんは思ったこともあったそうだ。しかし、四月一七日に行なわれたSSNの集まりで、代表である猪股弁護士から「まだ相談支援の人がいくらいても足りないほどのニーズがある」ということを聞き、広瀬さんは騎西高校が閉鎖になるまで継続的に支援活動を行なうことを決心したという。その後、この活動は騎西高校避難所が閉鎖される二〇一六年の三月まで約二年間続くことになる。

「自分の仕事していたほうが儲かるといえば儲かる。でもやっぱり現に困っている人がいて、関わっていてそのことを知ってしまった以上、続けざるを得ないのです。自分で現にいろんなことができるわけだから、知ってしまったものの責任として関わらざるを得ない」

当時の騎西高校の様子について、広瀬さんは「プライバシーも仕切りもないところ」でスーパーアリーナの時と同じく悲惨だったと表現しながらも、それでもいくつかの変化が現れたと語る。そのひとつは、〝避難者数の減少〟である。最初、騎西高校に移った避難者数は一、五〇〇人にもおよんでいたが、徐々に借り上げ住宅など新しい居場所を見つけて移ってい く避難者の方達が増えたのである。また、騎西高校で行われた相談活動においても、寄せられる相談内容が、初期の「お金をどこで下せるかといった緊急的なもの」から「賠償の問題や後見制度活用といった長期的なもの」へと、その質が変わってきたという。

しかし一方で、災害の傷跡が癒えずに苦しんでいる人々や、慣れない場所での生活で孤立し、助けを求めている人々も多かった。広瀬さんは、特に避難者達の自死率の深刻さを懸念していて、誰ともつながらず孤立してしまう状況に置かされていることが最も危ないと語る。

「一番印象に残っているのは、福島から避難してきている方から受けた電話相談ですね。その方は、双葉町みたいに町全体で避難してきているわけではなくて、三々五々避難してきている方でした。避難中に家族単位でばらばらになってしまって、福島からなんとか埼玉県内や東京都内まで避難してきたけれども、埼玉県内や東京都内で誰も知り合いがいないという状況に追い込まれていたんです。どうしたらよいかわからない、家族は喧嘩ばかりだとか、そういう話ばかりで、ずっと泣いている。知り合いは全くいないし支援とも全くつながっていないと。みんなで死のうと思っていると。こういう方が一杯いらっしゃって、福島からきていることを隠していたり孤立していたりと、非常に深刻なケースが多かった」

広瀬さんは当時の電話相談を思い出しながら、実際に、まだ困っている避難者の方々がたくさんいるにもかかわらず、支援の手が届かない、むしろそういった状況の明確な把握すらもできていない現状について語る。

「県内に避難している方で、自殺してしまった人もいるし、未遂で終わったものの、自殺を図った方もいる。こういうのは結構あるはずなのに数さえ把握できていないので、調査できない。災害関連死の統計をとっているかもしれませんが、その調査も場所によってはその数が把握できない上に、ズレとかの混乱も生じているんです。しかも深刻だというのは明らかですが、あまりニュースにもなっていないように感じます。こうしたケースがあるってことは、誰ともつながらずに孤立している自殺予備軍が膨大にいるということで、今後そういう方々のケアが大きい課題になっていくと思います」

このように避難者の方達が抱えるつらさや支援の難しさを、実際の支援活動を通して直面してきた広瀬さんは、さまざまな専門職が協働した支援活動の重要性に気づいたという。

「本来はなんでもそうなのかもしれないですが、こういう支援は、あるひとつの専門だけでは何もできないです。だから自分の得意分野を活かしながら、かついろんな人たちが協力してやるネットワーク型の支援がいいのではと。それが今回の震災で上手く機能したと思います」

3. 災害と支援活動を振り返って

「他人や社会のために自分に何かできることがあるなら」という気持ちから、さまざまな支援活動をしてきた広瀬さんは、今回の支援活動を通して気づいたこと、思ったことについて語っている。

震災を理由にすべてを失った避難者の方々にとって、金銭的な援助は必要不可欠と言っても過言ではないが、失ったものの中にはお金では換算できないものも少なくない。たとえば、避難生活の中で亡くなってしまった家族の命や、本来なら平和に暮らせたはずの日常生活など、お金で返すにはあまりにも大きすぎる喪失である。広瀬さんは、最終的には金銭による賠償を受けることになっても、それでもお金で済まされてしまう状況が納得できないという多くの声を耳にし、「金銭賠償」の二つの側面について考えずにはいられなかったという。

また、社会に伝えておきたい事柄として、「原発再稼働の動き」に関する懸念が語られた。広瀬さんによると、原発の建設は、原発事故で全てを失くしてしまう危険性はあるものの、一方で原発が建てられた地域を豊かにする一面もある。そのために、原発事故でつらい思いをしながらも、原発の再稼働を祈らずにはいられない「原発依存症」に陥ることも少なくないという。広瀬さんは、こうした原発の建設による弊害と利益の共存が、避難者の方達の気持ちをより苦しめているのかもしれないと語り、「原発・原子力産業がもたらす損得のバランスというものとは何か」について真剣に考えるようになったという。

最後に、広瀬さんにとって3・11が持つ意味、そして今回の支援活動に参加して自分が得たものについての感想が語られた。

「3・11は、私も含めていろんな方にとって、自分や今までの社会の在り方を振り返る転機に、また生きることと死ぬことの問題を深く考えるきっかけになったのではないかと思います。多くの方がボランティア活動をして、みんなが電気を節約したり、原発反対運動が盛り上がったり、今までの自分の暮らしや社会の動きを考えたのでしょうね。一見、その暮らしはもとに戻ったけど、もとに戻ってもよいのかという考えもある。それはいい方向の変化だと思っています。震災はとても悲惨で辛いことだけど、いろんなことを考えるきっかけになったし、お互い助け合えることにも気づくことができたと思います」

［3］萩原裕子さん［臨床心理士］

インタビュー実施日：二〇一四年一一月一二日（聞き手：鈴木悠紀、文：金　智慧）

現在、臨床心理士として活動している萩原さんは、大学時代には美術作品と関わるような仕事がしたいと思っていたそうだ。そのような萩原さんが臨床心理士を目指すようになったのには、さまざまなつらい体験が背景としてあったからだという。それは「しんどい体験」であったが、萩原さんは自分の悩みを聞き、支えてくれる人々がいたからこそ乗り越えることができたと語る。そして、その時の感謝の気持ちから、たった一人でつらい体験をしている人々に自分は何ができるかを考えるようになったのがきっかけとなり、臨床心理士を目指すようになったという。

その後、萩原さんは臨床心理士資格を取得し、主に病院でのカウンセリングや心理検査の実施、学校での臨床心理学分野の教育、そして回想法を用いて高齢者の心理的な支援活動を行なってきた。震災後、知り合いの臨床心理士の先輩から埼玉県の臨床心理士会のボランティア活動を知り、萩原さんはＳＳＮの活動に参加するようになったという。

1. 避難所に入った時の印象・雰囲気

先輩の臨床心理士からの紹介や「避難所にいらした方達のために何かできることがあるのなら行ってきなさい」という家族からの後押しを受け、三月二〇日過ぎからボランティア活動に参加することになった萩原さんは、さいたまスーパーアリーナに入った時の印象、周りの雰囲気に唖然としてしまう。

「スーパーアリーナに入った時、これは悪夢なんじゃないか、こんなことが本当にあっていいのだろうかと……。起こっちゃいけないことが今起こっているんだとすごく感じながら活動してました」

「悪夢」という表現からもわかるように、避難所の様子は非現実的かつ衝撃的なものであったことが予想できよう。それだけでなく、萩原さんは混沌とした避難所に集まった人々の間に漂うネガティブな感情や落ち着かなさを間近に感じていたとも語る。

「連れてこられて、避難避難でもう爆発したらしい。すぐ帰れると思ったのに、そこに詰め込まれて、落ち着かない状態。言葉では表現できないけれども、戸惑いや怒りとか、いろんな思いがあって。私はボランティアで足湯の入れ物とか洗っているだけなのに、通りすがりの人から心からのお礼を言われたりする、そこではポジティブなものはもらえるけど、でもネガティブな感情が渦巻いているような……」

2. 避難所での活動

萩原さんが行なった最初のボランティア活動は、足湯のサービスであったという。マッサージができるボランティアと二人一組になって、お湯を運び、足のマッサージのお手伝いをすることで、避難者達の精神的なつらさや不安を少しでも和らげようとしたのである。そこには、臨床心理士としてではなく、ボランティア活動に参加した一人として、今、この場で自分ができること、ここにいる方達が求めていることを精一杯するという、萩原さんがボランティア活動に参加するにあたって最も心がけていたことや姿勢が表れていた。

「最初の方にやったことは足のマッサージのお手伝い。マッサージしてやっとほっとしたというときに話を聴かせてもらう。そういった方たちは、やっといろんなことにフタをして今何とかやっている。だから、安心した上でもしも語りたいのならば、それはそれで受け取らせてもらう。ただそばにいさせてください、という形でいたと思います」

一方で避難所では、心のケアはもちろんだが、それよりも家やお金のことを含む、切実かつ現実的な問題に多くの人々が困っていた。そのことから、当時のニーズに対応できるようにと臨床心理士のみならず、弁護士や司法書士など、他職種の専門家達とチームを組んで『なんでも相談』の場を設けたという。その中でも萩原さんは、避難された方々の心のケアだけでなく、各々のニーズに合わせて他の専門職と避難者をつなげる橋のような役割を担っていた。

「今何に困っているのかをさくっと話せる方は少ないので、臨床心理士が窓口になってお話を聞かせてもらい、必要ならばいらした方が知りたいことを整理するお手伝いしながら、それを司法書士さんや弁護士さんにつなげるようなことをしていました。弁護士さんや司法書士さん、その方たちの安定感とか機動力がすごく印象的でした」

この『なんでも相談』は、さいたまスーパーアリーナから騎西高校へと継続された。騎西高校へ移った直後、週三日の頻度で相談活動が行なわれていたが、避難所を離れる人々が増えるにつれて週一日の活動へと減り、最終的に二〇一三年の年末には終了してしまう。しかし、行き先が決まって避難所から違うところへと移動する人達が増える一方で、それができずに残された人達がいることに、萩原さんは何かしら心残りを感じていたようだ。

「最後はあれだけ活気があった避難所、騎西高校がもう閑散と。さまざまな事情を抱えながら、たとえば、移るところがない方や自分の意志で出ることができない方たちが最後まで残られていた気がする」

また、避難所から引っ越された方が避難所まで遊びに来た時に気軽に入ることができず、誰にも会えないまま帰らざるを得ない状況が続いていた。そこで、相談所という形ではなく、気軽に訪れることができて、ゆっくりお茶をしながら話ができるような空間を作りたいという思いから『F《エフ》カフェ珠寿《じゅじゅ》』が開かれたという。

「双葉の方達が中心になって騎西高校の近くの生徒ホールでFカフェ珠寿を開いた。で、初めは私がお手伝いに週に一回、月に二、三回、そのあとはもう一人の臨床心理士と交互にやって、毎週水曜日は臨床心理士がいるという感じでやらせてもらっていた」

一方で萩原さんは、これらの活動の中で最も心がけていたこと、および姿勢について次のように語る。

「ボランティアってすごく気持ちが難しいと思う。してあげるという意識があっては絶対にいけない。何かできるものとして、させてもらえることはありますかという気持ちで関わる。善意の押し売りって始末の悪いものなのでそうなってはいけない。それで、カフェのスタッフとしてやってたときは、できるだけ臨床心理士の看板を掲げず、無理にそういったことを引き出さず、運営のお手伝いをするという形でお邪魔していて。そこに居させてもらって必要とされるものをやることを心がけていました」

3. 支援者を対象にしたワークショップ

萩原さんは避難者への支援活動に加え、支援する側を対象にした研修活動も行なっていた。二〇一二年の『ゲートキーパー養成講座』では、震災支援者を対象に傾聴を基本とした対人支援の基礎として、ロールプレイングを中心に体験するトレーニングが行なわれた。そして、二〇一三年から行われている『避難者オーガナイザー講座』研修では、悩みを傾聴したうえで法律・福祉・行政の各窓口や民間支援団体といった社会資源につなげるためのワークショップを実施している。

「何人かの臨床心理士とチームを組んで、SSNのこころのサポートチームとして研修をやらせてもらいました。臨床心理学を教えた体験が役に立った時でした。今までは、臨床心理士は現場で臨床をやらなきゃ意味がないと思っていたけど、今まで積んできた教育という経験が役に立つことが感じられたのは、とても嬉しい経験でした」

4. 全体の活動を通しての想いと変化

避難所でのボランティア活動や他の専門職への研修活動等、震災後のさまざまな活動を通して、萩原さんは多くのことを感じ、学んだと語る。それは、「情けなさ」と「強大な無力感」であった。震災前は、回想法を用いて高齢者を対象にした心理的支援を行なってきた萩原さんは、高齢者の方と関わるときの自分の臨床観のひとつとして「終わり良ければすべてよし」という考え方を持っていたという。つまり、嫌な経験であったとしても、時間が経ってからそれをよい聴き手に語り、捉えなおすことで新たな意味づけが生まれ、受け入れることができるようになるという意味である。または、そのような経験があったからこそ、今の自分を受け入れられるようになる、ということである。

「福島の方は、終わりよければというのはない気がする。私が決めることじゃないけど、今回のことはそう簡単にポジティブにとらえることはできないと思います。多くの人が、震災がなければ埼玉に来ていろんな人と出会えなかったと言ってくれるのはありがたいと思うと同時に、でも豊かなふるさとの土地の恵みや人との繋がりを大切にしながら広々した家で暮らしていた方達が、そこから離れて避難することを余儀なくされている。ずっと〝終わりよければすべてよし〟と関わらせてもらおうというのは甘い考えでした。強大な無力感も感じました」

震災後避難された方々に出会い接する中で、今までの自分の考え方がいかにも「甘い」ものであったことに気づいたと語る萩原さんは、そのような考え方をもとに今回の活動に参加していた自分を恥ずかしく感じたのかもしれない。

「なんでこんなことが起こっていて、なんで自分は何もできないんだろうと。でも福島双葉の方たちはこの何倍もの無力感を感じているんだろうなって。臨床心理士になった時の〝これが良かれ〟と思ってやってきたことが、全然だなというのをまざまざと感じさせられたんです」

また、震災とそれによって避難を余儀なくされている方々の状況など、起きてはならないことが起きている不条理さや、避難された方々に専門職として力になれないという無力感からつらさを感じたとも語る。しかしその一方で、萩原さんは自分の情けなさや無力感に苦しみながらも、避難を余儀なくされている絶望的な状況で必死に生きている東北の人々や、少しでも力になれればと頑張る他の専門職の姿に感動したという。

「東北の方の強さだよね。不条理さを感じる中でもこれだけのものを保って、人間って本当に強いものを持ってるんだと感じさせてもらって。また、震災を通して、多職種の方が身を削って仕事をしているのを今回目の当たりにして。この経験は、自分の人生の糧になっていると思います」

この語りからは、支援する側としてボランティアに参加した萩原さんの方がむしろ、そのような周りの姿に元気づけられていることが伝わってくる。また、今回の活動に臨床心理士として参加できたことの幸せや嬉しさを語る場面もあった。中学高校がミッション系だった萩原さんは、そのときからさまざまなボランティア活動に参加する機会があったが、その時のボランティア活動は今回のそれとは大きく異なるものであった。

「中学高校でのボランティア活動は、全部先生方にお膳立てしてもらって言われるままやる、これは本当にボランティアって言えるんだろうかと、中高の時思っていたのを3・11のときに思い出して。アリーナの時には、私は専門職として要請があり、本当に今一番しんどい思いをしている方に出会える機会だと思いながら関わっていました。変な表現かもしれないけど、こういう専門でボランティアとしてかかわり、役に立ててるていうのは幸せなことだなと思いました」

専門職としての要請を受け、自分の意志で参加した今回の活動は、萩原さんにとって学生時代のボランティア活動とは全く異なる意味合いを持ったのだろう。誰かに言われたことをただこなすのではなく、その場で自分は何ができるかを日々悩みながら過ごすことは大変なものではあったが、助けを必要とする誰かの力になれるという喜びや幸せを感じさせてくれたのかもしれない。

「アリーナではいろんなつながりを感じながら過ごさせてもらいました。何もできないけれど、ここで確かに誰かとつながった。相手の方が話せてよかったなと思うと同時に、私もあなたから大切なものを受け取らせてもらってよかったとか。また、支援活動中でいろんな職種の人と出会えて、自分の人生の幅を広げる体験になったと思います」

5．今後の展望

インタビューの最後、今までの体験を振り返りつつ、今後の計画について尋ねてみた。今回のボランティア活動は、萩原さんにとって臨床心理士という専門職としての自分だけでなく、一人の人間としての自分を大きく成長させてくれた経験であったという。そして、萩原さんはその経験をもとに、当時とはまた異なる生きにくさを体験している被災者の方達を支えるために、新たな支援活動を目指している。

「恩師が、岩手県の宮古市、海岸沿いのところで回想法をやっているボランティア団体の支援をしています。その恩師がいうには、この震災の経験は、何十年という単位でようやく語れるようになる気がすると。避難所も閉まって孤立し始めている今、〝語らせちゃいけない〟、〝そう簡単に語れるものではない〟ということを十分わかった上で、ちょっと踏み出せるものはあるのか、その上で何かできるのかとか。いろんな方に相談しながらやっていこうかなと思っています」

震災から七年が経った今、未だに多くの人々が当時のことで苦しんでいるにもかかわらず、そのときの絶望やつらさは社会において少しずつ薄れていくばかりである。萩原さんの言葉には、今の自分にできることを「淡々と」やりながら、この震災のことに取り組み続けていきたいという意志が現れていた。

［4］愛甲裕さん［システムエンジニア／震災支援ネットワーク埼玉（SSN）事務局長］

インタビュー実施日：二〇一四年九月九日（聞き手：赤野大和、文：赤野大和）

『震災支援ネットワーク埼玉（SSN）』は、埼玉県で避難生活を送る避難者を支援する団体のひとつであり、このSSNの事務局長を務めているのが愛甲さんである。それと同時に、『情報環境コミュニケーションズ』というIT系法人の代表も務めており、「情報環境を使ってコミュニケーションを図ることで問題解決やソリューションを提供していくこと」

を企業理念とし、主に弁護士や司法書士などに対してクラウドコンピューティングなどを駆使することで業務の効率化・情報の共有化をサポートしている。

大学で経営学を専攻した愛甲さんは、広告代理店のＩＴ・マーケティングの担当や外資系コンピュータメーカーなど、あらゆる業種の広告・マーケティングを担当していたが、分野をＩＴに絞り、そのスペシャリストとして一二年間勤務した。しかし、一二年間勤務した会社もリーマンショックの影響により買収され、愛甲さんはリストラとなった。それから自分の力で生活していかなければならなくなり、「勝ち組のための会社じゃなくて、自分のできる範囲で地域のために何か貢献できることがしたい」と思っていた矢先に今回の震災・事故が起きたという。愛甲さんは「時期と出会いとタイミングが合い、震災支援活動をしていくようになった。

1．さいたまスーパーアリーナでの支援活動

三月一一日の東日本大震災に伴う福島第一原子力発電所事故により、多くの住民が避難を余儀なくされた。埼玉県さいたま市にある多目的ホールさいたまスーパーアリーナは、全国の避難所の中でも最大規模であり、一六日から三一日までの一六日間にわたり避難所として開放された。もともとアリーナは、三月一一日に都市近郊への帰宅困難の人々を対象に開放され、電車が動くまでそこで待機ができるようにという措置だったが、後に避難所となった。

愛甲さんは、ニュースを通してアリーナが避難所になることを知り、自宅から徒歩一〇分ほどの距離にあるアリーナへすぐに向かったという。アリーナでは、災害救助法により公衆電話の設置が定められており、そのための回線工事が行われていた。それを見てインターネット回線をひくことができることに気づいた愛甲さんは、すぐに工事担当者の承諾を得て、回線をひき、そこでインターネットコーナーを設けることにした。そして、半年前に立ち上げたばかりのＩＴサポート会社から11台のパソコンを持ち出し、避難所のインターネットコーナーに設置することで、避難して来た方にインターネットを使っていろいろな情報を得てもらえるようにした。しかし、避難して来た方の中にはパソコンに慣れていないお

年寄りが多かった。

「高齢者になると、知りたいことが山ほどあるのに自分で調べられない。そこで、途中から看板つけて〝インターネットでなんでも調べます。ご相談ください〟と、ダンボールで札をつけて。同時に、一緒にそれを一緒にやってくれる仲間、ボランティアをＴｗｉｔｔｅｒで呼び掛けたら合計一八六名ほどのボランティアが集まってくれて、皆さんの知りたいことを調べたり、パソコンの使い方を補助したりしました。そのうち、この活動を聞きつけた富士ゼロックスさんが、調べた情報を紙で印刷して渡せた方がいいということで印刷機を提供してくださって、そういう情報を印刷してお渡しすることができるようになりました」

一方、アリーナへ避難してきた地域には、双葉町のように役場単位の町もあれば、いわき市のように自主避難地域となった町もあった。そのため、いわき市は町の情報が避難者へ上手く届かないという現状があり、愛甲さんはいわき市のホームページから水道・ガスなどの復旧情報などを印刷し、壁に張り出す活動も行ったという。

支援活動を続ける中、アリーナでは受付を設けずに避難者を無制限に受け入れていたため、避難者はピーク時には約二、二〇〇名にものぼった。愛甲さんは、どこに誰がいるか、また本当に避難されている方なのか否かも分からない状況で、避難者の受付や支援活動を行うことに危機感を抱いたという。

「双葉町の職員の方と話をして、誰がどこにいるのかをちゃんと把握するように調査しましょうということで、調査用紙を作って、朝食の時に一緒に配布して、夕食の時に回収という形をとって避難元の住所、お名前、実際にいらっしゃる方の情報を頂いて。またアリーナには柱番号というのがあったので、柱番号でいうとどのエリアにいるかを聞いて。丸一日でそれをエクセルに集計して被災者名簿を作ることができました」

アリーナでの支援活動を振り返りつつ、愛甲さんはアリーナでの活動の意義・動機について以下のように語った。

「自分の得意分野で自分ができること、それを精一杯にやったっていう、それに尽きます。身近で困った方がいるから、もう何が何でも自分ができることをやりたいという思いだけです、動機は」

2. 騎西高校での支援活動

二〇一一年三月をもってアリーナが避難所としての機能を終えると、避難者たちは埼玉県の各地域の公共施設等へ移動となった。双葉町の住民は三月三〇日に四八〇人、三一日に七〇〇人が加須市の騎西高校へと移った。騎西高校は二〇〇八年に閉校になっていたが、今回の震災・事故により二〇一一年四月一日から二〇一三年一二月二七日までの二年九カ月間避難所となっていた。東日本大震災において、騎西高校は最も最後まで残った避難所である。

騎西高校に集団避難した双葉町役場だったが、パソコンなどは何もなく、まずはＮＴＴによりネットワーク工事が行われた。愛甲さんは、役場には58台のパソコンが必要だということを聞き、ＳＮＳや前職のつながりを利用し各社メーカーに寄贈をお願いしたところ、中古業者を含め21社が声をかけてくれた。その中で台湾のメーカーＡＳＵＳ社が全て同一機種で揃えられるというので、そこに寄贈をお願いした。

騎西高校は全部で40の部屋と体育館、武道館、生徒ホールなどが避難所として割り当てられた。各部屋にも最低1台、広い部屋であれば5台のパソコンが設置され、ＮＴＴの好意から全校内で無線ＬＡＮが使えるようになった。同時に各部屋のリーダーを決め、パソコンで調べた情報を提供していただくようにお願いをした。さらに夏頃には、各部屋に1台ずつ37インチのテレビが赤十字社から寄贈され、より情報が得られやすくなった。

愛甲さんは、初めは『情報環境コミュニケーションズ』として活動していたが、アリーナで知り合い、騎西高校でも一緒に支援活動をしていたＳＳＮから、一緒により組織的な活動をしないかと声をかけられた。

SSNは相談班というグループで動いており、さまざまな相談に対して、弁護士や臨床心理士などの専門家が対応する活動をしていた。騎西高校ではその他に福祉班による傾聴ボランティア、情報班や物資班などのグループがいた。愛甲さんがSSNに加わってからは週三回、専門家が出かけて相談を受ける相談コーナーを設けていた。

一方、福島県内にも双葉町の仮設住宅があり、そこの集会所にも重要な情報が集まるようにASUS社から再びパソコンを提供してもらった。また、獲得した助成金でプリンターなどの備品も購入し、情報環境を整えていった。

3. アンケート調査の企画・実施

アリーナ・騎西高校での活動を振り返り、愛甲さんは印象に残った体験を語った。SSNには、弁護士や司法書士、大学の教授、臨床心理士などさまざまな専門家がいる。愛甲さんは、「私なんかが思いつく以上のかなり高次元な」支援活動をどのように行なっていくべきかを、彼らは真摯に考えていると尊敬したという。高次元とは、避難者のおかれている状況を社会システムの問題や歴史的問題として捉えることなどを意味する。

愛甲さんは、SSNの活動の中で、最初に大規模調査を毎年行なってきたことを取り上げた。大規模調査は、SSNが震災後一年目から行なっている避難者を対象にしたアンケート調査であり、対象規模は年によって数千から数万人となっている。アンケートの内容は、主に年齢、震災前と現在の住所などの基本情報や生活状況、経済状況、就労状況、からだの状況と生活習慣、放射線、最近のこころとストレスの状態など、大きく12の項目から構成されている。

「人それぞれ、困りごとっていうのは違うわけで、それが全体としてどうなのかということをちゃんと数字で表すことが非常に重要だなと思って。四年間にわたる支援活動の中で、大規模調査をやろうという話になりました。調査してみると、だいたい我々が感じていたものに近いものが、結果としてある。それって仮説検証型というか、ちゃんと数値で検証することができたということですね。そういった中でも、見るだけでは分からない不明確なもの、例えば、PTSD（心的外傷後ストレス障害）、みなさんの精神的苦痛がどのくらいのものかを、ＩＥＳ-Ｒ（改訂出来事インパクト尺度）という心理テストを用いて数値として客観的に出すことができました。行政や政治を動かすということにおいて、こういう客観的なデータとして集めていくことをしないと周囲を説得もできない。それはすごく重要かなと思っています」

愛甲さんは、このような調査を国でもなく、福島県でもなく、各自治体でもなく、我々民間団体がやることで、行政が聞けないようなこともアンケート項目に入れることで、実際に困っていることが明らかになり、適切な支援につなげることができると考えてきた。

4．ＳＳＮの事務局および交流会の運営・参加

騎西高校での支援活動中にＳＳＮの方から一緒に活動をしようと声をかけられた愛甲さんは、自分たちの得意分野でもあるということから事務局という役割を担うことになった。

「事務局の機能としては、大きく三つがあって、人・モノ・金という大きな資源を扱うことです。我々の場合、人というのは組織化をちゃんとしていくこと。そして、モノというのはどういうふうに支援活動していくかという物事を決めていくことで、金というのは助成金を獲得することと得た助成金を責任持って管理すること。我々が独断でやるというのではなく、専門家の皆さんが動きやすい環境を作る。つまり、それぞれが意思疎通をちゃんとできるようにして、それによって意思決定ができるようにと、そういった裏方としての事務局を我々が担っているという感じです」

具体的には、メーリングリストの立ち上げ、会議の議事録作成とその報告、助成金申請とその管理、そして活動内容や県内各地の交流会の様子等をホームページで掲載するといった情報発信を、二〇一一年七月から継続して現在も行なっている。また、ＳＳＮという専門家集団のなかで、事務局としても「現場のことを知らなければ本当のことは見えてこない」

と、現場の状況を把握するために愛甲さん自らも地元の支援者の方と協力しながら交流会を立ち上げ、運営に参加している。

現在、埼玉県では避難者同士の交流会が四〇ほど存在している。愛甲さんは、二〇一一年から所沢市の『青空《あおぞら》あおぞら』、新座市の『新座さいがいつながりカフェ』、春日部市『春日部つながりカフェ』に運営参加している。交流会では傾聴の場として、避難者の状況を聞き日頃の不安に思っていることを吐き出し、語ってもらったりしている。

避難生活が落ち着き、交流会などを通じて知り合った友人ができるようになってくると、イベントを催すこともあるそうだ。歌を歌ったり、近隣に出かけたり、納涼会や花見なども過去に企画し、多くの参加者が集った。他方で、交流会には医療チームの方に来訪してもらい、体調維持や健康チェックも欠かさず行なった。その中で避難者の方から新たな要望を聞き出し、イベントを企画しているという。

5. 愛甲さんにとっての3・11と支援活動

震災当初から支援を続けてきた愛甲さんにとって、３・11は「日本人の原点」を気づかせてくれるような出来事だったという。それを感じたのは、相馬市での支援活動をしている最中、六〇代の女性が語ってくれた時のことであった。

「集会所に機材を設置しに行って出会った六〇代のご婦人が語ってくれたことがすごく象徴的で。『絆《きずな》って糸へんに半分だべ。まだねぇ、それじゃ足んない。私としてはねぇ、糸へんに吉っていう〝結《ゆい》〟って言葉が好きなんだよね』と話をしてくれたんです。ご婦人によると、絆というのは、人間と馬の関係の言葉で手綱のことで、結というのは、福島の言葉で言うと、お互い様、皆で助け合うという意味。これってすごいな、日本ってすごい良い国だなっていうふうに思ったんです。だから3・11というのは、そういう日本人の原点を気づかせてくれた出来事だったと思って。本当は、今まで支援活動をすることに偽善めいた気持ちだとか自己満足のためだけにやってるとか自分自身悩んでいましたが、その言葉を聞いて日本人だもん、結で当たり前だと吹っ切れました」

愛甲さんは、今では心に何のわだかまりもなく、いわゆる支援活動というものを堂々とやれるようになったと語るが、それは、〝結〟という言葉のおかげ、ひいては3・11のおかげだという。

しかしその一方で、愛甲さんは支援活動におけるジレンマを感じたこともあったそうだ。

「支援中、臨床心理士に傾聴をアドバイスされて、我々支援者は何か助けてあげたい、助けてあげたいと思うのに、聞くだけかと、最初は大きなジレンマだったんですよ。だけど、今は傾聴ということがすごく重要だったと大きく感じます」

こう振り返りながら、愛甲さんは現状把握が問題解決のために非常に重要だと改めて思い、傾聴によって問題・課題の整理し、社会資源につなげていくアプローチを取りつつ、現在も支援活動を続けている。

最後に愛甲さんは、避難者の二極化が深刻な問題になっていると指摘する。交流会などに参加できる方々は、新たなコミュニティにつながりやすく支援も提供しやすい。しかし一方で、交流会にも参加できない、いわゆる「動けない人」への孤立対策が今後の課題だという。

[5] 髙野昭博さん [ソーシャルワーカー]

インタビュー実施日：二〇一四年九月八日（聞き手：竹永奈緒子、文：増田和高・金　智慧）

今回の東日本大震災による避難者の方達の支援活動に参加した、ソーシャルワーカーの髙野さんは、「生活保護を受けて、路上生活を抜け出す」という、波乱万丈な人生を生きてきたと語る。がんを患った父の介護に専念するために、四五歳で二六年間勤めた大手百貨店を退職することになった。父が亡くなった後、仕事が安定せず、貯めていた貯金が父のお墓や葬式代、普段の生活費で底をつき、家賃二カ月分の滞納をきっかけにして、二〇〇九年の八月に五四歳にして路上生活をせざるを得なくなったという。

路上生活をしていたある日、困窮者の支援団体から生活保護を勧められた髙野さんは、三カ月半の路上生活の末、生活保護を受けるようになった。その当時について髙野さんは、「もう一度、命をもらえた。またスタートラインに立てた気持ちだった」と語る。しかし、スタートラインからの新しい一歩は、それほど順調ではなく、多くの求人先から年齢を理由に断られてしまったという。

そうした大変な時期を経て、現在の髙野さんは、自分の路上生活や、生活保護の対象から今日に至るまでの体験を基に、『反貧困ネットワーク埼玉』の一員として働いているという。『反貧困ネットワーク埼玉』は、二〇〇七年一〇月に「貧困問題を社会的・政治的に解決し、人間らしい生活と労働の保障を実現させる」という目的から結成されたネットワークである。この『反貧困ネットワーク埼玉』には、髙野さんのように生活保護の対象であった当事者を含め、弁護士や社会福祉士、貧困問題に取り組む市民団体、労働組合など、多様な職種のメンバーが参加していて、経済的な貧困だけでなく、貧困当事者が社会の中で孤立するといった「関係の貧困」に関する悩みの相談も受けている。髙野さんは、この団体のメンバーとして、貧困により路上生活をしている人々に食べ物を配りまわったり、かつての自分が受けたように、生活保護の申請を路上生活者に勧め、生活保護の相談に応じる法律事務所やＮＰＯ法人につなげたり、または実際に路上生活者に同行して役所にまで行くというような活動もしている。そして、今回の東日本大震災後は、被災地から埼玉に避難してきた方達を支援するＳＳＮの活動にも参加することになったという。

１．スーパーアリーナでの相談支援

二〇一一年三月一七日に震災支援ネットワーク埼玉（ＳＳＮ）が立ち上げられ、一八日にスーパーアリーナで相談支援を実施することになった際に、ＳＳＮメンバーより招集を受け現地で合流を果たす。一八日からスーパーアリーナが閉鎖される三一日までの二週間、朝八時から夜一一時までスーパーアリーナに設置された特設の相談ブースで相談を行う。

「埼玉県内で何かできることがあるんじゃないかということで、例えば法律家が多いですから法律相談ができるとか、また臨床心理士や社会福祉士、もちろん弁護士、司法書士、いのちの電話の方、あとはＮＰＯの方々とか、そういった方々を呼んで、相談ブースをスーパーアリーナのなかで一八日のお昼頃から始めました」

避難者は一八日に約一、〇〇〇人程度、二日目には双葉町の住民が約一、二〇〇名避難して来る状況で、避難者の相談に対応していたが、寄せられる主な相談事は、〝情報〟に関するものであったという。二日目以降は、双葉町からの避難者を中心に、避難者の過ごす居住スペースに出向き、チームでニーズの聞き取りを行うアウトリーチを実施。日々変化する避難者のニーズに応えられるように、同様に相談を行っている弁護士、司法書士、臨床心理士と連携して対応を行った。二週間で対応した相談件数は延べ一、〇〇〇件を超え、相談を介して得られた「共通するニーズ」に対しては、「新聞」という形で対応策等を発信する取り組みも相談と併せて実施した。

「相談ブースの内容もどんどん変わってくる。こちら側は受け入れるだけじゃなくて、何か発信できるものはないかということで、その時から今の『福玉便り』の元となってる手書きの新聞をみなさんに配り始めました。銀行のことが一番多く載っていて、あとは、なんでも相談受けますよとか、無料で入れるお家を提供するといった情報を新聞で出してたんですね」

2. 騎西高校での相談支援

スーパーアリーナの閉鎖後は、埼玉県の各地の避難所へ移動していく避難者に合わせて、川口・加須・土呂の避難所で相談を継続することとなる。中でも加須市にある騎西高校に設置された避難所には週の内、火、木、土の三日間駐在し重点的に関わった。騎西高校では相談を行うにも場所がなく、仕方なく廊下に相談窓口を設置することになった。相談は弁護士二人、司法書士二人、臨床心理士二人がついて、六人体制で実施される中、高野さんは騎西高校の構内を巡回し、相談が必要そうな人に声をかけて、希望があれば相談窓口につなげていくというコーディネーター的役割を担った。一日に平均して一八件程度の相談が窓口には寄せられ、午後一時から五時までの限られた相談窓口開設時間をフル活用してなんとか相談を消化してきたと語る。

騎西高校に身を置いてわかったこととして、同じ双葉町の住民が避難してきている騎西高校のなかで、生活習慣の違い、避難生活からのストレスなどで、細かな諍いが絶えなかったとのことであった。その他にも、生活環境が変わったことによる認知症の発症、家族離散による精神の不安定など、日を経るごとに一見生活は落ち着いてきているように見えるものの、実際は肉体的、精神的に追い詰められていく避難者を目の当たりにした。特に、ボランティアによる催し等で使われやすい「故郷」や「復興」という言葉は、想像以上に避難者の生活に重い影を落とすものであると思い、ボランティアと調整のうえで控えてもらうよう働きかけた。また、できるだけ避難者が穏やかに過ごせるように、時に避難者の声を代弁する形で避難所全体の空気に即して対応を行ってきた。

「帰れないし、復興はありえないわけで、当初から〝故郷〟とか〝復興〟とかという言葉は、禁句なんですよ。でも、ボランティアの方が良かれと思って、復興頑張ろうといった写真展をしたりするんです。気持ちはすごくわかるんです。でも、そういうときは、僕らも行って理由を説明して、そういう文字が入っているものは全部外してくださいと言ったり。あとは、中庭で歌を歌ったり音楽したりすると、『ふるさと』とかいろんなもの出てくるんですけど、そういうのはお願いしてやめてもらったり」

騎西高校が避難所として閉鎖された後も、双葉町住民が開催するボランティアカフェに顔を出し、騎西高校で知り合った避難者と関わりを持ち続けている。

3. 支援に関わるということ

避難者支援として継続的に関わり続ける理由について、高野さんは次のように語っている。

「避難されている方はある意味、毎日の避難生活を戦っている。賠償だけでなく、今後の生活を維持していくために何をすべきか、日々多くのことと戦い続けている。その戦いに関わることを決めた以上、ここで折れたら自分も負けだなと。そう思っている以上、これからもずっと関わっていくでしょうね」

また、高野さんは支援として関わる以上、長期で関わることを常に想定して支援にあたっているという。このぐらいで終結するだろうと仮定して関わると、支援期間が仮定を越えてしまったときに自分自身がしんどくなってしまうことが、その理由だそうだ。「最初からこの人とはずっと付き合っていくんだ」という姿勢は相手にも伝わり、相談者も安心して腰を据えて高野さんと関係性を築いていくことができる。相談者にとっては、高野さんが傍に居続けてくれること自体が大きな支援になっているのである。

高野さんはスーパーアリーナからの一連の支援活動について、多くの人との巡り合わせを与えてくれた良い経験であったと振り返る。だからこそ、これからも巡り合った人たちとの関係性を大切にして、「共に暮らせる社会」に向けてこれからも一緒に何かできたらいいと語った。

［6］永田信雄さん［埼玉県労働者福祉協議会］

インタビュー実施日：二〇一四年九月二四日　（聞き手：関茉衣子、文：増田和高・金　智慧）

労働者福祉協議会とは、戦後の食糧難において食べ物を含む生活物資が極端に少なかった時代、労働者の生活必需品を皆で調達し、暮らしの安定を目指していこうとする活動に端を発する活動団体である。一般社団法人『埼玉県労働者福祉協議会』（埼玉労福協）で専務理事を務める永田さんは、このような労働者福祉協議会の理念を背景にして、これまで労働・

債務・法律・税金・年金・生活設計・住まいなどに関する相談をはじめ、就労・子育て・介護サポート・生きがいづくりなど、地域の働く人々の暮らしの安定を目指してさまざまな活動に携わってきた。また、その活動を介して専門家、自治体、経営者団体、生協、各種NPO団体等と連携を行ってきた経緯があり、行政や専門職団体との間に太い人脈を形成している。今回の震災支援においても、こうした人脈がその効果を発揮することとなった。

1.「何かできることはないか」とスーパーアリーナへ

発災後、さいたまスーパーアリーナに四、〇〇〇人の避難者が避難してくることを知った永田さんは、「何かできることはないか」という気持ちでスーパーアリーナに出向き、支援物資の調達や分配等の活動に携わることとなる。スーパアリーナが三月いっぱいで閉鎖され、避難者も市営団地等へ移ることになったため、一旦は「やれやれ」と一息つくも、スーパーアリーナで知り合った人々の口から引っ越し先の生活用品の不足や、支援物資が必要な場所に行き届いていないことを耳にする。その声に耳を背けることなく、永田さんは生活用品を準備し、必要な人の元へ届ける支援を開始した。その際にもこれまでの活動で構築されてきた永田さんの人脈が活きることとなり、物資が集約されている場所の把握や、分配の手段、分配時のマンパワーの確保などに遺憾なく発揮されることとなった。しかし、支援を行っていく中で支援物資が行き届いていない状況に加え、避難所を離れた人々がばらばらになってしまい、今までの生活で作り上げてきた心の絆とも言うべき「コミュニティのつながり」が崩壊しつつあることに気付いた永田さんは、避難者に対する支援物資の調達・分配を行いつつ、次の支援に取り掛かることとなった。

2.つながり維持のためにサロンの支援を

きっかけは、二〇一二年三月に企画された避難者の旅行イベントであった。この旅行は、発災後一年が経過したことを受け、県外避難している人々が久しぶりに福島県へ旅行することで旧交を温めようということを趣旨としたものであった。

イベント参加者の中には一年ぶりの再会を果たす者も多く、その喜ぶ姿を見た永田さんは、避難先の地域からはなかなか外に出られず、各地に散らばった避難者同士が集まる機会が少ない現状と、避難者同士の交流が望まれていることを改めて認識したという。こうした状況に呼応するように、避難先の地域では避難者同士が集まり、交流できる場づくりとして「サロン活動」や「交流会」が立ち上がりつつあったが、場所や備品の確保などの運営面における課題があることに気づいた永田さんは、サロンの重要性を認識したうえで、その運営支援に乗り出すこととなった。

「県内各地の避難所から出る時に、今後のつながりを維持するために、交流会やサロンを始めていました。避難した人たちが自分たち自身で、あるいは避難した先のおばちゃんたちが立ち上げた色んなサロン、交流会があって、それを僕らは応援することにしました。やるにあたって、会場はどこかないですかとか、飲み物とか何かありませんか、とかというのがあって、じゃあ応援しましょうってし始めたのが、第二段階のスタートです」

開催に適した場所に関する情報提供や、活動を周知するチラシの作成、ノウハウの提供等、個々の活動状況に合わせて支援を行いつつ、支援者同士が横のつながりを持ち、幅広いネットワークとしての交流や支援を推進していけるように、サロン活動の関係者や支援に関わる者が集まり情報交換を行う場として『福玉会議』を二〇一二年七月より開催している。

3. 避難者を情報でつなぐ『福玉便り』

支援物資の調達・分配やサロンの支援、福玉会議の開催に加え、永田さんは『福玉便り』発刊にも力を入れてきた。『福玉便り』は、埼玉県労働者福祉協議会、コープみらい埼玉県本部（旧コープさいたま）、NPO法人ハンズオン埼玉を中心に編集と発行を行っている埼玉県の避難者向けの情報誌である。記念すべき創刊号は、上述した福島旅行の案内のために作成され、移動中のバスの中で配布された。さらに、福島旅行で再会を果たした避難者の声を共有するべく、二〇一二年四月に次号を発刊。四月号には福島旅行での「声」に加え、埼玉県各地で展開されるようになってきたサロン活動や交流会の情報、翌月のイベント、支援物資の案内等の情報提供を行う内容で構成された。好評を博した『福玉便り』はその後、ほぼ月間で発刊されることとなる。この『福玉便り』の発刊主旨について以下のように語る。

「二つあるかな。まずひとつは、『福玉便り』を発行して、みんなに勇気を出してもらう。もうひとつは、情報かな。この埼玉県内にこれだけ色んなサロンや交流会やカフェがあるけれども、埼玉県って広さの中でみればすごく限られた箇所でしかやってない。しかも、知っていても車がなくてとか、通院でその日には行けないとか、行きたくても行けない人もいる。色んな場所で色んな時にやると情報を届けることで、これなら行けるとか、行動を起こしてもらって出会いにつながってくれればと」

『福玉便り』から発信される貴重な情報は、発災後六年が経過した今でも避難者同士をつないでおり、いくつもの「再会」を手助けし続けている。

4. これからを見据えて

これから先、五年十年と避難生活を送るということは、立場や苦しさという意味では「避難生活」であるが、その土地で長年生活をすることで「日常生活」とも呼べる生活になっていく。その時に、自分の心のよりどころとして、「私は浪江町民です」、「私は双葉町民です」と言える権利を保障しつつ、今暮らしている場所での県民や市民として本来受けられるサービスをきちんと保障をしていく必要性がある、と永田さんは語る。

まずは今の生活を安心して送ることができる基盤、困ったときに頼れるネットワークが埼玉県にもあるという状態を作らなければならない。永田さんは、そうした長期にわたって生活をサポートする仕組みを早く作ることこそが今後の課題であり、そのためには民間と行政、専門的な知識を持ったグループが避難者の生活を正しく理解し、協働していくことが求められると言う。また、そうした協働を後押しするうえでも、これまでにもさまざまな団体と連携してきた付き合いがある労働者福祉協議会という活動団体の性格が有用であり、これからもさまざまな活動や団体を「つなげる」役割を担っていきたいということであった。

5. 永田さんと震災

最後に永田さんは、支援活動を続けていくためのモチベーションについて語った。

「みんなと楽しくやることかな。楽しくやるためにすごく大事なのは、お客さんにしないで一緒にやるっていうこと。震災直後で着の身着のままで来たときにはさ、何も持ってないし何もないわけだから、やはりこっちからなにかを〝してあげたい〟という気持ちが先行しちゃいがちなんだよね。だけど、そこから半年、一年ってなれば、生活する上で足りないものは何かってわかるようになってくるし、その足りないものを一緒に調達したりする。やっぱりそういう関係ができてくることによって一緒にもっといろんな愚痴も言える、いわゆる友達みたいなのがたくさん増えたっていうのはすごいうれしいよね」

同じ目線に立って一緒に活動することを通して、永田さんは福島県の人達だけでなく、埼玉県に住んでいる人達との新しい関係性ができたという。もちろん、本当は避難生活を送らなくても良い状況が望ましいが、永田さんは「震災をきっかけに多くの人々と知り合うことができた」ということ、「一緒に何かに取り組むことができるということはすごくありがたい」と思っている。また「福島県の美味しいものを教えてもらい、福島の郷土料理をみんなで作って食べることができたことは、自分にとって新しい人生や楽しみを与えてくれることであった」と語る永田さんの言葉からは「支援者」と「被支援者」、「支援者」と「避難者」というニュアンスは感じられず、「助け合う」という言葉のもとに一緒に歩みを進めようとする仲間としての心強さが伝わってくる。

第3部　格差拡大フェーズ

第５章　エスノグラフィー「格差と分断による呻き声」

辻内琢也

第1節　原発事故から3年、新たなフィールドに入る

［1］フィールドワーカーに湧き起こる心身の反応

郡山の仮設住宅を訪れて現場の苦悩を耳にして東京に戻ってから数日、厚い半透明な重い膜が身体のまわりにまとわりついているような感触がとれない。ダムの底にいて、分厚い水の層が自分の上にのしかかり、水圧で身体を動かすにも常に抵抗があるような感じと言ってもいい。現実の世界はその半透明な膜の外にあり、外界で起きている現象をダムの水底から眺めているような感覚だ。３・11以降の福島を生きる苦悩は、圧倒的なリアリティーをもって私の心を支配してきた。福島での現実がリアルで、戻ってきた東京での現実がアンリアル。現実感が反転してしまったかのようだ。

これまでに何度も原発事故被災者の方たちからお話を伺ってきたが、今回の話は相当に私の心身にダメージを与えた。人間社会はかくも辛く悲しいものなのか。これは、精神的苦悩に耳を傾けた時の心身の「反応」と言ってもよいだろう。心療内科医としての仕事をしていた頃も、私はこのような「反応」から自由になることはできなかった。精神科医、心療内

科医、臨床心理士になるためのトレーニングでは、精神的苦悩を抱えたクライアントとの距離に気を配り、同情したり同調したりせずに、感情的に揺さぶられないように訓練を受ける。カウンセリングという臨床の場では、共感しているというリアクションは表面に出すものの、涙を流したり、感情を露わにしたりすることは御法度だ。セラピストは、悲しみであろうが、怒りであろうが、セラピー中にわき起こる自身の感情的「反応」をしっかりと観察しコントロールしなければならない。どのような機制、つまり自分のどのような心の仕組みが、そのような「反応」を引き起こしているのか自己分析することが求められるのである。自分の周りに半透明な膜がかかったような感触と非現実感は、ある種の離人症状と言って良い。今回の私の場合は、この離人症状と同時に、強い腰痛と背部痛という身体の反応も引き起こした。身体が「痛い、痛い」と叫んでいるのである。

臨床の専門家セラピストであれば、「反応」をコントロールする必要がある。しかし、今の私はセラピストとして福島の現実と向き合っているわけではない。人類学のフィールドワーカーとして対峙しているのである。そう考えると、この「反応」はこれで良いと言えるだろう。被災者の方達の「苦しい、痛い」という感覚が私に伝わり、私の心身に「苦しい、痛い」という「反応」が生起されても良いことになる。

クラインマンとコップによる『感情とフィールドワーク』（世界思想社、2006）という書物では、フィールドワークをしていくなかでの感情をどう位置づけるかという問題を扱っている。フィールドで出会う調査協力者・調査対象者らとの人間関係は、相互の感情的交流を抜きにしては語れない。不安・迷い・怒り・割り切れなさ、そんな感情を真正面から扱い、一九八〇年代まで信じられてきた「客観性・中立性・科学性」といった研究の世界における「幻想」を断ち切り、むしろフィールドワーカーの内面にわき起こる感情や、関係性の中で立ち現れる感情を調査データの一部として扱っていくことで、よりよい分析やエスノグラフィが生まれるということが追求されている。

震災から三年が経ち、原発事故避難者の運命は一八〇度開いてしまっている。郡山にある三〇〇世帯分まとまって建設された仮設住宅には、一五〇世帯の富岡町民と一五〇世帯の川内村民が路地をはさんで生活している。総合イベント施設

『ビッグパレットふくしま』につながる広い敷地の一面に黒いアスファルトが敷かれ、灰白色のプレハブ住宅が一方向に並ぶ。八世帯分の家屋が長屋式につながって一棟となり、計三六棟が二列に整然と配置されている。東側半分が富岡町、西側半分が川内村。このふたつの町村の現在の境遇は、あまりにも解離している。

[2] 二〇一四年六月一七日（火曜日）

二〇一四年六月一七日火曜日、午後三時頃、私達一行は郡山市に着いた。一面灰色の曇り空からは、時折り生温かい雨粒が落ちてきて、車のワイパーを回す。郡山インターチェンジを降りて「ビックパレット」の道路標識とナビを頼りに東に向かう。途中、ジェットコースターの鉄骨が目に飛びこんできた。郡山市営の総合娯楽施設『郡山カルチャーパーク・ドリームランド』だという。震災後一カ月半の五月のゴールデンウィークには早くも営業を再開していたが、二〇一三年の秋にジェットコースターでの人身事故があって一時休園。運転が再開されているはずの遊園地からは、人の賑わいや歓声は届かず、動いているようで動いていない観覧車の回転を眺めているうちに、私はまるで時が止まったかのような錯覚に襲われた。

広い幹線道路である国道四号線、奥州街道を東に曲がると、モダンアートのような巨大な建築物が現れた。『ビックパレットふくしま』だ（図５‐１）。白を基調とした、太い鉄骨パイプと無数の丸い採光穴がくり抜かれたコンクリートの造形物で、二〇〇〇年に日本建築学会賞を受賞している。この巨大施設が、原子力発電所事故後に福島県最大の避難所となった。最も大きい多目的ホールの床面積は五、五〇〇平方メートルで、収容人数は五、五〇〇人となっている。一人1平方メートル換算の数字である。二〇一一年三月下旬のピーク時には、そこに約二、五〇〇人が避難生活をしていたと記録が残っている。地震の被害で応急危険度判定「要注意」とされ、天井落下や漏水も見られた施設だったが、自衛隊による入浴サービスや多くの全国から参集したボランティアの力を借り、八月三一日に閉鎖されるまでの約半年間、大勢の被災者の生活を支えた。このビックパレットでは、富岡町と川内村の臨時の役場が設置され、住民達の対応にあたっていた。

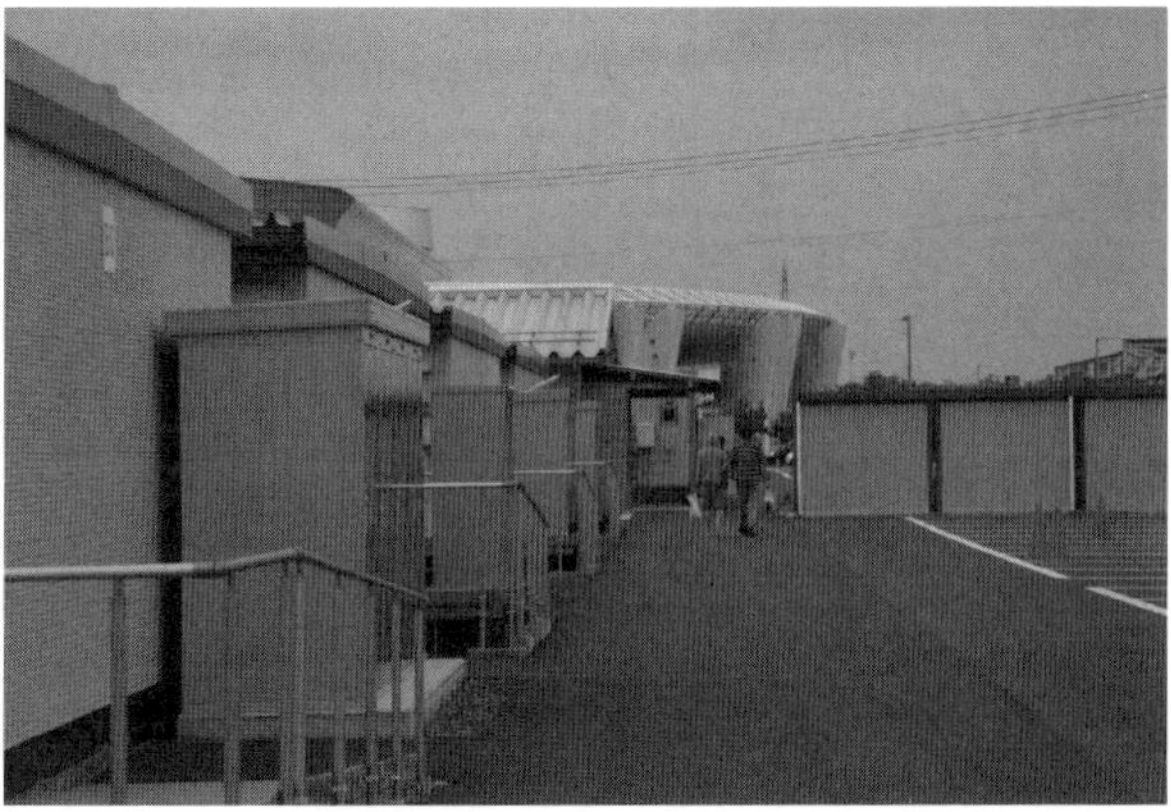

図 5-1　南一丁目仮設住宅からビックパレットふくしまをのぞむ

富岡町は面積六八・四七平方キロ、震災時の人口は約一万五、八〇〇人。川内村は面積一九七・三八平方キロ、そのうち八六％が林野で、震災時の人口は約二、八〇〇人。富岡町は福島県の海沿いの浜通りに位置し、福島第二原子力発電所が立地している。川内村は富岡町の西側の阿武隈山脈側に接し、住民達の多くは買い物をしに富岡町に出たり親戚が住んでいたりして、生活圏を共有していたと言う。富岡町の全域と川内村の東側約三分の一は、今回事故のあった福島第一原子力発電所から二〇キロ圏内に位置し、二〇一一年四月二二日に設定された避難区域では「警戒区域」とされ、川内村の西側三分の二の二〇キロ以上三〇キロ以内の圏内に入った地域は「緊急時避難準備区域」と指定された。緊急時避難準備区域とは、原発事故状況の悪化などによる大量の放射性物質の放出に備えて、屋内退避や避難の準備をしておくことが求められた区域である。また、放射線被曝の影響を受けやすい子どもや妊婦、そして緊急時の避難に時間を必要とされる要介護者らには、事前に区域外に避難しておくことが求められたエリアである。この緊急時避難準備区域は、約半年後の二〇一一年九月三〇日には区域解除され、翌二〇一二年八月には住民一人あたり10万円の精神的慰謝料という名の賠償が打ち切られ、その後は一切、生活の補償も賠償もない。

[3] 川内村と富岡町、それぞれの苦悩

アスファルト敷きの駐車場からは、熱にあたためられた雨の匂いが漂ってきた。目の前の幹線道路を走る車の低い音以

外は何も聞こえない。本当に大勢の方達が住んでいるのだろうか。外からは、生活の音や匂いをまったく感じることができなかった。仮設住宅の集会場前で、川内村の方達が住む仮設住宅に住み、「ＮＰＯ昭和横丁」の代表として被災者支援活動を行なっている志田篤氏と、富岡町の方達が住む仮設住宅の自治会長をされている安斉氏（仮名）にお会いする。

仮設住宅の集会場には、車いすに対応したスロープがかかっており、その横をプランターに植えられた黄色やオレンジ色の小さな花々が飾られていた。志田氏は、白いポロシャツにグレーのジーンズ姿。皮を編んだベルトでジーンズを腰の低めの位置にはく。左手を後ろのポケットに入れて、右手に持った鍵で集会場の扉を開ける。「まあ、どうぞどうぞ、外で話していてもなんなので、遠慮なく中に入って下さい」。口調はおだやかに聞こえたが、目を決して合わせようとはしない彼の言葉の奥に強い壁が感じられた。私達は歓迎されていない、そう感じ取った。一方、安斉氏の対応は対照的だった。今回、この調査に埼玉から同行していただいた佐藤純俊さんが、安斉氏に同じ富岡町民としての挨拶にあわせて、今回の調査目的を話して下さっている。安斉氏は、額にしわを寄せ、目をしばたたせながら、「そうですか、そうですか」とひとつひとつ丁寧に相槌をうち、私達を一生懸命に受け入れようとしていた。この対照的な姿勢は、実は川内村と富岡町の現状を象徴していたことに後で気付くことになる。

集会場の中の板張りの二〇畳程度の広間では、四、五名の方達を相手に健康体操教室が開かれていた。軽く挨拶をして、その脇を抜けて奥の四畳半の畳の小部屋に入る。中央にこたつ机、壁際にはホワイトボードが置かれ、窓からは数メートル先に仮設住宅の棟が見える。座布団をすすめられ、めいめいこたつ机の周りに腰を下ろす。

私の編著書である『ガジュマル的支援のすすめ』（早稲田出版、2013）という書籍をお渡しして、震災後に私の研究室で行なってきたさまざまな活動を説明する。今回同行していただいている佐藤さんにも巻頭言を書いて頂き、ずっと一緒に活動してきたことを伝え、埼玉に避難してこられた方達に少しでも役に立てばと思い、支援と調査活動を行なっている旨を強調した。佐藤さんは、川内と富岡の方達が置かれている状況を学生達に教えてもらえるような、聞き取り調査をさせてもらいたいと伝えて下さった。

志田「仮設は基本的に取材はお断りだから。何度も協力したんだけども、何にもならなかったの」
安斉「うちの方は結構なんですが、だめな人のところだけ教えるんです。精神的にきつい人がいるんです」

佐藤さんが、私のことを大学の先生だけれども現役の心療内科のお医者さんだから、悩みを聞いてもらいたい人にも対応できると説明する。しかし、事態はそんなに簡単ではなかった。

安斉「いや、そういう状態じゃないんですよ。はっきり言って、警察沙汰になったり、今も精神科に入院してたり、そういう人が結構いるんですよ」
志田「それはね、正直言って、仮設に住んででも生活再建できる人はできてるんですよ。でも片方で、取り残されて、いわゆる家族も見放しかかっている人が残っているので、最近は警察にお世話になる人が本当に多くなっているんですね。住んでいる人が自暴自棄、一般的に言うと閉じこもりだよね」
辻内「それは、震災前は普通に暮らしていた方達なんですか?」
志田「いやー、それはね、はっきり私らもつかめてないんですよね。富岡の場合は帰れないと決まっているからいいけど、川内は一応仮設は借りていても、今日は仮設にいたなと思ったら、明日は村に帰っていたり、移動していて行政も把握していないんですよ。何世帯がこっちにいて、何世帯が帰っているか、ひと世帯ずつつかみようがないんです。なかなかその、やりにくい仮設だよねー。だから、サポート要員が走り回っているんだよね。いろんなことが起きるので」
辻内「サポート要員とはどういう方達なんですか?」
志田「県の絆事業で、この一五〇世帯に対し二名サポート要員がつくんですよ。その方達が、生活の二四時間をカバーするので」
辻内「それは、仮設に住んでいる方達の中で、二名が選ばれるんですか?」
志田「そう。富岡の場合は帰れないから仮設の一五〇世帯満杯なんだけど、川内の場合は一二六世帯が名目上借りているんだけど、でも実質は帰っている人もいるし。富岡さんと違うところは、川内の方は超高齢化が進んでいて、最高齢で九四歳ですよ。

あとは医療難民なので、村に帰っても病院が遠くて通えないからという人がほとんどなんで」
辻内「だから、帰れないと」
志田「そういうことです。でも、なんていうんだろうね。川内は物的と精神的とやられている。心身ともに厳しい状態。今、問題になっているのは自主避難者。避難指示を解除すれば、その段階でそこの住民は自主避難者扱いになる。あとは帰るなり、帰らないなり、生活再建は個人でやってください、と言われるんですよね。二〇キロ圏と三〇キロ圏では賠償の額がぜんぜん違うから。生活再建できない人が、うちの場合は仮設に残っているんだよね」

原発事故はいったい誰の責任で起きたことなのだろうか。あるいは誰が責任を取るべき事故なのだろうか。住民達に責任があるのだろうか。志田氏の話では、まるで住民達に自業自得だとでも言うように、一方的に避難指示を解除し、その後は自己責任で生活再建しろという構図である。地図上に引かれた境界線によって、その内側に該当するのかによって、人生が大きく左右される。ある程度の賠償金をもらって仮設住宅から出て生活再建ができている人がいる一方で、賠償金が早々に打ち切られて生活に困窮し、頼れる家族や親族もおらず、仮設住宅の中で孤立していく人がいる。生きる糧を失い、精神的に追い詰められ、社会的な孤立状態に陥っているのである。この方達は、原発事故さえなければ、貧しいながらも山村で半ば自給自足の生活を続けることができた人々である。

原発事故から三年が経ち、被災者を取り巻く状況は解決の方向に向かうどころか、ますます悪化していっている。格差は拡大し、原発事故によって基本的人権に基づいた生活から蹴り落とされた人々は、ますます下へ下へと落ちていく一方である。この混迷状態は、いったいいつまで続くのだろうか。

第２節　原発事故被災者の精神的損害

[1] 中間指針による精神的損害

被災者の賠償額の判断基準として、『原子力損害賠償紛争審査会』が出してきた指針がある。二〇一一年（平成二三年）四月二八日の「東京電力株式会社福島第一、第二原子力発電所事故による原子力損害の範囲の判定等に関する第一次指針」、五月三一日の「第二次指針」、八月五日の「中間指針」において、政府による避難等の指示等に係わる、損害の範囲についての考え方が示された。

中間指針には「6．精神的損害」という項目があり、「精神的苦痛は、賠償すべき損害と認められる」と書かれている。具体的な損害額として、自動車損害賠償責任保険、いわゆる自賠責保険における慰謝料（月額一二万六、〇〇〇円）を参考にし、事故発生から六カ月間は一人当たり月額一〇万円、避難所などでの避難生活を強いられた場合は一二万円とするのが〝合理的〟であると記している。果たしてこの論理は本当に合理的なのだろうか。中間指針では、原発事故被災者は、交通事故で入院した場合と比べて身体的障害を伴わず、行動が一応自由であることから、精神的苦痛の程度は一般的な交通事故よりも軽いということを根拠としている。はたして、この賠償基準は妥当だと言えるのだろうか。

[2] 原子力損害賠償紛争解決センター口頭審理への意見書

原発事故から1年が経過した二〇一二年六月一三日に、埼玉県加須市の騎西高校避難所において原子力損害賠償紛争解決センターの口頭審理が行なわれた。私は、埼玉県の原発事故被災者の弁護団に依頼されて、この口頭審理に向けた意見書を作成し、当日、弁護団および大勢の新聞・テレビ記者を前に意見書の概要について発表した（図5‐2）。

意見書は、私たちが行なったアンケート調査の結果をもとに書かれ、その主旨は中間指針で示された精神的損害の過小評価への反論であった。原発事故からちょうど一年後の二〇一二年三月には、私たち早稲田大学人間科学学術院の教員有志で作られた「震災と人間科学プロジェクト」と震災支援ネットワーク埼玉（ＳＳＮ）が共同して、原発事故被災者を対象にしたアンケート調査を行った。被災者の実態を客観的に把握する必要があるという、ＳＳＮ代表の弁護士猪股氏の強い要望に応えて作成されたものだ。二〇一一年六月頃に双葉町役場とＳＳＮと共同で行なう予定だったアンケート用紙を基礎にして、事故一年後の問題点や課題を把握して避難生活の改善に役立てるために、さらに内容を充実させたものだ（第2章8参照）。被災状況、家族状況、住宅状況、生活・経済状況、就労状況、心身の状態、放射線被曝の影響、地域とのつながり等の実態を総合的に把握する選択式の質問項目に加え、調査用紙の最後に自由記述欄を設けている。

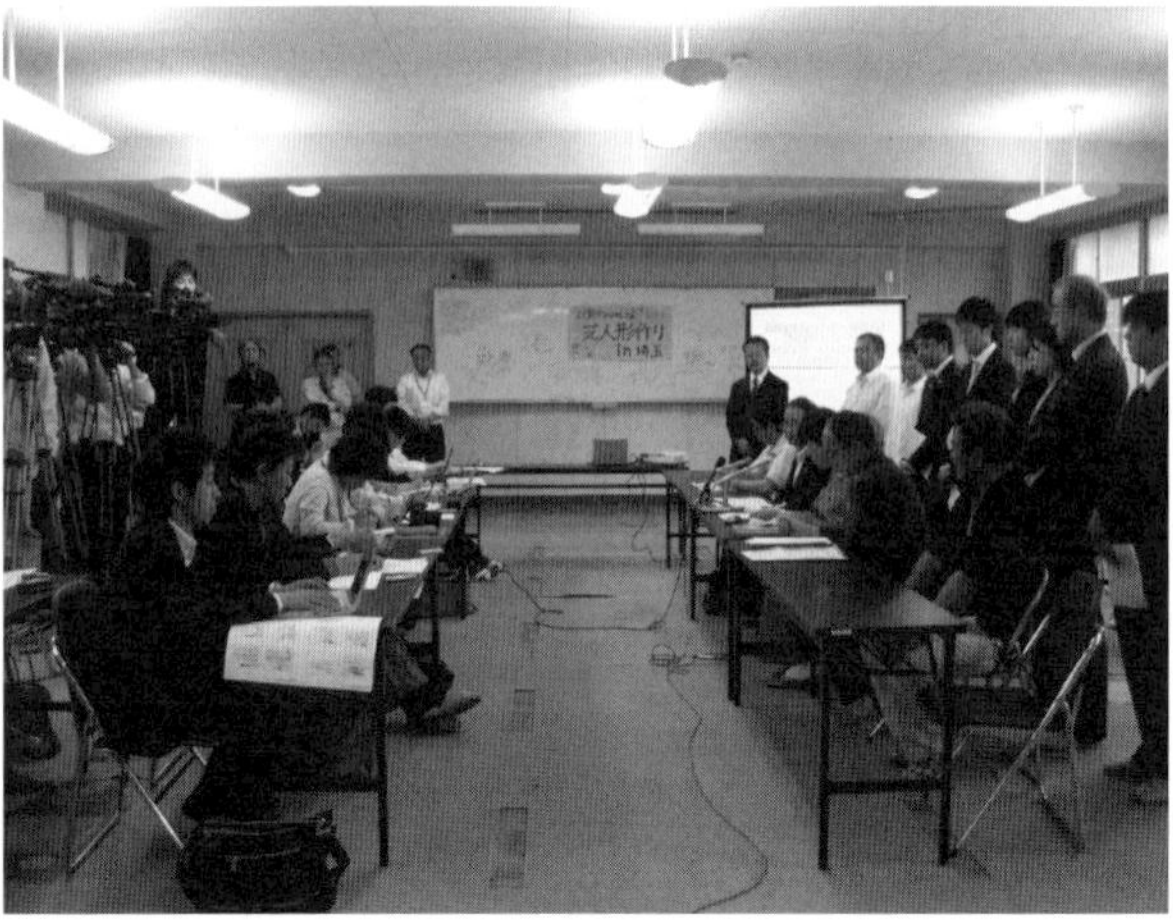

図 5-2　記者会見（騎西高校避難所）

この調査の結果、原発事故被災者が著しい精神的ストレスを抱えていることが明らかになった。国際的に標準化された心的外傷後ストレス症状を測定する質問紙「改訂出来事インパクト尺度（Impact of Event Scale-Revised：ＩＥＳ‐Ｒ）」において、約67％の被災者が心的外傷後ストレス障害（Post-traumatic Stress Disease：ＰＴＳＤ）の可能性があるレベルの、高いストレス状態にあることが示されたのである。

ＰＴＳＤは、一九八〇年に米国精神医学会による診断基準ＤＳＭ‐Ⅲによって精神疾患診断体系に組み入れられた概念であり、災害や大事故、戦争や紛争、犯罪など、生命の危険性が高い出来事に伴うストレス障害を意味する。「自分または他人の生命の危険を感じる精神的外傷体験による強い恐怖と無力感」として定義され、わが国では一九九五年の阪神・淡路大震災以降に世間の認識が高まった概念である。

ＰＴＳＤには3種類の症状がある。1つ目は「侵入症状」というフラッシュバックで、被害体験が本人の意思とは関係なく反復的に意識の中に侵入してきたり、体の感覚として再燃したりする症状である。例えば、仕事・家事・育児などの日常的な時間を過ごしている時に突然、津波や原発事故に遭遇した当事の恐怖体験が全身に襲ってきたりすることである。2つ目は「回避症状」と言い、精神的にショックを受けた出来事に関連することを、思考・感情・行動のレベルで意識的にも無意識的にも避けようとする症状である。例えば、原発事故や放射能に関連するニュースや情報に触れないように無意識のうちに避けてしまっていることや、事故当時の出来事の記憶があいまいになってしまっていることなどである。3つ目は「覚醒亢進症状」と言い、生理的に常に覚醒してしまっている状態で、睡眠障害やイライラや怒り、過度な警戒心や神経の高ぶりが持続している症状である。一度、生命の危険にさらされると、再度同じような状況に遭遇する危険性を無意識のうちに警戒し、常に身体が命の危険に対して身構えているような状態である。一般的には、約三カ月以内に約半数の人びとが回復すると言われているが、回復のためには「安全」で「安心」な環境に身を置くことが不可欠である。

調査で使用したIES‐Rは、自己評価式の質問紙であり、PTSDだと診断することはできない。しかし、合計点が25点以上になると、ストレス反応が非常に強いと判断され、PTSDと診断される可能性が高くなるとされている。

調査は、原発事故から一年が経過した二〇一二年三月から四月にかけて、埼玉県内に避難中の福島県住民二〇一一年世帯を対象にして行われた。福島県災害対策本部の県外避難者支援チームの協力により、アンケート用紙を埼玉県内に避難していると登録されている全世帯に郵送することができた。四九〇件回収され、回収率24・4%であった。回答者の内訳は、警戒区域からの避難者が83・1%、緊急時避難準備区域からの避難者が10・6%、計画的避難区域からの避難者が2・9%、それ以外の区域からの避難者は1・2%であった。PTSD症状の強さを表わすIES‐Rの結果は平均が36・2点であり、PTSDの可能性が高くなるとされる25点を優に上回り、25点以上の者の割合が約67%であった。

[3] 原発事故による喪失は交通事故による喪失と同等なのか

今回の原発事故による精神的損害の賠償額が、交通事故による自賠責保険の慰謝料を基準に一人あたり十万円と算出さ

表 5-1　ふるさと喪失体験（2015 NHK / WIMA 調査から）

ふるさと喪失体験	回答者の割合	ふるさと喪失体験	回答者の割合
家財	43%	家	49%
商店・商業施設	16%	土地	40%
農地	34%	牧地	6%
漁場	14%	山林	30%
自然・風土	49%	先祖代々住んできた地域	37%
地域の文化・伝統	29%	墓地	28%
仕事	33%	生活の場	44%
家族関係	41%	近隣関係	56%
友人・知人の交友関係	56%	人生	35%
将来の夢	32%	生きがい	45%

れたわけであるが、交通事故による精神的被害と災害による精神的被害をＰＴＳＤ発症率で比較してみたい。

これまでの世界各地における研究によると、地震や台風や津波などの自然災害によるＰＴＳＤの発症率は、約４％から60％だとされている。

一方、日本における追跡研究（広常秀人ら、2000）によると、一般的な交通事故によるＰＴＳＤの発症率は、事故から１年前後で10％から20％程度だと言われている。世界的な交通事故の疫学研究でも、ノリス（1992）が11・5％、ケスラー（1995）が６・５％、ブレスロー（1998）が2・３％と報告しており、災害に比べて交通事故による外傷体験の発生は比較的低いことがわかる。

交通事故で入院した場合と比べて身体的障害を伴わず、行動が一応自由であるから、交通事故よりも精神的損害は軽いという論理は、少なくともここに示したような精神疫学的観点からは妥当だとは言えないだろう。

表５‐１は、原発事故から四年後の二〇一五年三月に私たちがＮＨＫ仙台放送局と共同で行った、一万六、六八六世帯の被災者を対象としたアンケート調査結果のうち、「ふるさと喪失体験」の結果を示したものだ。「あなた自身が、福島の地元（ふるさと）で失われたと感じるものは何ですか」という質問で、20項目の選択肢を用意して回答して

いただいた結果である。原発事故被災者の多くの人々が、家財を失い（43％の人々が「失われた」と回答）、家を失い（同49％）、土地を失い（40％）、ふるさとの自然や風土を失い（49％）、先祖代々住んでいた地域を失い（37％）、仕事を失い（33％）、生活の場を失い（44％）、家族関係（41％）や近隣関係（56％）そして友人知人との交友関係（56％）を失い、さらには人生（35％）や、将来の夢（32％）、生きがい（45％）までも失ったのである。

この結果から、個人的体験としての交通事故と、集団的体験としての原発事故は、規模の大きさに違いがあるということが理解できるだろう。従来の損害賠償訴訟では経験したことのないような、新しいタイプの被害として、経済学者の除本理史（2016）や法学者の淡路剛久ら（2015）は「ふるさとの喪失被害」を提唱しており、実際の原子力損害賠償紛争解決センターへの申し立て（ＡＤＲ）や裁判において、新たな損害として争われている。この、私たちの「ふるさと喪失体験」に関するアンケート項目は、除本氏の「ふるさとの喪失を数値として測ることはできないだろうか」という問いかけに応答して作ったものだ。

除本（2016）は、地域レベルでみた「ふるさとの喪失」と、避難者からみた「ふるさとの喪失」の二つに分けて論じている。地域レベルの喪失は、①社会関係の破壊とその不可逆性、そして、②人間活動の蓄積と成果の喪失だと述べている。また、避難者からみた喪失を、①日常生活を支える諸条件とその一体性の破壊、②長期継続性・地域固有性のある要素の喪失、③ふるさとの変質・変容、という三点に整理している。さらに除本は、原発事故による被害を、「自然環境、経済、文化（社会・政治）」という要素に還元できない包括的・総体的な複合体として把握していかなければならないと強調している。淡路（2015）も、原発事故による被害を「地域での元の生活を根底からまるごと奪われたこと」だと述べており、法的には「包括的平穏生活権」の侵害に該当するとしている。

このように考えていくと、原発事故による精神的損害を、交通事故による精神的損害と同等かそれ以下に見積もることには、明らかに妥当性がないことが理解できる。

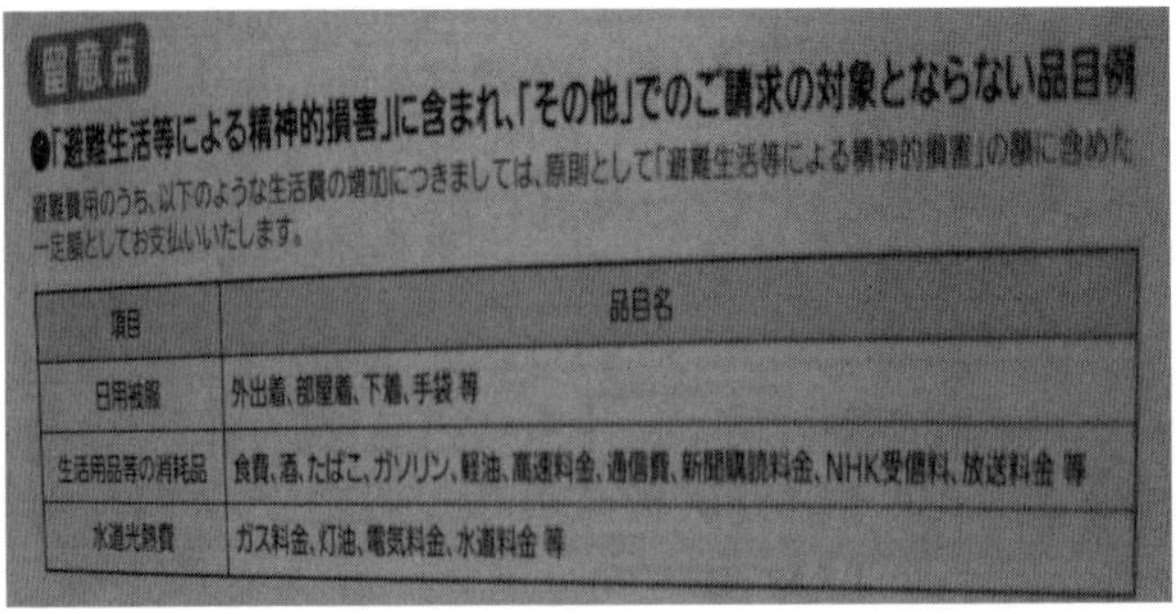
留意点

●「避難生活等による精神的損害」に含まれ、「その他」でのご請求の対象とならない品目例

避難費用のうち、以下のような生活費の増加につきましては、原則として「避難生活等による精神的損害」の額に含めた一定額としてお支払いいたします。

項目	品目名
日用被服	外出着、部屋着、下着、手袋 等
生活用品等の消耗品	食費、酒、たばこ、ガソリン、軽油、高速料金、通信費、新聞購読料金、NHK受信料、放送料金 等
水道光熱費	ガス料金、灯油、電気料金、水道料金 等

図 5-3　東京電力直接請求書から

［4］精神的慰謝料に生活費が含まれるのか

もうひとつ、東京電力への直接請求書に記載されている「精神的損害」の問題性について言及しておきたい。東京電力は「避難生活等による精神的損害に含まれ、その他でのご請求の対象とならない品目例」として、外出着・部屋着・下着・手袋等の「日用被服」、食費・酒たばこ・ガソリン代・高速料金・通信費等の「生活用品等の消耗品」、そして「水道光熱費」を列記している。そして、「避難費用のうち、以下のような生活費の増加につきましては、原則として避難生活等による精神的損害の額に含めた一定額としてお支払いします」と書かれている。つまり、避難生活で生じた生活費を、精神的損害として支払われる慰謝料に含めると記載しているのである。

私がこの資料（図5‐3）をお借りした被災者の方は、「精神的損害に対する慰謝料は、事故を起こして申し訳なかった、平穏な日常生活を奪って申し訳なかったという謝意を表わしたものだろうに、そこに生活費を含めるなんてとんでもない言い分だ」と憤っていた。また知人の弁護士も、このような賠償をめぐる横暴を、「交通事故に例えると、加害者が一方的に慰謝料を決めて、有無を言わせずに被害者に押しつける、暴力団の手口と同じ構図だ」とも述べていた。このような賠償の論理に、被災者の方々が納得するとは到底思えない。

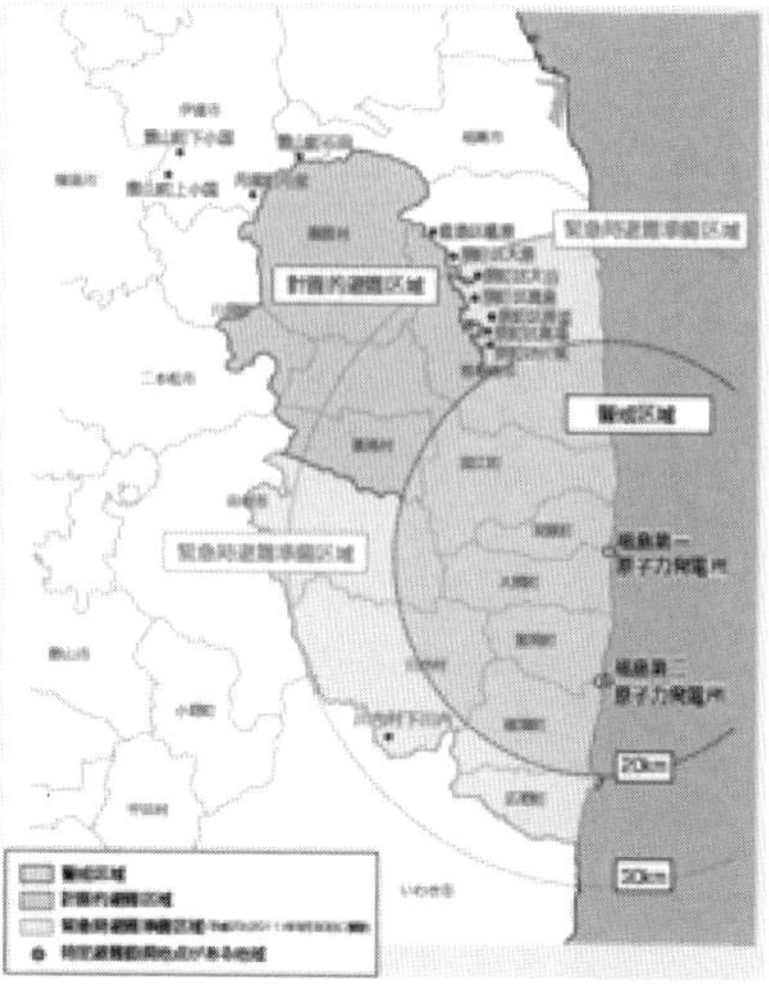

図5-4　2011年に設定された避難区域

［1］二〇一一年に設定された避難区域

二〇一一年三月一一日の二〇時五〇分に、政府は原子力災害対策特別措置法に基づき、原子力緊急事態宣言を発令するとともに、福島第一原子力発電所（以下原発）から半径二キロ以内の住民に避難指示を出し、三〇分後の二一時二三分には半径三キロの範囲に、翌日早朝五時四四分には半径一〇キロの範囲に、避難指示を急速に拡大させていった。その後、幾度かの範囲拡大を経て、三月一五日の時点で福島第一原発から半径二〇キロの範囲に「避難指示」が出され、半径二〇〜三〇キロの範囲に「屋内退避指示」が出された（この経緯は第1章参照）。

同年四月二二日には、図5‐4に示したように、福島第一原発から二〇キロ圏を「警戒区域」とし、原則的に立ち入り禁止とする規制措置をとった。同時に、二〇〜三〇キロ圏の屋内退避指示を解除して、福島第一原発から二〇キロ以遠で年間被曝線量が二〇ミリシーベルトに達する可能性のある区域を「計画的避難区域」と設定し、おおむね一カ月を目処に避難することが求められた。計画的避難区域は、福島第一原発から北西方向に伸びる放射線量の高い区域で、福島第一原発から三〇キロを超える地域がはいっており、南相馬市《みなみそうまし》と浪江町《なみえまち》の西部、葛尾村《かつらおむら》、飯舘村《いいたてむら》、そして川俣町《かわまたまち》の東部が区域内に指定された。

もうひとつ設定されたのが「緊急時避難準備区域」である。緊急時避難準備区域は、福島第一原発から西から南方向の地域で、二〇キロ以遠で比較的放射線量は低いものの、今後の原発事故処理過程において、万が一再び緊急事態が発生した場合に、屋内退避や避難をする準備をしておくことが求められた区域である。この区域では、すぐに避難できない子どもや妊婦、そして高齢者等の要介護者や入院患者などは原則として区域外にあらかじめ避難しておくことが求められた。田村市、川内村、楢葉町《ならはまち》の二〇キロ以遠の地域、そして広野町全域がこの区域に指定され、保育所・幼稚園・小中学校・高等学校は休園・休校とされた。

［2］避難区域外からの避難者

このときに、当初屋内退避指示が出された三〇キロ圏内ではありながらも、隣接するいわき市は避難区域から外れてしまっている。ＳＳＮが行った調査では、埼玉県に設置された大型避難所の「さいたまスーパーアリーナ」には、約一、六〇〇人の避難者の方々のうち最も多かったのが双葉町からの避難者で約八〇〇名、その次に多かったのがいわき市で約五〇〇名であり、いわき市からも事故直後に大勢の人々が関東地方に避難してきたことがわかっている（第２章７参照）。埼玉のこうした避難者の方達は、四月二二日に避難区域が指定されると、「よかった、帰れる」と言っていわき市に戻る世帯と、「放射能汚染は本当に大丈夫なのか？」と警戒して避難を続ける世帯に分かれた。しかしその当時は、この避難区域の境界線が、補償や賠償に大きな格差を生むことになるとは、多くの人々が気づいていなかったのである。

図５‐５は文部科学省が発表した、二〇一一年九月一日時点での航空機モニタリングによるセシウム134およびセシウム137の沈着量を示したものだ。この図に示されているように、放射能汚染は福島県内に指定された避難区域を超えて、広く宮城県、栃木県、群馬県、茨城県、さらには千葉県や埼玉県や東京都にまで及んでいることがわかる。また、福島県の中でも人口の多い福島市や郡山市がすっぽりと放射線量の高いエリアに含まれていることもわかる。いわき市だけではなく、福島市や郡山市から県外に避難した人々、さらには関東地方から関西以西へと避難した人々も数多くいることが知られている。二〇一一年の三月一七日には、米国のルース駐日大使が福島第一原発から八〇キロ以内にいる米国人に避難を勧告しており、関東地方からの避難も、決して過剰な行動ではない。

問題なのは、政府によって指定された避難区域からの避難者は「強制避難者」として補償や賠償の対象となるのに対し

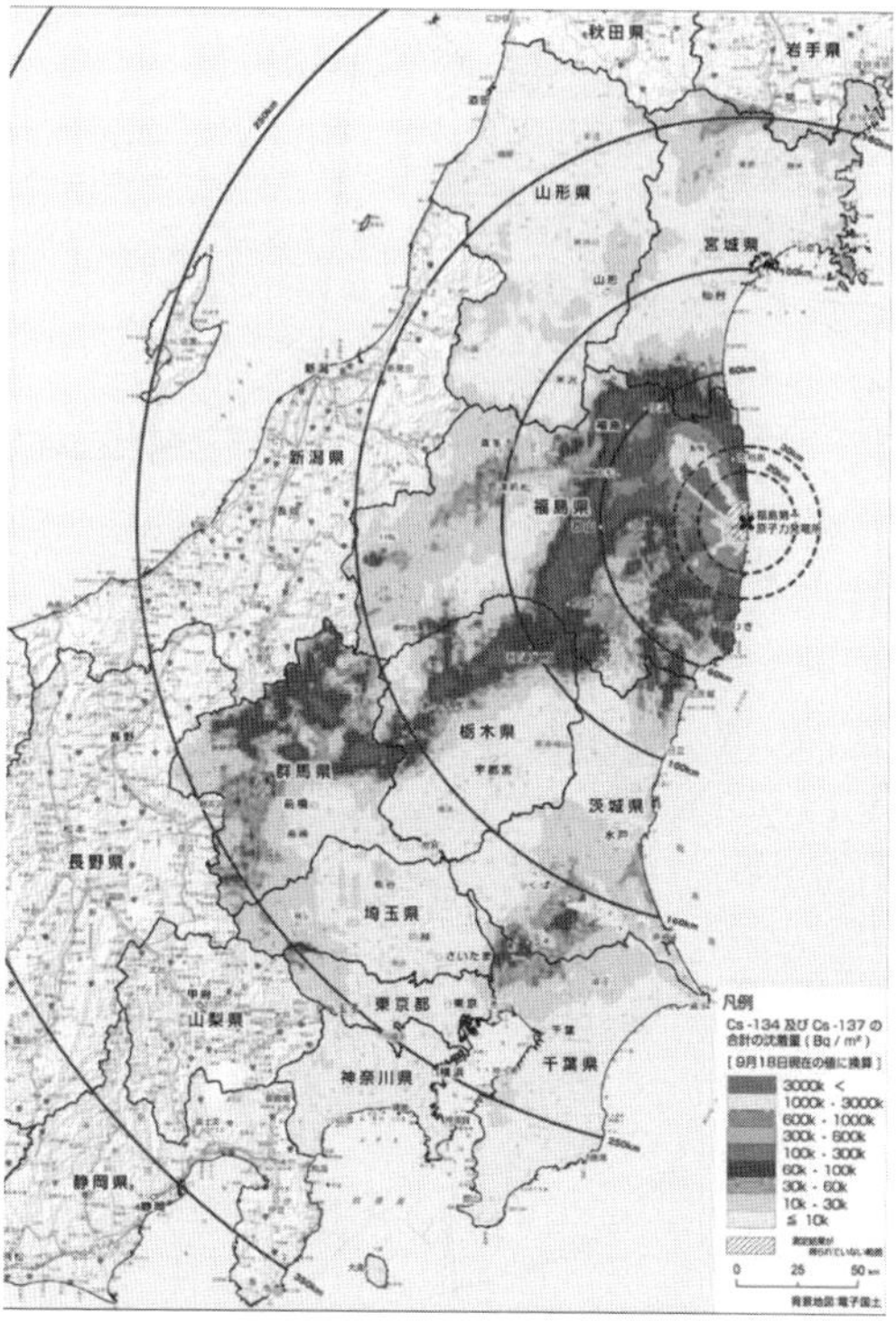

図5-5　放射性物質の沈着（文部科学省発表資料「文部科学省による東京都及び神奈川県の航空機モニタリングの測定結果について（文部科学省がこれまでに測定してきた範囲及び東京都及び神奈川県内の地表面へのセシウム134, 137の沈着量の合計」）

て、それ以外の地域からの避難者は「区域外避難者」あるいは「自主避難者」と呼ばれ、正確な数も把握されないまま、さまざまな補償や賠償そして支援の対象から外されたところにある。

【3】二年間かけて行われた避難区域の見直しと再編

その後半年を経て、政府は二〇一一年一二月一六日に、事故そのものは収束に至ったと「事故収束宣言」をおこなった。それに伴い「ステップ2の完了を受けた警戒区域及び避難指示区域の見直しに関する基本的考え方及び今後の検討課題について」を発表し、「帰還困難区域」、「居住制限区域」、「避難指示解除準備区域」という新たな三つの避難指示区域に区分の見直しを行った（図5-6）。そして帰還困難区域は六年、居住制限区域は四年、避難指示解除準備区域は二年で解除にできるだろうという、ある程度の目安となる年数も提示された。

最も放射線量が高く、二〇一一年末の段階で放射線被曝の年間積算線量が50ミリシーベルトを超えるおそれがあり、さらに五年たっても20ミリシーベルトを下回らないおそれのある区域が「帰還困難区域」として指定された。そして、その境界線にはバリケードが築かれ、原則的に立ち入りが禁止となった。次に、年間積算線量が20ミリシーベルトを超えるおそれがあり、一時帰宅や道路などの復旧のための立ち入りはできるものの、引き続き避難の継続が求められる地域が「居住制限区域」と指定された。三つめに、年間積算線量が20ミリシーベルト以下になることが確実だとされた区域が「避難指示解除準備区域」と指定され、帰還の準備のために住民の区域内への立ち入りが柔軟に認められるようになったのである。

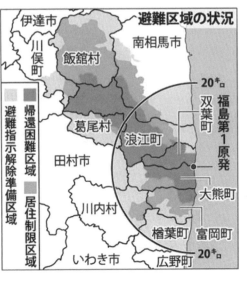

図 5-6　2012 ～ 2013 年の避難区域再編

実際には、政府と各市町村自治体との折衝が長引き、二〇一三年一二月までの二年間をかけて、少しずつ新たな避難区域が決定されていった。「帰還困難区域」に該当する住民は約二万四、〇〇〇人、「居住制限区域」の住民は約二万三、〇〇〇人、そして「避難指示解除準備区域」の住民は約三万二、〇〇〇人と言われている。図5‐7に、避難区分とそれぞれのおよその人数を模式図として表わした。

川内村の住民であり、郡山市の仮設住宅でNPO「昭和横丁」代表として被災者支援を行っている志田篤氏は、この避難指示区域の設定の問題性を次のように述べている。

「本来は線量の高さでやればいいんだけどね。航空写真で見ると円になっているんだけど、現場に行くとそうじゃないんですよ。そんな正確にやってないので、川があるからここからここまで二〇

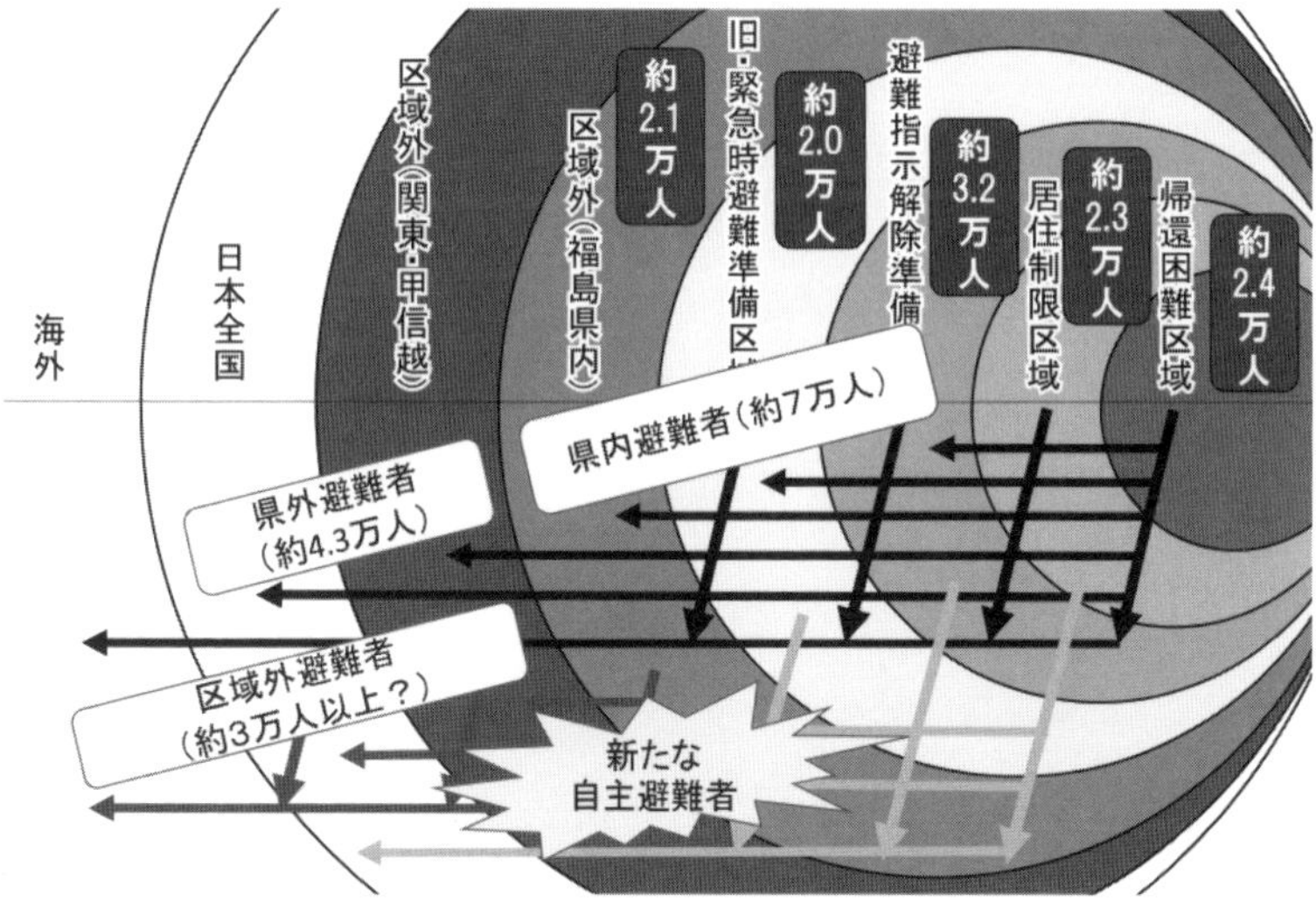

図5-7　避難区域の模式図（筆者作成）

キロとか、道路の走り方によって二〇キロをここにしようとかそういう決め方なんです。曲がりくねった道で、こっちを三〇キロ圏内、こっちを二〇キロ圏内だとすると、二〇キロ圏だっていっても、三〇キロ圏の人より遠い人がでてくるわけですよ。道路ってまっすぐじゃないんだから。自分の住んでるところが三〇キロ圏にされた人からするとですよ、道路がいくら曲がりくねっていたからといったって『俺の方が近いべ』ってなるわけですよね。住民感情からすると、それっておかしいじゃないのっていう不満が、今出ているわけですよね。新聞なんかで地図を見ると、ブツっと円で切ってあるんだけど、末端に行くとそうではないんだよね」

また、避難区域を設定するうえで、福島第一原発の敷地内のどの場所を距離の基点とするかによって、二〇キロ圏なのか三〇キロ圏なのかが大きく変わってしまう。そのため、政府と福島県が立ち入り調査をして、基点を福島第一原発の2号機と3号機が並んでいる中間とすることになったという。さらに志田氏は、避難指示の境界線が川内村では三回も変更されたことが住民感情を害していると指摘している。

「川内って二〇キロの設定の仕方が三度変わっているんですよ。場所が。最初は、川内から富岡に入る県道36号線のトンネルの入口に、事故一週間くらいパトカーで警察がいたんですよ。三月の一一日から三月の一五、一六日まではそこにいて、二〇キロ圏に避難指示が出された富岡へ入る人を検問して、できるだけ入れないようにしていたけど、実際は自己責任で入ってくださいって許可していた。

それで、その次に国道３９９号線っていう、いわきから来て川内を南北に横切ってずっと山形までいく道路があるんですね。３９９の国道に沿って、下川内っていう地区に信号があるわけですよ。その交差点に、今度は警察の検問が移るわけですよ。さっきのトンネルから約一キロ位西側にずれたところに移動するわけですよね。そこで二週間後くらいから検問をするわけですよ。

それで四月二二日。窃盗とかが多発するので人の流れを止めよう、検問しないといけないっていって、国が「警戒区域」を設定しますってなるわけ。『どこに持ってくるんだべ』ってなるわけだよ。ここが川内村の住民が怒るところなんだよ。村としては一回目と同じトンネルのところに持っていきたかったわけだよね。ところが国は国道３９９号線の東側を警戒区域と設定しますと発表したんだよ。そしたら、この信号からこっちだよね。ところがどういうわけか二日後か三日後に、３９９の交差点の信号から東側に県道36号線をトンネルに向かって行く途中の、診療施設とか社会福祉協議会とかが入っていた保健福祉医療複合施設の「ゆふね」というところにバリケードを築いちゃったんですよ。

ここが川内村のミステリーなんですよ。国は３９９の東側といっているのに、なんで2～3日後に「ゆふね」まで、誰がもってきたんだっていう話になるわけですよ。それが今あやふやになっていて。国が決めたものをそんな簡単に動かせるものではないのでね。だから村の行政のトップは少なくとも関与したんだろうってことになるわけですね。そのミスマッチのせいで、地図では二〇キロ圏に入っているのに、二〇〇～三〇〇世帯が二〇キロ圏から外れちゃったのね。だから余計住民感情が悪いわけですよ。こっちに入っていれば家も新築できるし、賠償は総じて一家族で億ちかくもでるし、それに比べてもう一方はたった十八カ月で打ち切られて一八〇万ですよ。その差はなんなんだってことなるわけですよね。わかりますか」

補償や賠償の格差は、先ほど述べた強制避難者と自主避難者の間にだけ存在するものではない。強制避難者の間でも、この避難区域の再編により、さらに細かく分断が進んでいったのである。

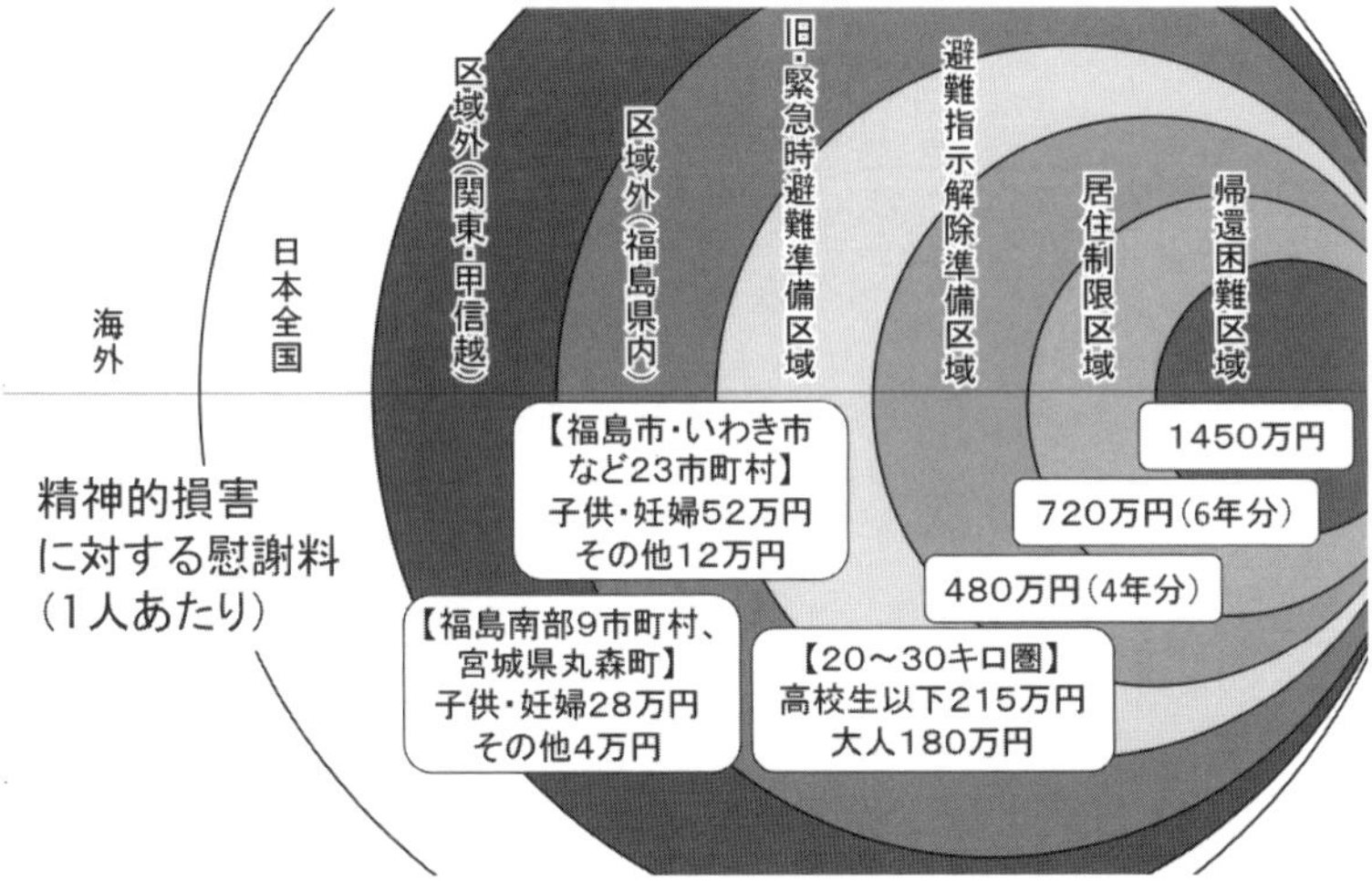

図 5-8　賠償の格差（朝日新聞（2015 年 3 月 2 日）データより筆者作成）

［4］避難区域による賠償の格差

福島第一原発の廃炉には二〇年から三〇年の年月がかかると言われている。二〇一一年一二月に避難区域の再編が発表された当時は、「帰還困難区域」に指定された世帯は、六年を目処に帰還できると考えられていた。しかし、実際には中間貯蔵施設や廃棄物処理場の建設などの問題で、二〇年から三〇年は戻れないだろうと考えられている。この「帰還困難区域」に指定された世帯には最も多くの賠償金が支払われ、一人当たりの精神的損害に対する慰謝料が約一、四五〇万円支払われる試算になる。

その次に賠償金が多いのが「居住制限区域」であり、試算根拠として一カ月一〇万円の六年分で、一人当たり七二〇万円である。「避難指示解除準備区域」は四年分の約四八〇万円になる。二〇キロ以遠三〇キロ圏内に位置し、原発事故後半年で早々に避難指示が解除された、旧「緊急時避難準備区域」は、大人が一八〇万円、高校生以下が二一五万円である。「区域外」のうち、福島市やいわき市などの二三市町村は、原発事故直後に一般の大人に一二万円、子どもや妊婦に五二万円が一度だけ支払われた。その次に遠い、福島県南部の九市町村と、福島県に隣接する宮城県丸森町《まるもりまち》は、一般の大人に四万円、子どもや妊婦に二八万円が支払われた（図

5―8)。

前述したように、放射能汚染は福島県内に指定された避難区域を超えて、広く宮城県、栃木県、群馬県、茨城県、さらには千葉県、埼玉県、東京都にまで及んでいたが、そのような地域からの、いわゆる「自主避難者」には一切賠償金は支払われていない。

もう少し具体的にイメージできるように、川内村の志田氏の話を引用したい。川内村では福島第一原発から二〇キロの境界線で、大きな格差が生まれたことを前述した。二〇キロ圏内は「避難指示解除準備区域」と「居住制限区域」に該当するので、六年にわたって賠償金が出続けている。しかし、二〇キロ以遠の大半の地域は、旧「緊急時避難準備区域」であり、原発事故後一八カ月で賠償が打ち切られている。志田氏は、二〇キロ圏内の人々には二〇一八年三月まで賠償金が出ると考えて試算している。

「まず精神的慰謝料の賠償で七年で八四〇万つきますよね。家族四人のモデルケースでやってみますか。八四〇万×四人で三、三六〇万でしょ。そのつぎに家財道具だと、だいたい三人家族ないし四人家族で五二〇万くらい一律で出るんですよ。そのほかに家屋。例えば、宅地が標準的に一〇〇坪として、ツーバイフォーの木造の家に親子4人で暮らすと、大体賠償は総じて1億ですよ、二〇キロ圏内では。住宅の解体は国、環境庁がやってくれる。当然二〇キロ圏内に家を作る人はいないので、いわきとか郡山とかに作るわけですね。元々住んでた宅地の坪数で家を作った分も賠償しますので、大体四、〇〇〇万ですよね。それに今度は引っ越し費用、交通費、全てを含めていくとだいたい二〇〇万くらいはかかっているでしょうね。その次に旦那さんが職を休む、娘さんが職を休むとなった場合の休業補償は残り七年見ますので、一人大体月二〇万円と見たら二〇万×一二カ月で、一年で二四〇万、だいたい一、五〇〇万円ですよね。奥さんの稼ぎだ、なんだかんだというと、丸七年で夫婦の合計で三、〇〇〇万くらいにはなるでしょ。その他に僕も知らないような、お墓を移転するとか、あるいは家財道具でも、高価な嫁入り道具が二〇〇万以上のものがあればそれを賠償しますので。そうすると、単純に計算したって一億二億になるからね。二〇キロ圏内って、こんな風に、賠償にいっぱいオプションがあるわけですよ」

賠償の格差のほかにも、行政サービスの格差もあるという。二〇キロ圏から外れた三〇キロ圏になると、自宅の解体作業が有料になる。家財道具などの片付けに関しても、二〇キロ圏内では全部政府が無償で行っているが、三〇キロ圏では廃棄も含めて全部自前でやらないといけないという。こうした賠償額の違いや、行政サービスの違いから、同じ村の中の人間関係に亀裂が入ることは容易に想像できるだろう。

さらに、賠償の多寡という二つの対立だけではない。比較的賠償がなされている人々の中にも相続争いなどの人間関係の問題があると言い、手厚い賠償を受けている人、わずかな賠償しかもらえない人、どちらにとっても不幸を招いていると志田氏は言う。

「総じて、賠償を受けて億万長者になった人にとっても、それから川内村みたいに賠償が薄くて生活が困窮している人にとっても、今回はどちらにしても良いことはなかったと。まずひとつはお金が入ると生活再建できるかというと、これがまたそうでもなくて。今どこの家もそうだと思うんだけど、億万長者が生じると何が起きるかというと、相続争いが起きているんですね。それはやむを得ないんだな」

志田氏は、賠償金の多寡を問わず生じた家族間のトラブルを、少し一般化して次のように語った。

「たまたま近くにいるお嫁さんが、親父さんのとこやお袋さんのとこに遊びに来たとしますよね。そしたら、買い物に一緒にいくのでお金をおろすことになって、たまたま通帳を眺めたら、そこには数千万から数億の金額が打ち込んであったと。お嫁さんもそれまたびっくりして。その後は、数十万とか数百万単位で、通帳からお金が失われていくわけだよね。何が必要だとか、言葉巧みに多分お金をもっていったんだろうね。そしたら、今度はもともと親の面倒をみてきた息子とか娘とかがやってきて、それに気づいて、親をこんなところに置いておいたんじゃお金がすぐなくなるということで、親を東京だかどっかにあわてて連れてっちゃうわけだよね。それで、お嫁さんが、親がいなくなったって言って騒ぎになるっていうことがあるのね。
逆に、賠償金がもらえなかった地域で何が起きているかって言うと、今度は親を誰が面倒見るかっていう問題が発生するわけですよね。人間ってね、もともと親子関係やコミュニティが上手くいってたらいいんだけど、お金がないと、親を誰がみるのかって、息子や娘達が遠ざかって音信不通になっちゃうわけですよ。そういう頼れる家族がいない人が、この仮設住宅にはみられるわけだよね」

さらにショッキングなことに、志田氏は、賠償金を得たことによるコミュニティの不幸と、賠償金を得られなかったことによるコミュニティの幸福を、次のように皮肉を交えて語った。この問題については本章（第5章）の第1節で述べているが、町全体が二〇キロ圏内に該当した富岡町の仮設住宅と、村の大半が二〇キロ圏から外れた川内村の仮設住宅が、隣り合わせに並ぶ精神的苦悩の一端である。

「お金を持つとね、人間は心理的に友達がいらなくなるんですよ。なんでだかわかりますか。例えば、三、〇〇〇万円をキャッシュで鞄に入れて持つとしたらね、必ず回りを警戒するでしょ。見た目に嫌な感じの人がきたら離れて歩いてみたりすると思うわけですよ。今のは例えでね、実際には鞄には入ってないけど、通帳には数千万入っていると、それを守らなきゃって思っちゃうわけですよ。そうすると人と接するのが嫌になるじゃないですか。それによくある話で、親族が現れて『いやあちょっと事業をやってて大変だから、おばちゃん悪いけど五〇〇万貸してくれない』ってのが出てくるわけだよね。見ているとね、お金ある人はコミュニティっていらなくなるんですよ。守りに入るから。それはしょうがないと思う。俺だって同じ立場だったらそうすると思う。お金があることが、余計なコミュニティの崩壊を招くわけだよね。そういうことが関係しているのかわかんないけど、富岡側の人は自立できるから集まりをやっても集まりにくい。
一方で、川内村みたいに早稲田の学生さんが来て食事の支援をしてくれるよって言うと、みんなお金もってないし、じゃあみんなで楽しくやるかと、集まってくるんだよね。いわゆる生活防衛が働くわけだよ。助けたり助けられたりするコミュニテ

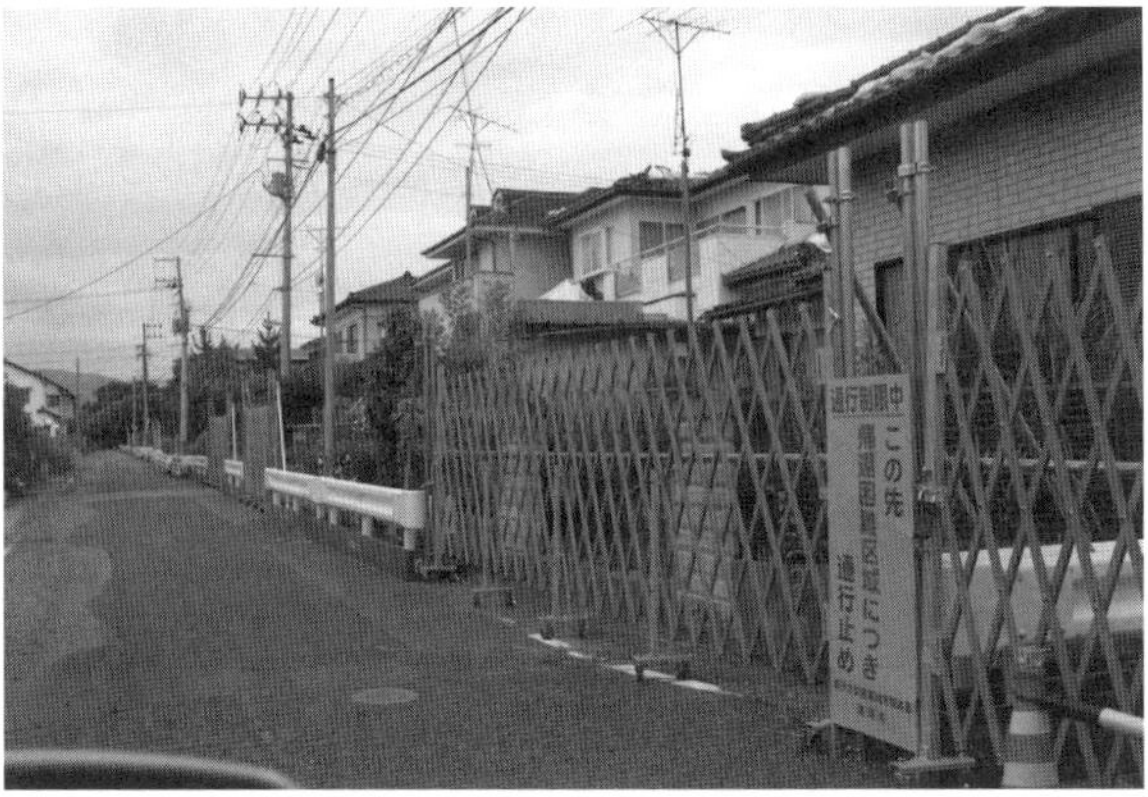
通行制限中
この先
帰還困難区域につき
通行止め

図 5-9　地域の分断（2014 年７月筆者撮影）

ィがないと、村は生活できにくいので人の集まりもよくなる。でも富岡側で同じようなことをやっても人が集まらない。それはなぜかというと、人に頼らなくてもいいから。むしろそこに行って嫌な思いをするくらいなら、巻き込まれないで自分でお金のことを管理して、個々に老後のことを考えればいいってことになる」

地図上に引かれた恣意的な境界線によって、住民の生活や人生がいかに大きく左右されているかということが理解できる。図５－９（二〇一四年七月筆者撮影）は、富岡町夜の森地区に設置された「帰還困難区域」と「居住制限区域」の境界である。たった三メートル幅の道路をはさんで、左右にバリケードで区域が分断されている。

「帰還困難区域」の人々には最も多くの賠償金が支払われているが、それは地元の家も土地も生活の場も、ふるさとのすべてを喪失した代償としての賠償金であり、ましてや金銭でその喪失が埋められるとも言えないだろう。志田氏が言うように、多くの賠償金を一時的に得たがために生じる不幸も大きい。「避難指示解除準備区域」の人々にとっては、五年も六年も放置された町のインフラ整備から始めなければならず、住宅も朽ちて建て替えが必要となり、支払われた少ない賠償金で、しかも避難先に居住しながら地元の生活再建準備を行うことは至難のわざである。避難指示が解除された一年後には賠償金が打ち切られるので、たった一年で生活再建を強いられる苦しみもある。そして、いわゆる「自主避難者」は、子育てや生活面で地元が健康上安全な場所とは言えないと判断して避難したが、避難生活のすべてを自己責任とされ、経済的にとても苦しい状況に追い込まれている。この自主避難者達の生活苦については、私たちの前著『漂流する自主避難者たち』（明石書店、2016）に詳しく述べられている。

［5］避難指示解除に伴う賠償の打切り

原発事故から三年が経った二〇一四年に入り、田村市の東部そして川内村の東部と、徐々に「避難指示解除準備区域」の避難指示が解除されていくことになる。二〇一五年の九月には楢葉町の全域が解除され、二〇一六年六月には葛尾村、二〇一六年の七月には南相馬市の「避難指示解除準備区域」の避難指示が解除された。今後も次々と避難指示が解除されていくことになる。

川内村の場合は、事故直後に村長指示によって全村で避難した。避難区域としては、二〇一一年四月二二日に村の大半が「緊急時避難準備区域」として指定されたが、その半年後の二〇一一年の九月三〇日には、その区域設定を政府は解除した。そのため、その日を境に帰っても良いということになり、解除された日から一年間で賠償がストップする。川内村の場合は二〇一二年の八月三一日に賠償が打ち切られ、それまでの一八カ月間のみ賠償がなされたことになる。その賠償内容としては、精神的賠償の月一〇万円をベースに計一八〇万円、それに加えて、自宅の補修清掃費用として定額三〇万円が標準額として支払われた。政府によって避難指示が解除された後は、地元に帰還できることが前提となるために、さまざまな理由によって帰還を選択しなかった川内村住民の大半の人々が、「新たな自主避難者」とみなされることになった。

ただし、三〇キロ圏内の住民で新たな自主避難者になってしまった者であっても、これまでに住居だけは確保されてきた。二〇一六年時点では仮設住宅に無償で住むことができて、既存のアパートで暮らす世帯に対してはそのアパートを借り上げ仮設住宅とみなして一カ月六万五、〇〇〇円まで家賃補助が出ており、家族で暮らす世帯に対しては九万円までの補助が出ていた。この制度は、原発事故当初からの自主避難者のうち二〇一二年の借り上げ仮設住宅の申込期限に間に合った世帯に対しても同様であり、賠償金のない自主避難者達の生活をかろうじて支えてきていた。

ところが、二〇一五年五月に自民党の「東日本大震災復興加速化本部」は、原発事故当初からの自主避難者や、すでに避難指示が解除された区域の自主避難者達に追い打ちをかけるかのように、二〇一七年三月でこの借り上げ住宅の家賃補助、そして仮設住宅の供与を打ち切るという案を発表した。それに呼応するように、二〇一五年六月に福島県が住宅の無償提供打ち切りを宣言した。それだけはない。自民党の復興加速化本部は、二〇一五年六月までに避難者の七割が該当している「避難指示解除準備区域」と「居住制限区域」の避難指示を解除する方針を打ち出した。これまでに賠償を受け取っていた世帯も、その一年後の二〇一八年三月には賠償金が打ち切りとなり、一年間で生活を再建させるために動かなくてはいけない厳しい現実が目の前に迫ってきた。

二〇一七年以降、次々と避難区域が解除されていき、約五万人の新たな自主避難者が誕生することとなる。川内村が数年前に経験した、避難指示解除と賠償の打切りと同様の問題が噴出してくるものと思われる。私たちは、川内村の経験に学ばなければならない。

［6］賠償の格差がもたらす生活苦への支援

仮設住宅で暮らす人々の中でも特に高齢者は、親族などの頼る当てがない人々が多い。ましてや、川内村の避難者の賠償は、早くに打ち切られてしまっている。そうした、いわば社会的弱者の高齢者にとって、二〇一七年三月で借り上げ住宅の家賃補助や仮設住宅の供与が打ち切られてしまうことは、早期の生活再建を強いられる厳しい問題である。それでは、高齢者はいったいどういう生活を送っているのだろうか。仮設住宅に住む高齢者の人権擁護と生活支援に取り組む志田氏は、二〇一五年一一月二三日の私たちのインタビュー調査に際して次のように語った。

「皆さん月三万から四万で暮らしているわけですよね。国民年金を満額積んだとしても六万五、〇〇〇円だから。仮設って家賃は無料だけど、水道光熱費はお金かかるんですね。私も四年数カ月夫婦二人で暮らしていますから、だいたい水道・ガス・電気代っていうのは予測できて、それらをどんなに節約しても一万もしくは一万二、〇〇〇円はかかるんですね。病院にも通っているので、内科、整形外科、眼科ってふたつみっつ病院をかけもちして、月に二回や三回って病院に行くとなると、タクシーで行くのか、誰かに乗せてもらって行くのか、バスで行くのかにしても三千円～五千円はかかるんですよね。ここの高齢者って義理堅いので、誰かに乗せてってもらうとリポビタンDを一箱とか、そういうお礼をするので、それだけで一万五、〇〇〇円が消えちゃうわけですよね。生活費にまわせるお金ってのは、残り三万ないし三万五、〇〇〇円。着るものと食費だけで一万五、〇〇〇円～二万五、〇〇〇円しかない。それを三〇日で割ると一日五〇〇円～七〇〇円で生活してるってことになるわけです」

こうした川内村の生活困窮者の悲惨な実態に対して、志田氏はＮＰＯ法人「昭和横丁」を立ち上げ、毎月5キログラムのお米の支給と、生活雑貨、缶詰、洗剤などの支援を六年間継続して行っている。志田氏は、超高齢化する仮設住宅において必要とされる生活支援について、次のように語った。

「仮設住宅では、高齢者の死亡率が非常に高かったんだよね。それをマスコミはストレスだと報道する。仮設に居て狭い所にいるから、運動不足で隣にも気をつかうと。それから、家族と離れて暮らす精神的不安定さが死亡率を高めているって話になっているんだよね。

でも、ここで一緒に生活してみて感じたのは、ストレスと運動不足も確かにあるんだけど、気が付いたのは食事がまずくなったたってことだよね。川内にいる頃は、たいてい米も野菜も自給自足だったけど、この仮設に来てからは畑で野菜作れないでしょ。味の落ちる野菜をスーパーで買って食べるようになると、美味しくないからだんだん食べなくなっていっちゃったんだよね。

そんなわけで、ここの高齢者の人達に、野菜をどうやって摂取、食べられるようにするかってことを考えて、二本松のＮＰＯ法人野菜畑から美味しい野菜を支援してもらって、南三陸の海藻を入れて、愛媛の柑橘を入れて、ここに住む六五歳以上の人達で市場を管理して、週二回販売を始めたんだよね。同時に、ここに広場を開いて、バイキング方式とまではいかないけど、わかめの酢の物にきゅうりを入れて加工して、自由に食べてもらうことで、野菜不足を補っていって元気になってもらおうと

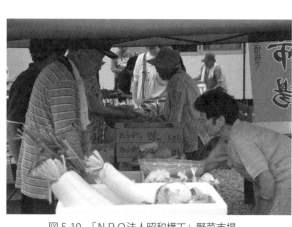

図5-10　「NPO法人昭和横丁」野菜市場
（2014年7月筆者撮影）

やっているんだよね。ただ単に、市場やって金儲けしているわけでなくて、健康の対策でやっている。また、コミュニティの問題もあったので、市場にお茶のみ場を週二回開いて、住民の交流でストレスを解消しようとしてる」

仮設住宅に住む高齢者の「生活不活発病」が問題視されるようになっているが、このように野菜市場（図5-10）に交流広場を設けることで、食の健康と精神的健康を図るというアイデアは画期的である。住民は、野菜や海藻、果物を買いに行くついでに、美味しい野菜料理を食し、仲間とお茶を飲みながら心の交流をするのである。

第4節　震災関連死と震災関連自殺

[1] 二〇一二年四月、無人の浜通りを行く

原発事故から一年。私は、これまでに何度もお話を聞かせていただいていた（第1章参照）、濱田寿雄氏（仮名）の一時帰宅に同行する機会を得た。濱田氏には、「先生には現場を見ておいてもらった方がいい」と強く勧められたからだ。原発事故を研究するのならば、事故が起こった現場を見ないことには真実はわからないだろうという意見だ。それに加えて、自分達の苦しさをもっと深く理解して欲しいと考えているのだと、私は感じた。フィールドワーカーとしては願ってもない機会だが、さすがに放射性物質が空気中に蔓延している区域に入るのには恐怖心が伴う。

体調を壊さないだろうか、どちらかというと環境に敏感な身体を抱えている私にとっては、覚悟が必要なことだった。防御服はどうするのか。ホームセンターで最近よく売っている、白いビニールのレインコートを買うべきだろうか。マスクはどうしたらいいのか。花粉症用のマスクではなく、工事用の分厚いマスクをした方がいいのではないだろうか。手袋や靴はどうするのか。軍手を着けて、靴にはビニール袋をかぶせるべきなのか。

「先生はマスクぐらいはしといた方がいいべ」と言われたが、濱田氏らは、自分達は普段着のままでいいのだと言う。彼らにとっては、自分達の地元、自分達の家に帰るだけだ。彼らが防御服を着ないというのなら、自分だけ着るのは気が引ける。完全防備して同行するということは、彼らの地元や彼らの自宅が汚れていると考えていることを、体で示しているようなものだ。病院で、白衣に手袋とマスクを着けて完全防備をして、感染症をもった患者さんに接するのとよく似ている。医師側からすると、自分を守り感染を拡大させないために医学的に必要なものだと正当化することができる。しかし、患者側からすると、自分が汚いものとして扱われていると感じてしまうことだろう。私は、覚悟を決めて、マスクのみで行くことにした。

広野町《ひろのまち》から楢葉町に入ったところにあるＪヴィレッジ前の検問を通過し、陸前浜街道という名がつけられた国道６号線を北上する。富岡町に入ったところで斜めに県道３９１号線を海側に向かって入っていった。常磐線の狭いガード下をくぐると、そこには、これまでに私が見たこともない光景が広がっていた。

ただっ広い何もない草原に横倒しにされた何台もの車が雨ざらしにされており、津波で崩された瓦屋根の家が数軒だけ草むらの中に点在していた。ほとんどの家屋は一階部分の壁がなくなり、柱だけの筒抜け状態だ。そして、二階部分は斜めに傾いたまま、かろうじて一階の上に乗っている無残な姿だ。

「そこが、てつ君の実家だから」という濱田寿雄氏の言葉に、車中の皆から「あー」とため息が漏れる。

車を降りると、吹きすさぶ冷たい海風にジャンパーの襟がバタバタと音を立てる。田んぼと思われる草むらは、よく見ると水浸しで、まるで湿地のようになっている。海を背にした低い一本松には、短い尖った葉がわずかに残っているだけだ。

「ここは降りても大丈夫なんだっけ？　この辺は、線量あまり高くないんだっけ？」

濱田氏の奥さんが、放射線量を気にしている。私の手の中のガイガーカウンターは、1時間あたり0・52マイクロシーベルトを示している。

「そうですね、0・5くらいだから、まあそんなには高くないですね」と答える。

しかし、毎時0・5という数字は決して低いわけではない。福島入りしてから、このくらいの数字に慣れてしまっているだけだ。一日24時間に換算すると12マイクロシーベルト、そして一年三六五日に換算すると4380マイクロシーベルト、ミリに換算すると4・38ミリシーベルトとなる。つまり、一年間この場所にいると、4ミリを超える被曝になる数値である。原発事故以前の公衆の被曝限度1ミリシーベルトを超えている。一般に病院や研究所などを含めた放射性物質を扱う施設の「放射線管理区域」の基準は三カ月で1・3ミリシーベルトであり、年間に換算すると5・2ミリシーベルトになるが、これを超えた放射線が外部に漏れないように管理しなければならならない。この場所の空中の線量は、まさに放射線管理区域に近い数値だということになる。

枯れた草むらの上をガサガサと駆け抜ける風の音以外には何も聞こえない。何もかもが無くなってしまっている。白いガードレールが津波でなぎ倒されており、ちぎれているところもある。車の標識のポールはほとんど全てが倒れている。道路もあちこちが大きく陥没して、アスファルトがなくなり、砂利が露出している。

「これが海遊館本館だな。あらー、まるで爆撃くらった戦争みたいだな。イラクとかそんな感じだね。こんなに鉄筋でもコンクリでも、ぐちゃぐちゃになるんだな」

「ここは、住宅は一軒もないね。全部流されちゃったんだ。木造で古かったから、ひとたまりもなかったんだね」

富岡浄化センターを左折すると、常磐線の踏切がある。信号機もすべて倒されている。線路の西側は、小高い山が迫り、その手前に流されてきた家がいくつも折り重なるように潰れている。家を押し流してきた津波が、山のコンクリートの斜面に激突したのだ。道路の上にも、流されてきた家の二階部分がのっており、通行止めの状態だ。

「うわー、これは車の墓場だ」

ガラスが割れて、フレームが曲がり、錆び付いた何台もの車が集まっている。

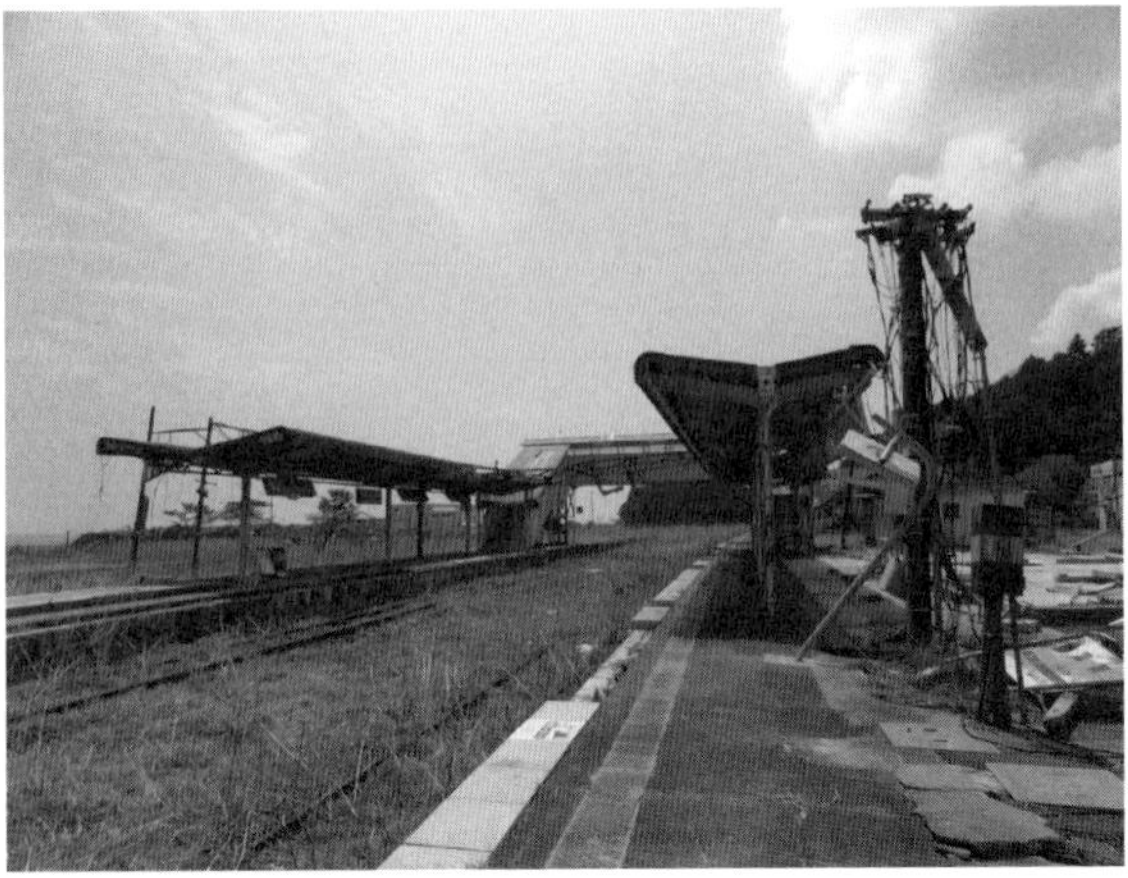

図 5-11　JR 常磐線富岡駅（2014 年４月筆者撮影）

「ここで、人が亡くなっているんだよね」

道路沿いに並ぶ家の一階部分は、壁が射貫かれたように無くなっており、そこに軽トラックや軽自動車が突き刺さるようにして部屋の中に入り込んでいる。部屋の中は家財道具がぐちゃぐちゃに散乱している。床にはドラえもんの人形や小さな靴が転がっており、子どもが住んでいたことがわかる。

ＪＲ常磐線の富岡駅前に着いた。駅前にあったと思われる駅舎がことごとく無くなっており、コンクリートの基礎が向きだしの状態だ。線路上に車が一台残されている。何本ものちぎれた電線が、柱や屋根の上に絡みついている。富岡駅の看板は健在だ。線路の海側は、元々あったはずの十数軒の家はひとつもなくなり、完全な草原になっている。

富岡駅を離れ、国道6号線に戻り、次は濱田氏の自宅のある夜の森《よなもり》地区に向かう。

「ここが、あの有名なエネルギー館だから」

6号線沿いに建つ、東京電力福島第二原子力発電所のエネルギー館である。薄いブルーとイエローに彩られた洋館だ。緑の屋根の上に風見鶏が乗った塔まである。街角にできた小さなテーマパークのような雰囲気で、周囲の風景から異様に浮いている。ここで、原子力発電に関するPRが盛んに行われていたと言う。小学校の子ども達は、社会科見学でここをよく訪れ、原子力発電の仕組みと安全性について学ぶ。それだけではなく、小中学生の各種スポーツイベントもよくここで行われていたと言う。東京電力が、さまざまな手段を使って、町民にサービスを行っていたことがわかる。

国道6号線の富岡橋を渡り、県の合同庁舎入り口の交差点を超えたあたりから、放射線量が上がり始めた。ガイガーカウンターは毎時1・0マイクロシーベルトを超え、ピーというけたたましいアラーム音が車内に響いた。

「あー、やっぱり、だめか」

「こっちなんですよー。私たちの家は」

なぜか、車内には笑い声が渦巻いた。諦めの極致のような気持ちからなのか、あるいは、強いストレスがかかると人は笑うことしかできなくなるのかもしれない。その後、富岡橋からわずか二キロの富岡消防署のあたりで2・0マイクロシーベルトを超え、さらに一キロ先のケーズデンキの前で4・0マイクロシーベルトを超えた。すごいスピードで放射線量があがっていく。

「こりゃあ、こんな所帰れって言われたって、帰れねえべ」

「いやあー、これは、無理だ」

小良ケ浜の交差点を左折して坂を上り始めると、そこは桜のトンネルだった。四月下旬の福島県浜通りは桜が満開である。見事な夜の森の桜並木である。無人の町に、悲しいかな桜が咲き誇っている。桜並木の放射線量は最高4・83マイクロシーベルトだ。年間に換算すると42ミリシーベルトを超える値だ。

「これが夜の森公園です」

「あー、公園の中に、黒いのが一杯積んである」

「除染してんのか、ここは」
公園前の放射線量が3・09マイクロシーベルトまで下がった。この公園の周辺は、除染のモデル地区になっているとのことだった。確かに一帯の除染によって空間線量は下がっているが、下がったとは言ってもせいぜい1マイクロシーベルト程度の低下だ。この公園では毎年この桜の季節になると、町をあげての「夜の森桜まつり」が行われてきた。たくさんの出店が出て人が賑わい、ヨサコイ踊りやクイズ大会などさまざまな催し物を楽しんだそうだ。二〇一一年三月に、「警戒区域」に指定されたこの富岡町の住民は全員避難を余儀なくされ、二〇一一年の四月、二〇一二年の四月と、二年つづけて桜のトンネルの下は無人になっている。ふるさとの土地が奪われ、ふるさとの文化伝統が失われたその無念さは計り知れない。

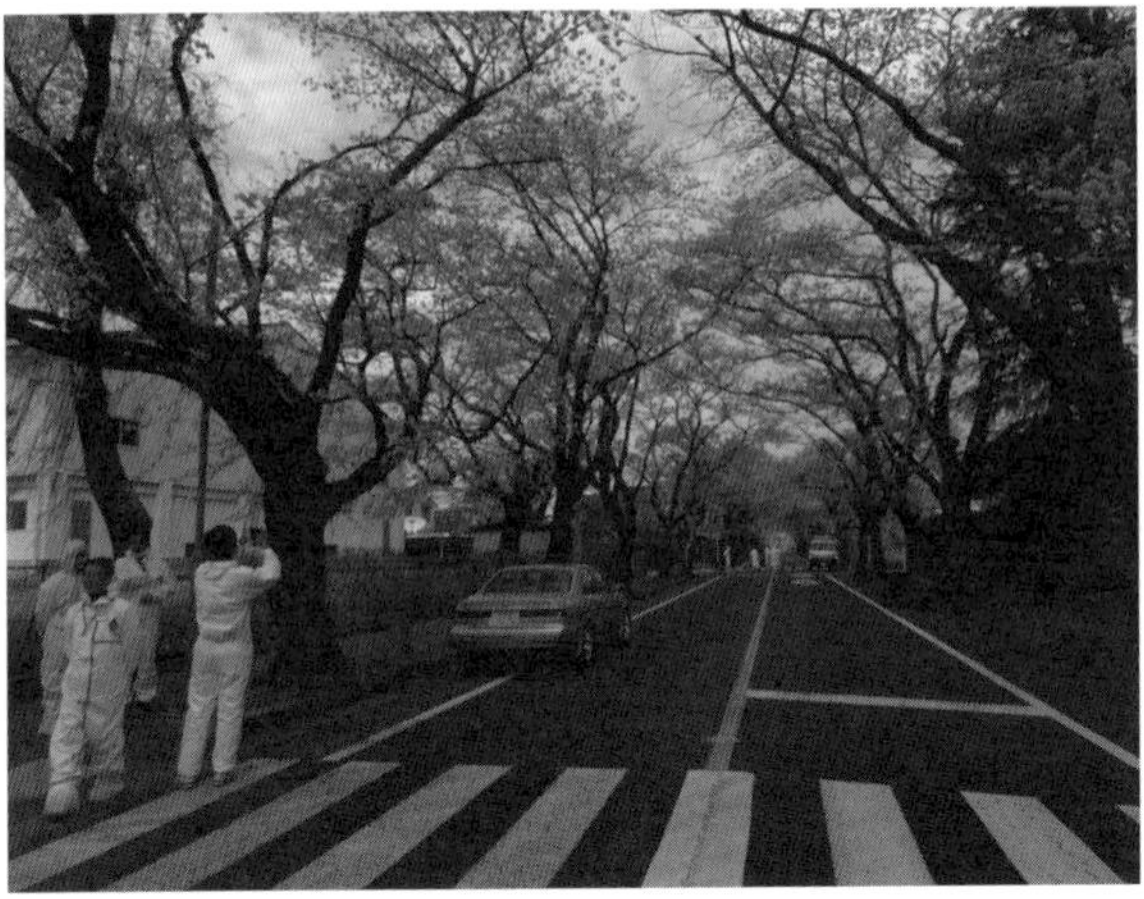

図5-12　夜の森桜並木（2012年4月筆者撮影）

富岡町健康増進センター「リフレ富岡」の角を左折し、南へ町立富岡第二中学校前まで向かう。濱田氏の出身中学だ。学校の前では、美しい満開の桜のトンネルをテレビクルーが白い防御服を着て撮影していた。私たちも車を降りて、ゆっくりと桜をながめる。

「こんな桜の下で、こんな防御服見ると、なんか、なさけねえなあ」と濱田氏が漏らした。

「それに、全面マスクかなんかしてたら、もうやってらんねえべ」と、テレビクルーに向かって話しかけた。

「そうですよね。イビツですよね。こういう白い服着た光景は。テレビのメディア上、チラッと映った時のためにに着ているだけで」と釈明するテレビクルー。帽子やマスクをしている人は数人だけで、あとの大半はつけていない。完全防備をしている人は、おそらくマイクをもってテレビに映る人なのだろう。

「いやー、白い服みるだけで、二度とここには帰ってこられねえ気分になるよ」と濱田氏。

「すみません」と、そのテレビクルーが詫びた。

中学校の敷地も除染のモデル地区になっており、校庭はきれいに表土がはがされて、放射線量も１・87マイクロシーベルトまで下がっている。

「このへんは、もともと4から6マイクロシーベルトあるんですけど、除染したから2以下になってるんですよ。でも、そこの家の敷地にはいると、7とか8ありますよ。側溝なんかは30から40ですよ」

そう言われて、私もガイガーカウンターで測定してみた。中学校の目の前の数メートルの道路をはさんだ反対側の草むらが、なんと20マイクロシーベルトを超えている。この草に不着している放射性物質を、手で触って、誤って口の中に入れてしまえば内部被曝することになる。恐いのは、放射性物質が大量にあるにもかかわらず、目にはまったく見えず、臭いもまったくしないということだ。人間の五感ではまったく感知することができず、ガイガーカウンターがなければその危険性を知ることができないのだ。せめて、花粉や粉塵のように黄色や黒っぽい色がついていたり、化学物質のような異様な臭いがしていたり、電気のようにビリビリ痺れてくれたりすれば、私たちはその存在を知ることができるのに、そうはいかない。放射線量が高いと言われなければ、美しい夜の森の桜のトンネルの下で、自然のいい空気と桜のほのかな香りを思う存分吸ってみたい気分だ。

この富岡町の夜の森地区は、放射線被曝の年間積算線量が50ミリシーベルトを超えるおそれがあり、五年たっても20ミリシーベルトを下回らないおそれのある区域として「帰還困難区域」に指定された。原子力発電所の廃炉には二十年から三十年かかると言われており、もうすぐ七〇歳になろうとする濱田氏が、生きている間に地元に帰って生活できる日は来るのだろうか。

自分の地元が穢された感覚は、自分の身体が穢された感覚に近いのではないだろうか。何年も放置された自宅が、放射能や風雨にさらされて徐々に痛んでいくのは、自分の身体がだんだん病魔に冒されていく感覚に近いのではないだろうか。豊かな自然環境の中で、春には山菜採り、秋にはキノコ狩りに行き、多くの家庭が自家菜園でおいしい野菜を作り、浜で捕れた新鮮な魚介類を口にしてきた生活の場が、根底から覆されたのだ。

自宅でおいしい米や野菜が採れれば近所にお裾分けし、自宅でおいしい煮物をたくさん作れば近所にお裾分けしてきた。醤油や味噌が足りなくなれば、遠くスーパーに買いに出かけるのではなく、近所の家に借りに行っていた。畑仕事の後は、近所の家に集まってお茶を飲んで雑談し、昼寝までさせてもらうこともあった。家の玄関の鍵は、寝る時だけでなく、出かける時にもかけたことがなかった。たまに怪しいセールスマンが留守の隣近所を訪問していたりすると、住人のかわりに追い返したりもしていた。そんな近隣の親しい人間関係も散り散りになり、今では連絡もつかなくなってしまった。

農業や漁業や酪農など、自然環境をその生業の基盤に生きてきた人びとにとっては、生活と人生のすべてを失うことになってしまった。農地は、何年も何年もかけて精魂かけて耕し、肥料をまき水をまき、一粒一粒の土作りに励んできた命の糧だ。津波で漁港が破壊されたのは仕方がない。造り直せばすむことだ。しかし、放射能汚染ですべての魚介類が汚されてしまってはどうにもならない。原発事故から何年たっても、汚染水の海への流出は制御できていない。牛や豚、そして鶏を飼ってきた酪農家にとって、動物は自分の家族のようなものだ。数年から十数年の動物の一生に寄り添い、出産に立ち会い、病気を治し、何年もかけてずっと育て上げてきた子どものようなものだ。その愛するものたちを、政府は殺処分にしろと言う。自分の手で殺すことはとうていできない。自然の中で自分達の食べられるものを自力で探してなんとか生き延びて欲しい、そう思って動物舎から放してから避難したが、一時帰宅で帰って来てみると、近くの草むらで無残にも餓死している姿を目の当たりにする。その無念はいかほどか。その苦悩はいかほどか。

原発事故が奪ったものは、計り知れない。一九五〇年代から日本が政府を挙げて進めてきた、核の平和利用をお題目にした原子力エネルギー政策は、六〇年経った今になってとんでもない害悪を私達にもたらしてしまったのだ。

［2］震災関連死・震災関連自殺の増加

事故から一年半が経過した二〇一二年八月二二日、東北地方の新聞『河北新報』に『原発事故避難。自殺9人を震災関連死と認定』という記事が載った。


福島第1原発事故で避難区域に指定された福島県内の11市町村と隣接のいわき市で3月末までに9人が自殺し、震災関連死に認定されたことが21日、復興庁が岩手、宮城、福島の3県で実施した東日本大震災の関連死原因調査で分かった。

原発事故で長期の避難を強いられ、生活再建のめどが立たない住民を抱えた自治体が多く、自殺の大半は原発事故が原因とみられる。復興庁は「原発事故と関係があるかどうかは解釈次第だと思う」と話している。

調査はいわき市のほか双葉郡8町村と南相馬、田村の2市、飯舘村の計12市町村で3月末までに関連死と認定された734人を対象に実施。市町村ごとの内訳は「自殺者の特定につながりかねない」として明らかにされていない。

3月末時点の関連死者数は福島県が761人と最多で宮城県は636人、岩手県は193人。復興庁の「震災関連死に関する検討会」が21日にまとめた最終報告では、福島県の関連死者数が多い背景を「原発事故に伴う避難などによる影響が大きい」と分析した。

最終報告は新潟県中越沖地震などの例から「環境の変わり目で自殺のリスクが高まる傾向にある」と指摘。自殺予防策とされる心のケア以上に「地域経済や職業、健康状態の改善などの生活再建を通して初めて被災者の心の健康が回復する」と、生活基盤整備の必要性を強調している。

災害関連死は原則的に自然災害による死亡に限られ、関連死と認定された場合に遺族に支払われる災害弔慰金も故意の死亡を除外するケースもある。しかし、厚生労働省は「原発事故は自然災害（震災）が発生原因。原発事故と自殺の因果関係があると判断されれば関連死認定は可能だ」との見解を示している。

福島県の震災関連死は、宮城県や岩手県より多い七六一人であり、そのうち九人が自死（災害関連自殺）している。私が注目したいのは、復興庁による最終報告で、「自殺予防策とされる心のケア以上に、地域経済や職業、健康状態の改善などの生活再建を通して初めて被災者の心の健康が回復する」という、生活基盤整備の必要性が強調されているポイントである。つまり、こころのケアだけでなく、社会的ケアが必要だということである。

震災関連死が大きな社会的関心を集め、全国の多くの新聞やテレビのニュースに取り上げられたのが、この『河北新報』の記事が掲載された一年半後、すなわち東日本大震災からちょうど三年が経った二〇一四年の三月である。東日本大震災の震災関連死の死者数は全体で三、〇〇〇人を超え、そのなかでも福島県の死者数が半数を占めている。東日本大震災による津波や建物倒壊などによる「直接死」一、六〇七人よりも、「震災関連死」が一、六七一人と上回った点が大きなニュースとなった。宮城県では直接死九、五三七人に対して関連死八八三人、岩手県では直接死四、六七四人に対して関連死四三九人であり、いずれも直接死の方が圧倒的に多い。

震災による直接的な被害は免れたにもかかわらず、その後の避難生活が被災者の心身に深刻な影響をおよぼし続けているのである。その後も関連死の死者数は増え続け、二〇一六年三月には全体で三、四七二人、そのうち福島県が二、〇三八人と復興庁が発表している。福島県の関連死者数のうち、90％が66歳以上の高齢者で一、八三七人、21歳以上65歳以下は二〇〇人、20歳以下が一人と発表されている。

市町村毎の死者数を表５‐２に示した。多い順に、①南相馬市四八五人（人口比０・68％）、②浪江町三八四人（人口比１・86％）、③富岡町三三九人（人口比２・15％）、④双葉町一四〇人（人口比２・02％）、⑤いわき市一三一人（人口比０・04％）、⑥楢葉町一二二人（人口比１・55％）、⑦大熊町一一五人（人口比１・02％）、⑧川内村九〇人（人口比３・09％）、⑨広野町四四人（人口比０・82％）、⑩飯舘村四二人（人口比０・68％）、⑪葛尾村三七人（人口比２・49％）であった。人口比率で見ると、最も率が高いのが川内村で３％を超えている。川内村は、「緊急時避難準備区域」に指定されていたため、事故から半年早々で避難指示が解除され、１年半で賠償金が打ち切られており、その生活苦については前節で

表 5-2　死者数の人口比（筆者作成）

自治体	面積	人口密度	推計人口	関連死者数	死者数人口比
福島市	767.74	383.19	294,191	10	0.00%
会津若松市	383.03	333.55	127,759	3	0.00%
郡山市	757.06	447.57	338,835	8	0.00%
いわき市	1,231.34	280.43	345,310	131	0.04%
須賀川市	279.55	284.93	79,653	2	0.00%
相馬市	197.67	191.83	37,919	28	0.07%
二本松市	344.65	175.36	60,437	1	0.00%
田村市	458.3	90.11	41,297	14	0.03%
南相馬市	398.5	178.1	70,971	485	0.68%
伊達市	265.1	250.68	66,456	1	0.00%
川俣町	127.66	123.84	15,810	26	0.16%
大玉村	79.46	106.42	8,456	1	0.01%
鏡石町	31.25	407.68	12,740	2	0.02%
西郷村	192.32	103.01	19,811	2	0.01%
石川町	115.71	155.86	18,034	1	0.01%
三春町	72.76	253.31	18,431	1	0.01%
広野町	58.39	92.19	5,383	44	0.82%
楢葉町	103.45	75.85	7,847	122	1.55%
富岡町	68.47	230.1	15,755	339	2.15%
川内村	197.38	14.77	2,915	90	3.09%
大熊町	78.7	143.13	11,264	115	1.02%
双葉町	51.4	134.57	6,917	140	2.02%
浪江町	223.1	92.72	20,686	384	1.86%
葛尾村	84.23	17.62	1,484	37	2.49%
新地町	46.35	179.2	8,306	9	0.11%
飯舘村	230.13	26.89	6,189	42	0.68%

※推計人口は 2009 年 10 月 1 日。震災関連死者数は 2016 年 6 月 30 日復興庁発表

志田氏の語りをもとに詳しく述べてきた通りである。その次に高いのが葛尾村・富岡町・双葉町で2％を超えており、そして浪江町・楢葉町・大熊町が1％を超えている。実に一〇〇人に一人から三人が震災関連死で死亡しているという、極めて深刻な数字である。

［3］震災関連死の定義と認定基準の問題

「震災関連死」は、一九九五年に発生した阪神淡路大震災後に新しく生まれた言葉だと言われている。一九九七年より消防庁は、「災害発生後疾病により死亡した者の内、その疾病の発生原因や疾病を著しく悪化させた事について、災害と相当の因果関係があるとして関係市町で災害による死者とした者」と定義して死者数の集計を始めている。その後、復興庁は二〇一二年五月に「東日本大震災による負傷の悪化などにより死亡し、災害弔慰金の支給等に関する法律に基づき、当該災害弔慰金の支給対象となった者」と定義している。

つまり、震災関連死と認定されれば、遺族は災害弔慰金を受け取ることができるのである。支給は一九七三年に施行された「災害弔慰金の支給等に関する法律」という法律にのっとって行われ、「死亡者一人あたり五〇〇万円を超えない範囲内で、死亡者の世帯における生計維持の状況等を勘案して政令で定める額とする」となっている。認定は、新潟中越地震後の二〇〇五年に長岡市で作られた通称「長岡基準」にのっとって判断されるのが一般的だ。この認定は、被災各市町村に設置された「災害弔慰金給付審査委員会」が行うものであり、長岡基準では、委員は五人以内で、学識経験者と保健・医療関係団体の代表者によって組織されると書かれている。実際には、①医師（内科・外科・精神科・整形外科・司法監察医等）が一～四人、②弁護士が一～三人、③市職員が一人、④その他、医療ソーシャルワーカーや大学教授等が務めることが慣例となっている。

問題なのは、この震災関連死には全国的な統一認定基準がなく、各市町村の委員会がそれぞれ審査を行っているため、審査案件が増加することによって十分な時間をかけた認定ができずに、市町村によっても認定率におおきな差が生じている点である。二〇一四年三月一四日付の『福島民報』によると、双葉8町村合同審査会の認定率が89・1%と高いものの、南相馬市は78・2%、いわき市は61・2%、そして飯舘村は申請されたうちのわずか43・2%しか認めていない。なぜ、このような認定率の差が出るのだろうか。この認定率の差を見ると、自治体によって「震災関連死」を大きく認めたい自治体と、認めたくない自治体があるのではないかと、自治体の思惑を疑ってしまう。災害弔慰金は、市町村の財源で行われるので、それぞれの自治体の財政的理由がその裏にある可能性もある。

このような状況に対して、日本弁護士連合会は二〇一三年九月に「審査方法の違いで認定されるべき関連死が認定されないことや、地域で認定に差が出ることがあってはならない」と述べ、政府に対して統一基準を設けるように意見書を出している。意見書には「災害弔慰金の趣旨」と題して、次のように記されている。

災害弔慰金とは、災害により死亡した者の遺族に対し法律及び条例に基づき支給される見舞金であり、大切な家族を失った遺族に対し、各市町村が弔意を示すとともに、遺族の生活再建の支援となるものである。

また、過酷な環境に置かれている遺族にとって、亡くなった家族が災害による死亡と認められるか否かは、その心情に大きな影響を与える。

「災害による死亡」には、津波による溺死等、震災に直接起因する死亡のみならず、震災に関連した死亡（長期避難生活により衰弱し死亡した場合など、いわゆる震災関連死）も含まれるところ、震災関連死の認定においては、この災害弔慰金の趣旨及び遺族に与える影響を踏まえて、できる限り広く認められるべきである。

さらに、この震災関連死の認定に関する問題は裾野が広い。申請を出しても認められないことがある現状は、弔慰金を受け取った遺族に対する嫉みや不公平感を招いている。弔慰金を受け取った遺族は申請したことを後悔したり、弔慰金を受け取れなかった遺族は結果が不満で提訴したりすることもあると言う。また、このような恨みや嫉みが渦巻く状況を見て、申請を断念したり控えたりする遺族もいると聞く。そうなると、震災関連死の死者数統計を単純に読むことができなくなる。

日弁連によると、県や委託市町村の窓口が、相談に訪れた遺族に対して、認定基準を盾にして、申し立てそのものを思いとどまるように説得している可能性を指摘している。これは、一般に生活保護認定の申請でもよく批判されてきた、自治体が窓口で申請を拒否する「水際作戦」と呼ばれる現象とよく似ている。二〇一三年一二月二四日付の『河北新報』によると、宮城県の委員会に委託された審査では、長岡基準を厳格に使用しているためか、震災発生から半年が経過してからは関連死の認定がゼロになっていると言う。そして、「被災者の暮らしが宮城県だけ飛躍的に改善したとは考えにくく、特異な認定基準が影響しているとみられる」と書かれている。

これらの報道からも、福島県内の各市町村で認定率が大きく異なる理由が推察できる。①近隣の反応を気にして申請そのものを諦めてしまう例、②申請に関わる時間や労力を考えて諦めてしまう例、③窓口で説得されて諦めてしまう例、④認定が厳しくて認められない例。このような事例が、震災関連死の統計の背後に大きく存在している可能性が高い。

［4］震災関連自殺認定の問題

二〇一一年六月に、内閣府自殺対策推進室は、警察庁と厚生労働省と連名で「東日本大震災に関連する自殺の実態把握について」という資料を提出している。その中で、「東日本大震災に関連する自殺」を次の五つのいずれかの要件に該当する自殺だと定義している。

（１）遺体の発見地が、避難所、仮設住宅又は遺体安置所であるもの。
（２）自殺者が避難所又は仮設住宅に居住していた者であることが遺族等の供述その他により判明したもの。
（３）自殺者が被災地（東京電力福島第一原子力発電所事故の避難区域、計画的避難区域又は緊急時避難準備区域を含む）から避難してきた者であることが遺族等の供述その他により判明したもの。

（４）自殺者の住居（居住地域）、職場等が地震又は津波により甚大な被害を受けたことが遺族等の供述その他により判明したもの。
（５）その他、自殺の「原因・動機」が、東日本大震災の直接の影響によるものであることが遺族等の供述その他により判明したもの。

ここでわかるのは、遺族の供述がとても大切だということである。遺族が、自死した理由として震災や原発事故を考えなければ「関連自殺」にはならないわけだ。また、被災地に原発事故の避難区域が含まれると記載されているが、それ以外の地域からのいわゆる自主避難者がどう判断されるかも問題点としてあげられる。

一方、二〇〇五年の長岡基準では「震災関連死」の中の「自殺」が、別の観点から次のように定義されている。

故意（本人が任意に引き起こした）であることだけをもって一概に関連性を否定するものでなく、次の点を考慮し、判断する。
（１）発作的なものでなく、精神的疾患に基づくもの。
・精神的鬱状態、自律神経失調症、言語異常等が精神科医により診断されていること。
・精神安定剤、睡眠薬等が投与されていたこと。
・ＰＴＳＤ（心的外傷後ストレス障害）の診断までは必ずしも必要ではない。
（２）上記疾患が、震災を契機としたストレスによるものであること。

ここでは、震災を契機としたストレスによって、何らかの精神的疾患を患って自殺をしたというストーリーが必要とされている。つまり、精神的疾患に陥らずに、いわば頭脳明晰な状態で、例えば加害者に抗議をする意志をもって自殺をした場合には、認められないのである。これは「意志的な死」あるいは「故意の死」と言われるもので、これまでの過重労働などによる労働災害の文脈でも、このような自死に対して労災認定はおりていない。しかし、長岡基準には「故意であることだけをもって一概に関連性を否定するものではない」と書かれているので、多少労災認定よりも認められる範囲は広いとも考えられる。

一九九九年の「労働省精神障害・自殺新認定指針」には、国際基準のICD-10などで精神疾患の診断がつくことに加えて、「業務以外の心理的負荷および個体側要因により精神障害を発行したとは認められないこと」と書かれている。つまり、業務以外の個人的なストレスが強く関連していると考えられたり、自死をした本人側が精神的に脆弱であったりする場合には、労災認定が認められない可能性があるのである。

しかし、ここで考えてみたい。そもそも、日弁連の意見書にあるように、震災関連死の認定は、市町村の遺族に対する見舞金を支払うという趣旨のものである。労働災害のように企業が加害者であるか否かを判定する趣旨とは根本的に性質が異なるのである。したがって、震災を契機としたストレスによって精神疾患を患ったことが遺族の証言で確認できさえすれば、日弁連が述べているように震災関連自殺は広く認められるべきだと考える。

内閣府の自殺対策推進室による二〇一六年三月の発表では、震災関連自殺者数を震災後五年間で全国で一六二名となっている。そのうち福島県は、二〇一一年一〇名、二〇一二年一三名、二〇一三年二三名、二〇一四年一五名、二〇一五年一九名、で合計八〇名となっているが、これ以外にも「震災関連」とカウントされない自殺が数多く存在している可能性がある。

〔5〕震災関連自殺事例

震災関連自殺には、具体的にどのような事例があるのだろうか。これまでに新聞やテレビなどで報道された中から、代表的な事例をいくつか紹介する。

二〇一一年四月に、福島県飯舘村の男性、大久保文雄さん（一〇二歳）が自宅の自分の部屋で自死していた。飯舘村の放射線の数値が高く、政府が「計画的避難区域」に指定したというニュースをテレビで見た翌日、これからどのように避難するかを同居している長男夫婦が相談し始めたところだったそうだ。「避難したくない。ちょっと長生きしすぎたな」と家族に漏らしていたという。その後遺族は、強制避難を前に精神的に追い詰められたための自殺だとして、二〇一五年七月に東京電力に六、〇〇〇万円の賠償を求めて提訴した（二〇一一年四月一七日『毎日新聞』、二〇一五年七月二八日「共同通信」）。

二〇一一年五月に、福島県須賀川市で野菜農家の男性、樽川久志さん（六四歳）が、自宅の敷地内で首を吊り自死した。原発事故の影響で、政府が一部の福島県産野菜の摂取制限の指示を出した翌日だったと言う。東京電力は原発事故との因果関係を認めずに賠償に応じなかったために、精神科医による鑑定意見書「事故で農業ができなくなり急性抑うつ症になった」を提出して、二〇一三年六月に遺族が原子力損害賠償紛争解決センター（ＡＤＲ）に申し立てをした。仲介委員は「因果関係が認められる」として、東京電力に慰謝料や葬儀費用を支払う和解案を提示し、その後二〇一三年六月に和解が成立している（二〇一一年五月二八日『朝日新聞』、二〇一三年六月三日『日本経済新聞』、二〇一四年四月二〇〜二二、二五日『福島民報』）。

二〇一一年六月に、福島県相馬市の酪農家の男性、菅野重清さん（五四歳）が、自分の酪農場の堆肥小屋で首を吊って自死した。小屋の壁のベニヤ板には、チョークで「原発さえなければと思います。残った酪農家は原発にまけないで頑張ってください。仕事をする気力をなくしました」と書かれていたそうである。男性は、四〇頭ほどの乳牛を飼育していたが、原発事故で原乳が出荷停止となり、牛の殺処分に追い込まれた。フィリピン国籍の妻と八歳と七歳になる二人の息子を一時フィリピンに避難させ、自分だけ福島に戻ってきていたという。その後遺族は、「事故で酪農経営の先行きが見えず、心身ともに疲弊し、うつ病にかかって自殺した」と訴え、東京電力に一億二、六〇〇万円の損害賠償を求める訴訟を東京地裁に起こした。最初は、東電側は「自殺の原因は男性側にある」と争う姿勢を見せていたが、二〇一三年五月に数千万円の支払いで和解が成立した（二〇一一年六月一四日『朝日新聞』、二〇一三年五月二一日『東京新聞』、二〇一五年一二月一日『朝日新聞』）。

二〇一一年六月下旬に、福島県南相馬市原町区の九三歳の女性が庭で首をつって自死した。「……またひなんするやうになったら老人はあしでまといになる。……毎日原発のことばかりでいきたここちしません。こうするよりしかたありません。さようなら、私はお墓にひなんします、ごめんなさい」と遺書に書かれていたという。女性は、代々続く田畑を守り、七〇歳代の長男夫婦と、孫の五人で暮らしていた。第一原発の二度目の爆発後に、原発から二二キロ離れた自宅を離れて相馬市の次女の嫁ぎ先に避難したが、翌日さらに遠くへ避難しなければならなくなり、長男夫婦は群馬県の民宿へ移動することになったが、九三歳の母は長距離の移動や避難生活が厳しいと考えて相馬市の次女宅に残ることになった。四月に二週間体調を崩して入院したが、五月には南相馬の自宅に戻ることができて、六月には長男夫婦らも自宅に戻ってきた。女性の南相馬の自宅は「緊急時避難準備区域」に指定されたため、長男夫婦は「また避難するかもしれない。今度は一緒に行こう」と女性に話していたと言う。住み慣れた家で、一家そろっての生活に戻った約二週間後に女性は自死した（二〇一一年七月九日『毎日新聞』）。

二〇一一年七月に、福島県浪江町の男性、五十崎喜一さん（六七歳）が飯舘村の真野ダムで投身自殺した。この男性は福島第二原発の資材管理を請け負う会社に勤めていたが、釣りが趣味でよく海へ出ていたという。三月一二日に浪江町の住民に避難命令が出て、親族と共に浪江町の北西部の津島地区の小学校体育館に避難したが、そこも放射線量が高いとのことで、翌一三日に福島県郡山市内の高校の体育館に移動し、そこで一カ月間ほとんど睡眠をとれずに過したという。その後、二本松市内のアパートを借りて生活を始めたが、高齢の母親が認知症を発症して徘徊を繰り返したりしたため、男性は精神的に沈み込むようになっていた。「いつになったら帰れるんだ。早く帰りてぇな」とよく漏らしていたという。男性の死後、遺族は東京電力に死亡補償を請求したが何の音沙汰もなく、業を煮やした遺族は、二〇一二年九月に東京電力に七六〇〇万円の損害賠償を求めて提訴した。浪江町役場にも災害弔慰金の受給申請をおこなったが、一度目は「自殺は該当しない」と却下され、その後自殺と原発事故との因果関係を詳しく申請書類に書き込んだ末、二度目にようやく震災関連死と認められている。二〇一三年二月に福島地裁で行われた第一回口頭弁論では、東京電力側が「精神科医の意見書がない限り、原発事故とうつ病発症の因果関係が不明だ」と主張している（二〇一三年二月二七日『毎日新聞』、二〇一四年四月二六～二九日『福島民報』、二〇一四年七月八日ＮＨＫ『ハートネットＴＶ』）。

二〇一二年五月に、福島県浪江町に住むスーパーの経営者の男性（六二歳）が、スーパー近くの倉庫で首をつった状態で見つかった。一時帰宅した際に行方不明となっており、その翌日の発見である。男性のスーパーは家族経営で、古くから地域住民から親しまれ、買い物客が途絶えることはなかったという。男性は、三月一二日に原発の爆発音を聞き、白長靴を履いたまま逃げており、その後も転居を何度も繰り返し、福島市の借り上げ住宅に妻と父親の三人で暮らしていた。妻には「商売がいつ再開できるか」、「この先どうしていいかわからない」、「このまま生きていても仕方がない」などと話し、睡眠導入剤を使用していたという（二〇一一年五月二八日『毎日新聞』、二〇一一年五月二八日『朝日新聞』、二〇一一年五月二九日『福島民報』）。

二〇一二年六月に、福島県南相馬市小高区で農業を営む男性（五四歳）が、自宅の納屋で首をつって自死した。男性は原発事故で同市の鹿島区の仮設住宅に家族と共に避難していたが、その日は片付けのために一人で自宅に戻っていた。仮設住宅の住民は、「当初は気さくな感じだったが、最近は落ち込んでいたようで、あいさつもしなくなっていた」と語っている（二〇一二年六月一二日『福島民報』）。

［6］震災関連自殺の裁判事例

二〇一一年六月に、福島県川俣町山木屋地区の女性、渡邉はま子さん（五八歳）が、自宅に一時帰宅をした際に自ら焼身自殺をはかった。

東日本大震災による大きな揺れの被害を受けた福島県川俣町では、大地震三日後の三月一四日の夕方にようやく停電から復旧し、夫の幹夫さん（六二歳）はテレビ画面で黒煙をあげて爆発した福島原発３号機の映像を目にしたという。原発から約三五キロ離れているものの、危機感を感じた幹夫さんは、妻・長男・次男に避難の必要性を訴え、農機具に残っていたガソリンを集めて一五日朝に自宅を出発した。沿岸部から避難してくる住民達の車で自宅近くの国道１１４号線は渋滞しており、近くの避難所も双葉郡からの避難者で埋まっていた。落ち着く先が見つからずに一日かけて福島市まで車を走らせた幹夫さん家族は、スーパーの駐車場で一晩をあかすことになった。ガソリン不足のため車の暖房をかけられない状況で、妻のはま子さんは寒さと不安で震えていたという。一六日には、さらに西に向かい、福島県の会津地方にある磐梯町の体育館にたどり着き、そこで五日間過ごすことになった。

三月二一日に、川俣町に住民が戻りつつあることを聞いた渡邉さん一家は、山木屋地区の自宅に戻った。自宅に帰って安心した様子を見せていたはま子さんであったが、それも長くは続かなかった。四月二二日に発表された避難指示区域で、放射線量が高い山木屋地区は川俣町のなかでも唯一「計画的避難区域」に指定されてしまい、約一、二五〇人の住民が避難しなければならないことになった。長男と次男は、勤務先近くの二本松市などに再避難することになり、はま子さんと幹夫さんは福島市のアパートに移ることが決まった。家族が離ればなれになることになった。息子たちの今後の生活を心配して、はま子さんはご飯の炊き方や、洗濯物のたたみ方などを教えたという。六月一二日の引っ越しを前に、「寝て、朝起きて、目が覚めない方が楽だ」といったような言葉を長男に漏らしていたそうだ。

夫婦二人きりの福島市内でのアパート暮らしに、はま子さんは馴染むことができなかった。二人で近所のスーパーに買い物に行くと、「みんなが自分を見ている。避難者で、田舎者だから、見ている」と言い出すようになり、そのうちに、「みんなジロジロ見るから、外に出て歩きたくない」と外出を避けるようになった。その頃、地元で夫婦が働いていた養鶏場が放射性物質による汚染などの理由で閉鎖されてしまい、二人は仕事まで失ってしまうことになる。一、四〇〇万円以上の住宅ローンの支払いも残っており、はま子さんは「仕事もなくなっちゃって、どうやって生きてくの」と何度も口にするようになったという。食欲も減り、将来を悲観する言葉が頻回になり、夜中に何回も泣き出したり、「家に戻りたい」としきりに訴えたりするようになった。

六月三〇日。どうしても自宅に帰りたいとはま子さんにせがまれて、一泊の約束で地元に帰った。二〜三週間ぶりの自宅に戻り、幹夫さんには、はま子さんが料理をしたりして幸せそうに見えたという。大好きだったという庭が見ながら夕食とった。しかし、夜になり「あんた、明日本当に帰るの。私は絶対アパートなんて帰らない、一人だってここに残るから」と言い出した。夜の九時頃就寝したが、夜中の一時頃に幹夫さんがトイレから寝室に戻ると、泣きじゃくっていたはま子さんが幹夫さんの手をつかみ、その後は幹夫さんの手を握りしめたまま眠ったという。

翌朝の午前四時頃、幹夫さんは家の周囲の草刈りに出かけた。しばらくすると、近くの草むらのなかで何かが燃えているのが見えた。妻がいつものように古いゴミでも燃やしているのだろうと、その時にはさほど気にも留めなかったが、草刈りを終えて自宅に戻ると、妻の姿が見えない。あわてて家を飛び出した幹夫さんの目に飛び込んできたのは、変わり果てたはま子さんの姿だった。まだ一部に火が残っており、幹夫さんは必死で火を払ったという。救急車で病院に運ばれたものの、その後、死亡が確認された。遺書はなかった（二〇一三年三月一六日『福島民報』、二〇一四年七月一三日『ロイター』、二〇一四年八月二七日ＮＨＫ『時事公論「原発避難自殺　心の悲鳴を聴け」』）。

福島地方裁判所の「平成二四年（ワ）第一〇二号損害賠償請求事件判決要旨」によると、「原告」は被害者の相続人四人、「被告」が東京電力株式会社となっており、「事案の概要」として次のように書かれている。

「本件は渡邉はま子の相続人である原告らが、福島県伊達郡川俣町山木屋地区に居住していたはま子が、平成二三年三月一一日に被告が設置、運転する福島第一原発において発生した放射性物質の放出事故により避難を余儀なくされたこと等が原因となって同年七月一日に自死するに至ったと主張し、被告に対し、原子力損害の賠償に関する法律（原賠法）三条一項本文に基づき、損害賠償を請求した事案である」

請求金額は約九、一〇〇万円であったが、裁判で認められた額は四、九〇〇万円であった。この減額は、原発事故に基づいて生じた一般的に強いストレスが、自死に至る準備状態の形成に寄与した割合が八割であり、はま子の心因的要因を理由とする減額割合が二割とするのが相当であるという判断による。自殺の労災認定に関する内容を第４節で述べたが、本裁判でも同様に、「ストレス要因とその強度」と「個体側の脆弱性」の問題が議論されている。

判決要旨には、「自らが生まれ育ち、五八年余にわたって居住し、その間、小さいながらも密接な地域住民とのつながりを持ち、そこで家族を形成し、その家族の安住の地となった山木屋の地に居住し続けたいと願い、そこで農作物や花を育て、働き続けることを願っていたはま子にとって、このような生活の場を自らの意思によらず突如失い、終期の見えない避難生活を余儀なくされたことによるストレスは、耐え難いものであったことが推認される」と、原発事故による多重のストレスについて理解できる旨の内容が記されている。

しかし、「本件事故による多くの避難者が避難によるさまざまなストレスを抱えながらも、自死には至っていない避難者が多数を占めていることもまた事実であるから、本件事故に基づくはま子の自死という結果が、本件事故のみによって通常発生する結果を超えているという客観的評価は避けられない」とし、「一般人に通常想定される個体差の範囲を超えた疾患としての心身症の既往症を有し、それがはま子の有する個体側の脆弱性とみるべきこと、その脆弱性は、ストレスに対する耐性の弱さとして発現し、受けたストレスの強度をさらに増幅させる効果をもたらした」と記されている。

ここでは、原発事故とはま子の自死との因果関係が、精神医学・心理学における「ストレス‐脆弱性」理論を踏まえて論議されていることがわかる。渡邉さんは、夫妻共に川俣町で生まれ育っている。事故前のはま子さんを知る近隣の人々によると、はま子さんは本来社交的で、歌うことが好きな明るい性格だったという。原発事故による避難によって、重いうつ病になったのだと遺族は考えている。

裁判所が、原発事故と自殺との因果関係を認めたことは画期的なことである。現在全国的に展開されている、原発事故関連死をめぐる裁判の判例となり得るだろう。ただし、少なからず課題を抱えた判決だと私は考えている。裁判所は「ストレスを抱えながらも自死に至っていない避難者が多数を占める」と述べているが、私はこの考え方に反対である。本章の最後に示すが、私達が毎年行ってきている調査によれば、事故後五年を経過しても半数近いひとびとがＰＴＳＤの可能性があるほどの強いストレス状態で日々を生活していることが明らかになっている。「自死に至っていない避難者が多数を占める」のではなく、「自死に至る可能性がある避難者が多数を占める」のであり、自死に至った避難者は、大勢の自死予備軍の言わば氷山の一角なのである。今後の調査結果の詳細な分析が必要とされるものの、自死に至っていないケースは、ソーシャルサポート等のいつくかのポジティブな要因によって、かろうじて自死に至っていないだけだとも考えられる。この渡邉さんのような事例は、特殊な事例ではない。原発事故と放射能汚染の拡大そのものによる恐怖体験、ふるさとの喪失、家族が離ればなれになったこと、避難先での嫌な経験、相談者がいなかったこと、仕事の喪失、生活費の心配、等々、複合的なストレスが短い期間にはま子さんに積み重なって行っている。「心身症の既往を有する」」、「元々ストレスに対する耐性が弱い」などと裁判ではみなされたが、これだけの過酷な精神的負荷があれば、自死に至ることも十分に考えられる。

被告の東京電力は判決後に、「渡辺はま子さんのご冥福を心よりお祈り申し上げます。福島第一原発事故で福島県住民の皆様とその他多くの方々に多大なご不便とご心配をおかけしていることについて、心からお詫び申し上げます。判決の内容を精査し、今後も誠実な対応に努めたい」と謝罪したと報道されている（二〇一四年八月二七日ＮＨＫニュース）。先に示した何例かの自殺事例のように、東京電力が原発事故と死との関連を認めずに、原告と争う姿勢を見せているケースが多々ある。人道的かつ誠実な対応を、切に望むところである。

［7］ひとはなぜ自殺するのか

二〇〇六年に「自殺対策基本法」が成立し、政府が推進すべき自殺対策の指針として「自殺総合対策大綱」が発表されている。この大綱には、自殺対策の基本認識として、とても重要なことが記載された。「倒産、失業、多重債務等の経済・生活問題の外、病気の悩み等の健康問題、介護・看病疲れ等の家庭問題など、さまざまな悩みにより心理的に追い込まれた末の死」として「自殺」を捉えるべきだとしているのである。

これまでの自殺をめぐる言説では、切腹などの日本の美化された伝統的な自殺のように、本人の意志で行われた「故意の自殺」だという見方や、遺伝因子や素因などを重視して自殺した個人の精神病理としてとらえる見方や、さらには個人の道徳的弱さが問題とされる見方などが広く認められていた（北中淳子、2014）。しかし、過労自殺の企業責任を訴えた電通裁判が、二〇〇〇年に最高裁で遺族側が全面勝訴するなど、二〇〇〇年代に入ってから自殺の社会的・経済的要因が認められるようになってきたのである。

ＮＰＯ法人「自殺対策支援センター・ライフリンク」代表の清水康之（2012）は、自殺遺族一、〇〇〇人に対する大規模な聞き取り調査の質的分析から、自殺の原因は警視庁が分類しているような「健康問題、経済・生活問題、家庭問題、勤務問題」といったような独立したものではなく、平均的に四つの危機要因が連鎖して発生していることを明らかにした（図5-13）。「事業不振、失業、多重債務、解雇、職場環境の変化、職場の人間関係」などの社会的な問題や、「過労、身体疾患」などの身体的な問題などを契機に、「家族の不和、生活苦」などといった個人の生活や内面的なこころの問題にまで連鎖し、最終的に「うつ病」になって自殺をするというメカニズムである。

このような、いくつもの身体・心理・社会・経済的要因が積み重なることにより、誰でも自殺を考えざるを得ない状況に追い込まれる可能性があるのである。

［8］原発事故被災者の高いストレスとその心理・社会・経済的要因

これまでに私達が四年間にわたって行ってきた調査結果を表5-3に示した。SSNと共同で行ってきた調査は埼玉県・東京都に避難登録をしている全住民を対象に行っており、ある程度の年次比較は可能である。しかし、厳密に言えば同じ集団の前向き（コホート）調査ではないため単純比較はできないことを断っておきたい。

ストレス度は、国際的に標準化された質問紙「改訂出来事インパクト尺度（Impact of Event Scale-Revised：IES-R）」を用いて、心的外傷後ストレス障害（Post-traumatic Stress Disorder：PTSD）にみられる症状の強さを評価した。IES-Rの得点が25点以上になると、PTSDの可能性があるストレスレベルだとされている。表5-3からは、事故後四年を経過しても、依然として50％以上の人びとが極めて高い精神的ストレス状態で生活をしていることがわかる。一九九五年に発生した阪神淡路大震災三年八カ月後の調査では約40％（加藤寛・岩井圭司、2000）、二〇〇四年に発生した新潟県中越地震三カ月後および一三カ月後の調査では約21％（直井孝二、2009）という先行研究と比較しても、極めて高い数値であることがわかる。

次に、心的外傷後ストレス症状に影響をおよぼす心理的・社会的・経済的要因を明らかにするために、IES-Rを目的変数とした分析を行った。アンケート項目のうちストレス度に関連があると考えられた、「原発事故体験（死の恐怖を感

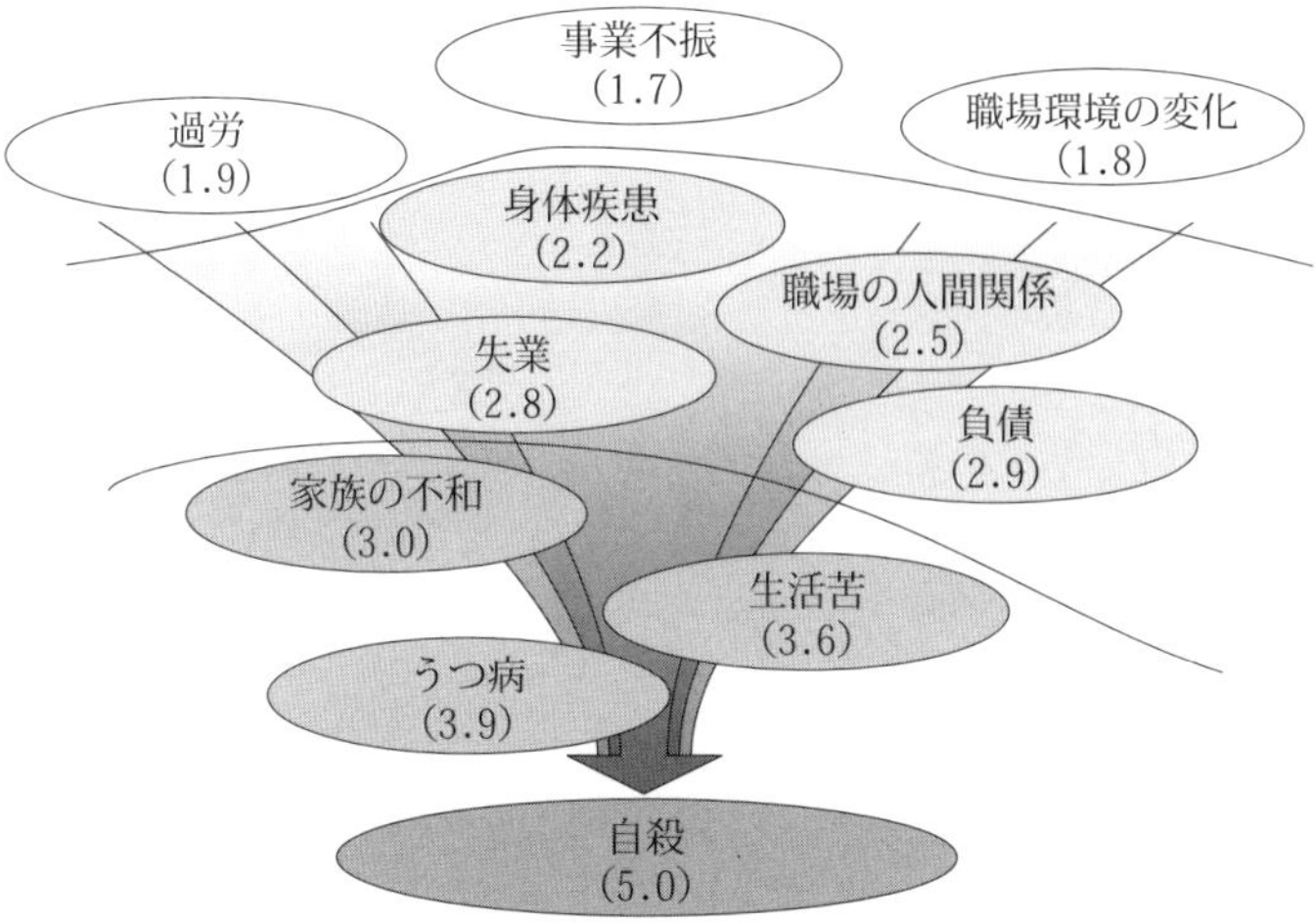

図 5-13　自殺の危険要因（自殺対策支援センターより）

表 5-3　外傷後ストレス症状の 4 年間の推移（辻内，2016 より）

調査時期	2012 年 3 月 （1 年後）	2013 年 2 月 （2 年後）	2013 年 3 月 （2 年後）	2014 年 3 月 （3 年後）	2015 年 2-3 月 （4 年後）
調査対象	埼玉県	福島県内 仮設住宅	埼玉県・ 東京都	埼玉県・ 東京都	全国
共同実施者	SSN	NHK	SSN	SSN	NHK
対象 （世帯数）	2,011	2,425	4,268	3,599	16,686
回収数	490	745	530	761	2,862 (448)
回収率	24.4%	30.7%	12.4%	23.9%	17.2%
IES-R 平均±標準偏差	36.31 ± 21.46	34.20 ± 20.55	31.93 ± 21.13	31.07 ± 21.59	25.86 ± 19.42*
PTSD の可能性がある者の割合	67.3%	64.6%	59.6%	57.7%	52.5% *

*2012 ～ 2014 年の対象属性にできる限り合わせるために，帰還困難区域および居住制限区域からの避難者 448 名のデータを表示した。

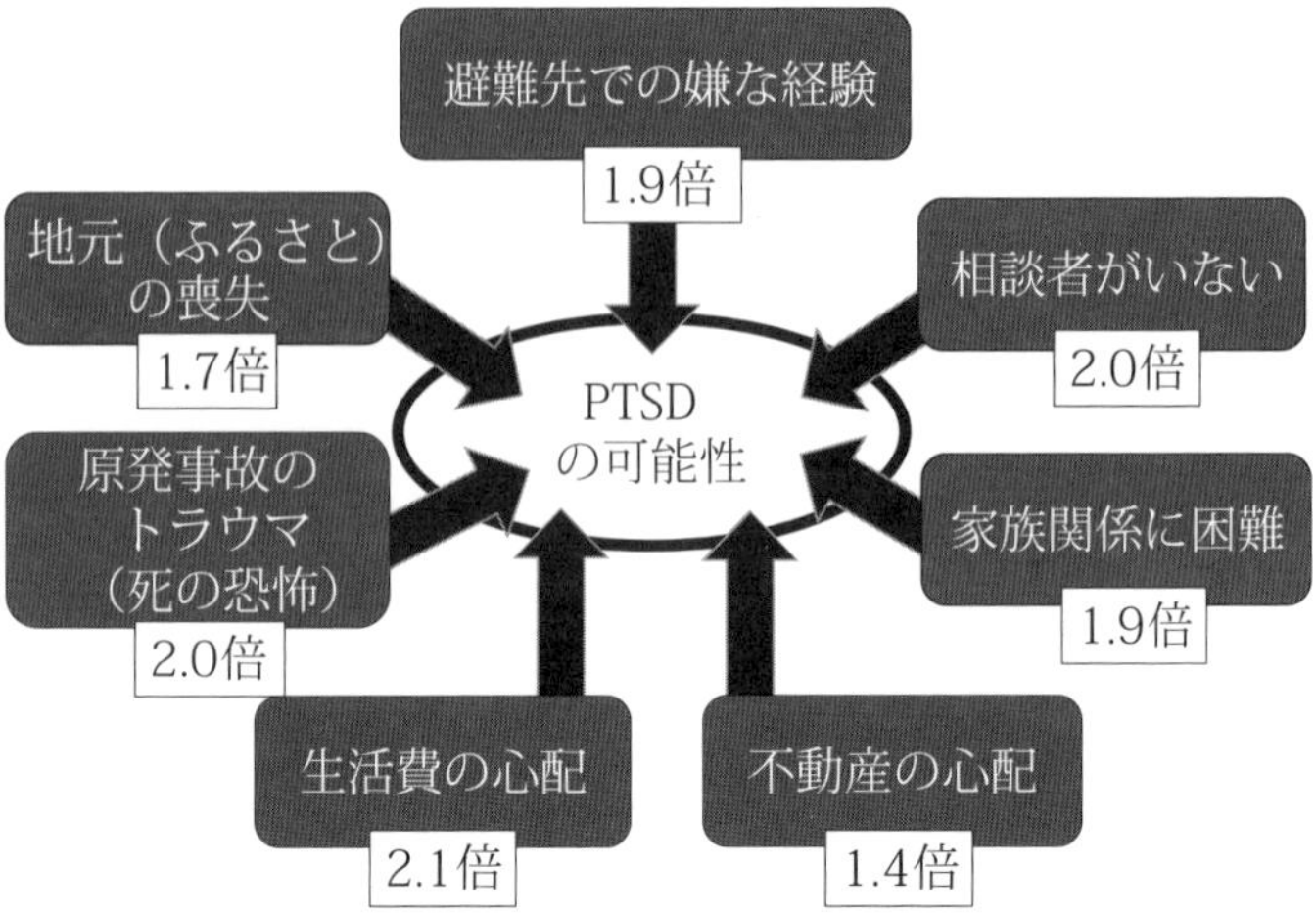

図 5-14　精神的ストレスに影響をおよぼす心理的・社会的・経済的要因

じた）の有無」、「家族死亡の有無」、「生活費の心配の有無」、「仕事の不満の有無」、「住宅環境総合評価」、「賠償の心配の有無」、「不動産の心配の有無」、「ふるさと喪失のつらさの有無」、「原発再稼動の賛否」、「相談者の有無」、「近隣関係の不満の有無」、「避難先での嫌な経験の有無」、「家族関係の不満の有無」の13項目を説明変数とした。これらを、年齢と性別を調整因子として、多重ロジスティック回帰分析（ステップワイズ）モデルに投入して分析したところ、最終的に図5-14に示した7項目がストレス度に大きな影響を与えていることが判明した。図内に示した○○倍という数値はオッズ比を表し、たとえば「生活費の心配」が〝ある〟者は〝ない〟者と比較して、「ＰＴＳＤの可能性」に対するリスク（危険性）が2・1倍高いということを意味する。これらの７つの要因がすべて積み重なった人は、なんと約72倍高い危険性があることになる。

「ＰＴＳＤの可能性」があるほどの強いストレスの要因としてあげられたのは、原発事故発生当初一週間に「死の恐怖」を感じたこと、福島県の「地元（ふるさと）を喪失」したつらさ、地域の人との関わりの中で避難者であることによって「嫌な経験」をしたこと、悩み・気がかり・困ったことを「相談できる人がいない」こと、「家族との関係」が現在うまくいっていないこと、「不動産の心配」や「生活費の心配」があること、といった７要因であった。ここには、「死の恐怖・ふるさとの喪失・嫌な経験」といった心理的要因だけでなく、「相談者がいない・家族関係に困難」といったソーシャルサポートに関連した社会的要因、そして「不動産の心配・生活費の心配」といった経済的要因が、精神的な苦痛に対して複合的に関係していることが示されている。

原発事故被災者の身の上に、このような心理・社会・経済的要因がいくつも積み重なっていることを理解すれば、自殺のリスクがとても高くなることが推測できる。自殺予防という観点からは、いわゆる「こころのケア」だけでは対処不可能であり、医療・心理・福祉・法律といった多領域連携による「社会的ケア」が必要だということがわかる。

［9］構造的暴力による社会的虐待

原発事故後に被災者・被害者らが追い込まれている心理・社会・経済的状況は、なぜ生じているのだろうか。その背景にはどのような力が存在しているのだろうか。原発事故にまつわるさまざまな歴史社会的背景を探っていくうちに、私は構造的暴力による不正義・不平等・格差・差別という概念に行き当たった。

「構造的暴力（structural violence）」という言葉は、平和研究の創始者の一人であるヨハン・ガルトゥング（1991）によって生み出された用語であり、現在では国際保健の分野でもよく用いられている。構造的暴力は、暴力を行使する主体（人間）が存在する「直接的暴力（個人的暴力）」の対概念であり、社会の仕組みや構造がもたらす間接的な暴力を意味する。暴力は政治・経済・社会・文化などの構造の中に組み込まれており、不平等な力関係や社会的不正義、生活の機会の不平等・格差・差別などとして現れる。医療人類学者のポール・ファーマー（2012，2014）も、ハイチの貧困と健康の不平等に認められる構造的暴力と、そこから必然的に生まれる虐待について詳細に分析している。

原発事故という暴力は「生活・人生・環境」に関わるすべてを根こそぎ奪ったのである。それだけではなく、その後の「帰還」と「賠償」をめぐる政策決定が、継続する構造的暴力となって被災者・被害者の「生活・人生」を蹂躙していると言えるだろう。ただし、このような原発事故後の現象は、暴力の上部構造にすぎない。その下部構造として、原子力発電という開発を推進してきた戦後の経済政策、大企業優先の経済政策による富の不平等分配、〝中央〟対〝地方〟という地政学的な搾取の構造、自由主義という名の競争原理に基づく社会格差を生み出す構造、自己責任論を基礎とした医療や福祉における社会責任の放棄、核の平和利用という名のもとでいつでも原水爆を製造できる技術をもっておき、それを核の潜在的抑止力として使った戦後の国家安全保障、といったさまざまな構造が重層的に存在していると私は考えている。

ここで、心的外傷すなわちトラウマという観点から考察してみたい。ＰＴＳＤの原因となるトラウマ体験として、戦争体験、テロ・重大事故・災害など体験、誘拐・人質・拷問などの体験、身体的・性的暴行、ドメスティック・バイオレンス（ＤＶ）や虐待などがある。一般的なＰＴＳＤで想定されている暴力は、ほとんどが直接的かつ個人的暴力である。しかしながら、私達の調査で明らかになったように、「ＰＴＳＤの可能性」には各種の心理的・社会的・経済的要因が影響を与えており、ここから構造的暴力によるＰＴＳＤという概念が想定できるのである。原発事故以前にＤＶ訴訟を担当することが多かった知人の弁護士が、「原発事故被害者はまるでＤＶ被害者だ」と語っていたのを聞いて、私は「社会的虐待(social abuse)」という概念に思い至った。

虐待には、身体的虐待、性的虐待、心理的虐待、ネグレクト、経済的虐待、社会的虐待などが挙げられる。社会的虐待とは、社会から棄てられ、無視（ネグレクト）され、孤立させられ、社会的な参加や活動を阻害される状況を意味する(Kassah AK, 2012)。医療・福祉・年金受け取りなどの公的サービスが受けられないことなども、行政的な放置であり、社会制度による虐待だと考えられている。さらに広く言えば、社会が、誤った社会通念等によって、人びとを差別や貧困や紛争といった劣悪な生活状況に置くことも含む。山野良一（2009）は、児童虐待が維持されている社会病理をこの「社会的虐待」という言葉を使って分析している。山野は、児童虐待を家族病理として位置づける心理主義的な偏りを批判し、家庭福祉予算がＧＤＰ比でも先進国最低レベルであることなどを挙げ、政策の不備が子どもの福祉や教育の基盤整備を遅らせて子育ての孤立・分断化を引き起こしており、社会が子どもの人権侵害を引き起こしていると指摘している。

ＤＶや虐待の加害者は、爆発的な暴力を振るった後に「反省している」といって懺悔と償いの行為を行う。被害者は、殴られても蹴られても「愛している」と言う言葉と態度に依存し、暴力を振るわれるのは「私が悪いからだ」とまで思うようになり、いびつな依存関係から抜け出せなくなる。このように、加害者の権力・権威・パワーによって、被害者の生活や人生がコントロールされていくのである。そして、繰り返される威嚇・強制・脅迫といった身体的・心理的暴力に被害者は服従するようになり、次第に精神的・肉体的に消耗し、社会的孤立に追い込まれる（尾崎礼子、2005）。

原発事故被害も構造的に同様である。加害者は生活を根こそぎ奪う暴力を振るっておいて、「悪かった」と精神的慰謝料を支払う。「福島の復興なくして日本の再生なし」という言葉とは裏腹に、実際には放射能汚染等の原発事故の問題を「福島の問題」として隔離する。「強制的な避難をさせて申し訳なかった」と謝っておいて、住民の反対を押し切っても避難指示を解除する。「安全、安心、大丈夫」という甘い言葉を繰り返して、安全性が確保されていない土地に半強制的に帰還させようとする。一方、被害者は自力で再建しようと思っても、失ったものが大き過ぎて経済的にも慰謝料や賠償金に依存せざるを得ない。生活が苦しいのは、帰還をせずに避難を選択した自分が悪かったのではないかと思う人までおり、精神的・肉体的にも消耗している。避難先地域での「嫌な経験」から避難者であることを隠して生活する人も多く、社会的孤立に追い込まれている。このように被害者は、生活や人生の決定権が奪われ、その都度出されるひとつひとつの政策決定に翻弄されている。これこそ、まさに「構造的暴力による社会的虐待」と言えるのではないだろうか。

DVや虐待の対策で重要だと言われていることは、暴力を「他人事」として無視しないこと、つまり暴力の存在を私たちひとり一人が容認しないことである。被害の実態を調査し、その根底にある構造的暴力を可視化し、表層に見えている個々人に襲いかかっている諸問題の解決策を練りながら、さらに奥にある社会病理の構造を紐解いていくことが必要であろう。この暴力は他人事ではなく、私達の社会の足元に巣くっている病理であり、その放置は私達自身の未来を蝕むことになる。

第4部　復興再建フェーズ

第6章　インタビュー「復興に向けた歩み」

監修　増田和高

インタビューは、早稲田大学人間科学部健康福祉科学科の辻内研究室に在籍する学生によって、二〇一五年四月から一二月の間に行われた。本章では、原発事故から四年が経過した、二〇一五年時点の「復興に向けた歩み」を記す。

インタビューの対象者は、被災当事者として作った被災者が交流するため三つの自助ボランティアの会、『Fカフェ寿珠《じゅじゅ》』、『東日本大震災に咲く会ひまわり』、『全国福島県人友の会』の各リーダーの方々、子どもを連れて自主避難した母親達が交流する『福ママサロン（仮称）』に集う三名の方々、原発事故で被災した地域の復興と創生をめざす『双葉郡未来会議』の若きリーダーの方、福島県富岡町の復興支援員をつとめる四名の方々、福島県大熊町の復興支援員をつとめる二名の方々、である。

『復興再建フェーズ』と考えられた発災から四～五年が経過した段階の、さまざまな立場にある人びとの心境を紐解いていくことで、「これまで」と「これから」を見つめていきたい。過去と現在と未来は、決して切り離して考えることはできない。その中で、東日本大震災・原発事故という出来事を経た〝今〟何を思うのか、そしてこれからの〝未来〟に何を期待するのか、インタビューを介して語られた「生の声」に寄り添って考えていく。

第１節　自助ボランティア活動運営者の語りから（文：竹永奈緒子）

県外避難を余儀なくされ、見知らぬ土地で多くの避難者が生活を送ることになった状況で、当初は支援物資の分配・配給、情報交換等を行うための集まりが、自助ボランティアとして組織となり、今なおその活動を介して多くの避難者の生活や安心を支えている。その活動内容は、お茶を飲んで情報交換を行う活動、イベントを企画して避難者が集える機会を創出する活動など多岐にわたっている。自身が被災者であるにも関わらず、ボランティアの中心メンバーとして支援に取り組み続ける県外避難者の人たちに、活動への思いや原動力についてインタビューを行った。ここでは、インタビューの対象となった人たちがどのように自助ボランティアに関わるようになったのかということを、具体的な活動内容とともに紹介する。

【1】各ボランティア活動の概要

1．埼玉県加須市のボランティアカフェ（鵜沼友恵さん）

現在、埼玉県加須市内にある双葉町社会福祉協議会では、月に一度ボランティアカフェが開催され、福島県双葉郡双葉町から避難されてきた方々が集い、おしゃべりやイベントを楽しみながら交流している。今回は、このボランティアカフェの運営責任者である鵜沼友恵さんにインタビューを行った。

鵜沼さんは、福島県双葉郡双葉町の出身で、現在は茨城県で夫と娘の三人で生活をされている。福島原子力発電所事故により避難を余儀なくされた鵜沼さん達を含む大勢の双葉町民は、双葉町の役場機能ごと、埼玉県加須市にある旧騎西高校へと避難した。そこでの生活は楽なものではなく、「原発避難者として自分が見世物にされているような感覚」を味わったという。運よく早い段階で、鵜沼さん達家族は、旧騎西高校から程近いところのアパートに引っ越すことができた。しかし、旧騎西高校から出てしまうと、途端に周囲とのつながりもなくなり、旧騎西高校にいる双葉町民から取り残されているような感覚を覚えたという。そのため、アパートに引っ越してからも、何かしらの理由をつけて毎日のように旧騎西高校に通う日々が続いた。

「旧騎西高校から出て、別なところに住んじゃうと、役場とかから、あそこから見放されるんじゃないかとか考えちゃって。避難所だから、入りづらいって面もあったけど、あそこに行かないと情報も集まらないし、人とも会えないし、っていうので、結構みんなあそこにたむろしてたのよ。私もその一人で」

鵜沼さんは当時の心境をこのように語る。旧騎西高校に行けば、町の議員とも役所の人とも立場に関係なく話ができ、貴重な情報が得られるということで通っていた。しばらくして、このような交流する場がもっと欲しいと思うようになっていた頃に、震災支援ネットワーク埼玉（ＳＳＮ）の愛甲さんと出会った。ＳＳＮは、埼玉県内で避難生活を送っている避難者同士や、支援者と避難者などを繋げる橋渡しの役割を担っている団体である。鵜沼さんは、ＳＳＮの代表の愛甲さんと、みんなが集えて話ができる場を作っていこうと話を進め、今のボランティアカフェの前進である『Ｆカフェ寿珠《じゅじゅ》』が立ち上がった。旧騎西高校内に自治会が無かった当時、このようなカフェを立ち上げるのは容易なことではなく、役所やＳＳＮの方々など多くの人に協力してもらったそうだ。『Ｆカフェ寿珠』の名前は公募し、ＦはFukushima、Futaba、Future、Friendなどの頭文字のＦから、寿珠は人と人とがつながってみんなで元気になりますように、健やかになるようにという想いを込めて付けられたものだという。「何か問題が起きたら私が責任をとる」と言って、鵜沼さんが運営責任者となり、寿珠の活動がスタートした。お茶をしながらさまざまな話が自由にできる寿珠は、鵜沼さんをはじめ、居場所が欲しいと感じていた多くの町民にとって安心できる居場所になった。また、外部からの来客をもてなす場としても活躍したそうだ。寿珠の活動は二〇一三年の秋に旧騎西高校が閉鎖される直前まで続いた。閉鎖後もしばらく備品は置いたままで、自然とそこに人が集まり、会話が生まれるという場面がよく見られたらしい。

その後、埼玉県加須市内の双葉町社会福祉協議会の場所を借りて、『双葉町民によるボランティアカフェ』という名称で現在も活動をされている。現在は、毎月第三木曜日に行われ、多いときには五〇人ほど参加者がいるという。行事に合わせて何かのイベントを入れることもあれば、何も入れずにゆっくりと会話を楽しむ時もあるという。筆者（竹永）もこれまで二回参加させていただき、そこに集う方々とお話させていただいた。「この日を楽しみに生きている」という声を聞き、双葉町民の方々の笑顔を見て、このボランティアカフェが、彼らの居場所となっていることを肌で感じた。

2．東日本大震災に咲く会ひまわり（橘光顕さん）

埼玉県上尾市にある上尾シラコバト住宅には、東日本大震災によって被災された、福島県、岩手県、宮城県からの避難者の方々が住まわれている。現在は、避難者の世帯数が三〇世帯ほどの団地であるが、第一陣の入居開始は二〇一一年四月の前半だった。震災から間もなくのことで、運よくこの団地への入居が決まった橘光顕さんが、入居の手続きと鍵の受け取りをするために、この団地の自治会の事務所を訪れたところから『東日本大震災に咲く会ひまわり』の活動が始まった。

某テレビ局が、自治会に「避難者が埼玉県に来たというニュースを報じたい、避難者が部屋の鍵を開ける場面から取材させてくれないか」という依頼をしたそうだ。そして、その依頼を橘さんが受け、四月中旬にその模様が、全国ネットで放送された。「部屋の鍵を受け取って開けたはいいが、計画的な上京ではないためにものが何も無い。部屋が決まってひと安心かと思えば、また一難やってきた」ということを取材陣に伝えると、放送後すぐに全国からさまざまな物資が集まってきた。使わなくなったストーブや、単身赴任先で使用していた冷蔵庫など、家電がたくさん集まり、それを当時第一陣で避難してきていた一五世帯の方々に、配って回ったのがひまわりのスタートラインであるという。

その後二〇一一年四月二九日に団地をあげて歓迎会・激励会が開催され、その場には上尾市長も顔を見せたという。その時橘さんは、「このことはそんなに大事なことだったのか」と、原発事故避難者が地元から遠く離れた土地に受け入れられることの重大性を改めて感じたという。同日、歓迎会の後に避難者同士の懇親会が催された。懇親会の場で避難してきた方々は、心理的な不安からか、自己紹介もよそに各々困りごとを延々と話していたという。その様子を見ていた橘さんが、次のような提案をした。

「皆さん。この自治会の方々に迷惑をかけないように我々が、当事者が集まって問題を解決していきましょう」

橘さんの提案で、『ひまわり』の前進となる活動が立ち上がった。その後、メンバーの中から会の名前を公募し、『ひまわり』が採用された。二〇一四年の追悼式の際に「東日本大震災に咲く会」という枕言葉を添え、現在の会の名前が出来上がったという。

「ひまわりは残しておきたかった。けど被災者っていうのも嫌だったんで、ひまわりを活かすために『咲く会』と」

二〇一四年の改名の際の想いを橘さんはこのように語った。現在は月に一度の会合と、年に四回のイベントを軸に活動している。基本的に、会合はひまわりの方々の集まり、イベントは誰でも参加自由というスタイルをとっており、とても自由度の高い自助ボランティアグループである。会合では、情報提供、物資の分配、問題解決を主な柱として活動している。また、会合に参加できなかった人のために、後日橘さんが手書きの議事録を作成し、ポスティングしているという。年四回のイベントは三月、六月、九月、一二月に開催され、それぞれ追悼式、映画鑑賞会、他の当事者団体との交流会、忘年会に充てられる。筆者がインタビューをさせていただく中で、すべてのイベントに、橘さんの『ひまわり』への想いが詰まっていると感じた。代表的なイベントの概要を紹介したい。

12月に行われる忘年会では、飲食物はすべて持ち寄りをルールにしているそうだ。その理由について、橘さんはこう語る。

「ここの肝は飲物・料理すべて持ち寄り。それで分ける。その理由は、避難所で分け合って食べたようにすることです」

飲食物を持ち込みとしていることで、支援者の郷土料理や、避難者が埼玉県に来てから覚えた料理など、さまざまなものが集まり、場が賑わうという。避難所で配給されたものを分け合った時の、思いやりの気持ちを忘れずに、今年一年の話に花を咲かせる。筆者は、団地に集う方々の手料理を食べながら、時間を共有することはとても素敵なことであると感じた。

三月一一日には毎年追悼式が開催されている。毎年何かしらの目玉イベントをすることが肝だそうで、二〇一三年は桜の木の植樹、二〇一四年は旗作り、二〇一五年は護摩炊きを行っている。追悼式が第一部で、毎年同日の第二部には、被災者もしくは被災地出身の方のパフォーマンスを入れているという。

「第二部は必ず被災者もしくは被災地出身の人のパフォーマンスを入れています。支援者が来て、有名な人が来てやるよりも、当事者が希望に向かってる姿を出したいなっていうんで、毎年呼んでます」

橘さんはこのように語った。第一部の司会については毎年、支援者、『ひまわり』、ほかの会の方で持ち回りをしているそうだ。残念ながら、追悼式の参加者は年々減少傾向にあるようだ。ただ、二〇一三年以降三月一一日がすべて平日であったため、人数減少の原因が必ずしも震災の風化とは断定できないと橘さんは語る。二〇一七年以降、土日に重なる追悼式での参加人数の動きが、気になるところだと続けた。

二〇一三年の追悼式の目玉イベントとして、三本の桜の植樹が行われた。三本の桜はそれぞれ、被災者自身と、支援してくださる方々、被災地にいる方々、の三者をイメージしており、その想いが一緒に咲くようにという願いが込められて植えられたという。植樹されて以降、毎年三月は寒い日が続き、いまだになかなか満足な花を咲かせていないというが、橘さんは、そこがかえって楽しみでもあるという。この三本の桜が綺麗な花を咲かせた時、きっと三者の想いや願いは叶っているのだろう。

3．NPO法人全国福島県人友の会（佐藤純俊さん）

埼玉県北葛飾郡杉戸町では、福島県双葉郡富岡町出身の佐藤純俊さんを中心に、『全国福島県人友の会』というNPO法人が設立登記され、全国的な活動が行われている。筆者は、昨年と今年と、ゼミの授業時間や、ゼミ主催のイベントの時間、個別のインタビューの時間などを通して、佐藤さんとお話をさせていただく機会を何度も頂いた。それらのお話を踏まえ、佐藤さんがNPO法人として設立登記するまでに至った経緯や、その想いを整理していきたい。

二〇一一年三月一一日の東日本大震災と福島原子力発電所事故を受けて、福島県の富岡町から避難してきた佐藤さんはまず、埼玉県北葛飾郡杉戸町にある「エコ・スポいずみ」という避難所に避難した。そして、四月の上旬には「エコ・スポいずみ」をあとにして、現在の住まいでもある杉戸住宅に移った。杉戸住宅には、「すぎとピア」と「エコ・スポいずみ」という二カ所の避難所から出てきた方々が合流し、二〇世帯近くが移ってきたという。避難所から杉戸住宅に移った途端に、杉戸町と富岡町からの情報が入らなくなってしまい、それを不便に思った佐藤さんは、杉戸住宅内で世話役を始めた。佐藤さんは、当時を振り返り、いったん避難所に入ってから「みなし仮設住宅」に移った人の場合には、そのまま継続して町からの連絡が続くが、そうでは無く福島から直接「みなし仮設住宅」へ入った人への情報提供が全くなかったと語った。そこで、各世帯を回り連絡先を聞き、富岡町と杉戸町からの情報を回覧板として回し始めた。佐藤さんは、その活動を『杉戸元気会』と名付け、そのような任意団体を作ったことが現在のNPO活動『全国福島県人友の会』の原点であると語った。

二〇一一年五月のことだった。杉戸元気会の活動が約一年間続いた二〇一二年五月、地元のＮＰＯ法人『すぎとＳＯＨＯクラブ』から、協働事業として『つつじの里プロジェクト』が持ち掛けられた。一年間の予算がおり、杉戸住宅内の居室を借りて、サロンの運営が開始された。毎週木曜日の午後に二時間ほど開催されるこのサロンでは、お茶飲み会や情報交換が主な軸としたて行なわれた。活動を始めた頃は、サロンに集うのは富岡町民のみだったが、次第に福島県の近隣の川内村民、双葉町民、浪江町民などさまざまな地域から避難してきた人たちが集まってきた。杉戸住宅への入居は富岡町民限定であるが、サロンは制限が無いため、杉戸町の民生委員や一般の方まで集まったという。ＳＯＨＯクラブとの協働企画としては一年間の予算だけだったため、一年が経過した二〇一三年四月以降は、佐藤さんは自主運営でサロンを継続させている。

その後、二〇一三年八月にＮＰＯ法人『全国福島県人友の会』発起人会を結成し、二〇一五年一月二九日に設立登記を完了した。このＮＰＯ法人の設立趣旨は、原発事故被災者自身が発起人となり、福島県民を中・長期的に支援することであり、そのために全国組織を結成したという。全国各地で暮らす福島県民、関係個人・団体・法人などと連携し、被災者個人・団体・法人等を総合的に支援していくことを使命としている。また、国や地方公共団体へは「基本的人権」を尊重する対策を、全国すべての原発事故被災者に平等に実施するよう促す活動をしているという。

［２］自助ボランティア活動を行う意義・課題

自身が被災者であるにも関わらず、ボランティアの中心メンバーとして支援に取り組み続ける県外避難者の人たちに、活動への想いや原動力についてインタビューを行った結果を以下にまとめる。

１．自助ボランティアがもたらしたもの

自助ボランティアに参加することで得られたものとして「居場所」「社会的つながり」が挙げられていた。故郷を失って「○○出身の△△です」と名乗れなくなってしまった避難者にとって、「□□ボランティアに参加している△△です」と言えることは、自分自身の居場所という意味で拠り所になったということが語られた。ボランティアと聞けば、「誰かのために」というイメージが強くなるが、参加者自身が得るものも多く、その代表的なものが震災によって奪われた故郷やこれまでの肩書に代わる所属という「居場所」であったとのことであった。

また、引っ越した場所で人間関係が思うように構築できず、家族以外と日常会話をする機会さえ確保することが難しい状況において、自助ボランティアの集まりは社会とのつながりをもたらしてくれるものであり、県外避難者が社会から孤立してしまわないためのセーフティネットとなっていた。故郷を離れ、避難生活を送る中で、さまざまな考えが頭をよぎる。そのことをボランティアの場での何気ない会話で語った時に得られた他のメンバーの共感は、「孤独ではない」という実感につながり、「救われた」という気持ちになったという。

2. 自助ボランティア活動を続けていくうえで困難なこと・障壁

自助ボランティア活動は発災後四年が経過した時点でも必要性が高く、避難者同士をつなげる新たなコミュニティとして継続が求められた。そのためにも、安定した活動を展開していくための「マンパワー」と「財源の確保」が課題となってくることが語られた。時間が経過するにつれて、引っ越しや体調不良等を理由にボランティア参加者の数は減少しており、長期的に活動を維持していくことが難しいとのことであった。

また、運営資金の問題も挙げられていた。これまで、自助ボランティアの運営は助成金による頼る部分が大きく、その助成金も時を経るにつれて打ち切られている現状があるとのことであった。

3. 活動を継続していくうえでのモチベーション

自助ボランティアが取り組む交流会やイベントへの参加者は高齢者が多く、社会的つながりの乏しい高齢者の安心できる場としても、無責任にやめることはできないと語られた。

（鵜沼）「ここが無くなったら、本当にそれでもうバラバラになってオシマイっていう人いっぱいいるからね。避難生活がこう何年も続くと、ほんとにそれが精神面で非常に良くないことだから。それは続けていかないと。みんなバラバラになったらどうしようもなくなっちゃう」

こうした言葉から、できるだけ長く続けていくことへの使命感が感じ取れた。また、義務感や責任感、使命感を感じて活動を継続している一方で、何よりも「活動を企画することが楽しい」という思いも、活動の原動力になっているようであった。

（鵜沼）「カフェとかやってたって、結局、企画するときに、自分がワクワクして楽しいって思ったものをやんないと楽しくないから。こういうのできるよね、ああいうのできるよねって。実際ほんとにできてるかっていうとできてないよ。できてないけど、楽しいからいい」

［3］自助ボランティア活動を運営していくうえで

どの活動も、創意工夫を凝らしながら活動の充実と継続を図っていた。例えば、居場所づくり・社会的つながりづくりという視点から、活動参加者に何らかの役割を担ってもらうなど、参加者が「お客様」にならないための工夫がなされていた。また、毎回代表者として活動に顔を出すことで「変わらない風景」を作り出し、避難者の方達に安心して参加してもらえるようにする、といった工夫がなされていた。また、個々の団体の活動で完結するのではなく、他の団体との活動とも連携することの重要性が語られていた。

（橘）「やっぱり、ほかの会と連携していかないと、できないことが一杯あるよね。ピッチャーとキャッチャーみたいな感じ。一人じゃ成り立たないところがあって」

このような取り組みは、活動が困難な問題に直面した際、他の団体から助けてもらう機会にもつながる。他の団体との連携を通して、相互協力の体制を日常的に築いておくことの必要性も語られた。

（橘）「人とつながっていけば、何らかの形になって、継続した活動ができるのかな。人と繋がっていくこと。仮にお金があっても、お金は動いてくれない。つながっていかないと形になっていかないのかな」

人に支えられて自助ボランティア活動は運営されており、またそのボランティア活動が多くの避難者の心を癒し、助けていくという役割を担っていく。活動を運営していくうえでの最大の資源は、やはり人であるようだ。

第2節　三人のママの語りから（文：萩原万智）

『福ママサロン（仮称）』は、自主避難者のママ達のネットワーク作りに取り組んでいる。具体的には、交流サロン活動の企画や運営、メーリングリストでの情報提供、避難生活の悩みなどの声を集めること、そして活動報告として自主避難者向けのお便りを発行している。

インタビューさせていただいた方は、須川さん（仮名）、小野さん（仮名）、田村さん（仮名）の三名である。須川さんは、いわき市から川越市に避難しており、現在は二人の子どもと夫の四人で暮らしている。震災直後から二年間は、母子避難生活をしていた。小野さんは、南相馬市から坂戸市に避難しており、現在は二人の子どもと夫と四人で暮らしている。田村さんは、南相馬市から大宮市に避難しており、現在は二人の子どもと夫と四人で暮らしている。

［1］避難生活における苦悩

1．田舎から都会暮らしへの戸惑い

まずは、埼玉県に避難する前の福島県での生活について追っていく。震災前の暮らしは、現在の埼玉県での環境と全く異なるものであったと三名は一様に語る。

（須川）「親とか婆ちゃんとかが、東京行くならどんな悪い人がいるかわかんないから、お金はお財布以外の所にも入れなさいとか、夜もふらふら出歩くんじゃないよとか。東京は怖いもの、都会は怖いものって思ってた。なんていうの、一大決心がないと、関東には行けないぐらいの、福島県ってそういう感じだよね。ド田舎と都会の違いだよね。仙台とか水戸とかにお買い物には行ったけど、いままで一度も地元から出て生活したことがなかったから。そんな人が、ぽつんと知らない都会の土地で暮らしたら、恐怖感とかハンパじゃない。いまだに電車とかもいやだしね。五分おきに来る電車とか、三分おきに来る電車とか考えられないわけ。乗り換えとかあって、いまだに緊張して疲れちゃう」

生まれてから震災が起きるまで、福島県で穏やかに過ごしてきた彼女たちにとって、関東で暮らすことは、当初は相当の抵抗があったようだ。自分たちの親から「東京は怖いところ」と教えられてきたと言う経験や、交通量の激しさや街の人の多さなどから、息苦しさ、さらには恐怖感さえも感じるという。加えて、東北特有の言葉のなまりも恥ずかしいそうだ。そのため、頭の中で一回標準語に直してから話すことで、口数が少なくなってしまう人もいるという。しかし、このような交流会では、「○○だっぺー」などのなまりを何も考えず話すことができるため、気分が開放されると語っている。

さらに、福島での人間関係について、都会とは対照的だったと語っている。

（須川）「三世代，四世代で暮らしている人は、朝と晩はちゃんとお料理を運んでとか，もう、がっつりスクラムを組んで、もう逃げられないぞ、みたいな関係が多いの、福島は。こっちみたいに、都会みたいに、人間関係が希薄じゃないの。郷土愛が強いから」

（小野）「核家族じゃないからね」

（田村）「地域がね、密着してるからね。子どもの頃からそうやってやるもんだって」

こうした地域密着の生活を営んでいる中、福島第一原子力発電所事故が発生し、彼女たちは放射線被曝から子ども達を守るため、県外への避難を決心した。そこには、密着した親族や地域との人間関係を振り切ってまで避難しようと決めた苦悩がある。

2．放射線被曝から子どもを守りたいという思い

警戒区域でない地域の人が、自主避難という選択をするのは、第一に「子どもを被曝から守りたい」という思いがあるからだ。

（須川）「放射能がバンバン飛んでる時に、福島にいたっていう実績が残れば、子どもがお嫁に行く時に、『あんな放射能すごい時に福島にいたなんて、どんな遺伝子持って生まれるか分かんない』って言われるかもしれない。私、韓国ドラマ好きで、命がけで子どもの結婚を邪魔するドラマなんか、そういうのをよく観てたから（笑いながら）。だからもう、子どもが好きな人と結婚できなくなっちゃうって、相手の親に反対されたりとか、頭はそんなことでいっぱいになっちゃって。それも避難するって決めた理由のひとつ」

（田村）「避難している人っていうのは、子どもが小さい家庭が多くて。幼稚園とか、小学校低学年とか。だから上の子より下の子の代の方が避難しているのが多いっていうのは、多少あるよね。子どもの学年で、大きくなれば気にしないで残っている人はいるかなって、地元を見ててそう思う」

放射線被曝による健康被害は、被曝した者に数年経ってから現れる場合もあれば、被曝した者の子や孫に現れる場合もあるという。こうした晩発的な影響も、自主避難をする上で大きな要因になったという。

（須川）「子どもに出なくてもね、子どもの孫に隔世遺伝で出るかもしれないのね。チェルノブイリで証明されているんだけど。実際、今もう一三七人が甲状腺がんになっているの、福島の子どもが。18歳以下の子どもが。いわきは四〇倍って言ってたかな。研究者も、これはもっともっと被害が拡大するだろうっていう論文を出して、やっと因果関係の正当性が認められつつあるって。もちろん、そんな因果関係は出て欲しくはないけど。福島県だけじゃなくて、千葉県の柏市っていうところも、一七三人が検査を受けて今現在一一人がC判定だっていう。確定ではないけどね」

二〇一五年八月に行われた第二〇回福島県県民調査委員会では、原発事故当時18歳以下だった約三七万人を対象にした調査において一三七人が甲状腺がんまたはその疑いがあることが明らかにされた。チェルノブイリ原発事故の例にあるように、今後ますます健康被害が拡大していくと危険性もある。また、一三七人という人数に対しての県の説明に対する不信感や怒りを、次のように語っている。

（須川）「一三七人だよ。で、出たら出たでなんて言ったと思う？　甲状腺がんは転移もしない、予後の良いがんなので、安心してくださいって言ってんの」

（田村）「安心しろって言って、安心する親はいないよね」

（須川）「それに、再発の恐れもあるし、実際にリンパ節とか、肺とかに転移してるんだよ。そういうのを隠してるの。隠してるんだよ。やんなっちゃう」

放射線被曝による健康被害は、科学的に明らかになっていない部分がいまだに多く、さらに、県が公表する情報にも不信感を募らせているようだ。福島県が行なっている健康調査がいかに政治的な思惑に満ちたものであるかは、日野行介（2012）による『県民健康調査の闇』に詳しく描かれている。

3．自主避難に対する認識の違い

幼い子どもを持つ母親たちが、子どもを守りたい一心で自主避難という選択をした。これは、母親としては至極当然の考え方だと筆者（萩原）は思っていた。しかし、避難指示を受けなかった地域の中で、避難を決めた人々は少数派であるという。須川さんの周囲には、親も親戚も友達も、避難という選択をした人はほとんど居なかった。須川さんの小学校五〇〇人ほどのうち、一～二年の間だけ避難した家族は三家族ほど居たが、長期に何年も避難し続けているのは須川さん家族だけだという。密着した地域との人間関係は、自主避難という選択をする際に大きな障壁となった。

（須川）「みんなに笑われたの。避難しますって報告した時に。そんなこと（被曝の危険性）あるわけないじゃんみたいな。本当にその、地域密着のところから来てるから、そこを捨ててね。それこそもう逃げた人は非国民と思われるくらいの覚悟で避難してきた。今となっては、子どもがいるしねって、少しは理解が深まったけど。でももう、復興の手伝いしないでとか、逃げた人間はいいよなとか、そういう声が聞こえてくる。実際私も言われた時あるし。『いいよね、旦那さんが理解あるから避難できてね～』とか。『あなたはいいわよ』みたいな感じで言われたりするよね」

彼女たちの語りから読み取れるのは、子どもを守るための自主避難という選択は、故郷を捨てる程の覚悟を持たないと、到底できるものではなかったということである。そうした覚悟と、見知らぬ関東という都会へ出るという覚悟をもとに、彼女たちは自主避難生活を送っている。自主避難という選択が理解されないもうひとつの理由として、放射線被曝の認識に関する個人差が存在する。

（田村）「避難指示を解除してるから安心だって、人によって思うみたい。安心だって思う人はそこに住むし、子どもの健康被害を気にする人は避難するし。その受け取り方で。残ってる人とそうじゃない人って分かれてるかな」

（須川）「私の場合は、福島県に家があったし、福島に主人もいたから、『必ず帰れ』と言われてた。『旦那を放っておいて何やってんだ』って。『みんな普通に生活してるだろう』って。『わざわざ双葉からいわきに避難してきている人もいるんだから、何をそんなに怖がって』って言われたよ。でも、子どもが女の子二人だから、お嫁に行く時に、好きな人と結婚できなくなるのが嫌だから、三カ月だけ避難しますって宣言して出て来たの。それが、三カ月が一年、一年が二年になり、『じゃあ帰ってこないのか』って。だって初期被曝してるから、1ベクレルも追加被曝させたくないっていうのが親の気持ちだと思うんだけど、やっぱりその考えがね、周りに理解されないよね」

一方で、放射線被曝の危機を感じながらも、自主避難という選択をできない人々もいるという。両親が倒れたので介護のために帰らざるを得ない状況や、「福島へ帰って来ないと離婚する」さらには「生活費も渡さない」と夫から言われてしまい、子どもが病気になる危険性を覚悟して地元に帰って行った人もいると須川さんは語っていた。帰りたくて帰ったのではなく、帰らざるを得ない状況で帰った人々も多数いるのが現状であり、自主避難生活を継続させる難しさが浮き彫りとなった。

4．避難生活の苦労（精神面・経済面）

自主避難生活の中、夫と離れて暮らした経験について、須川さんと田村さんは次のように語る。

（須川）「あのね、やっぱり私、怖かったのね。夜中に、誰か襲ってくるんじゃないかとか、泥棒が来るんじゃないかとか。今、一軒家をお借りしてるんだけど。それで、二重ロックして、チェーンかけて。玄関に棒とか置いといて。なんかあったら戦えるようにっていうくらいの気持ちで。それで、震災後の一年間くらいは、本当に夜もぐっすり眠れないっていうか、夜中に何回も起きたりとかしてた」

（田村）「父親がいないっていうのは大きいよね。私も一年間主人が単身赴任してた時に、自分では大丈夫だなと思ってても、全然眠れなくなっちゃって。不眠症になって、もう昼夜逆転。外に出れなかったから、引きこもってたから。外に行くって言っても、どこに何があるかわかんないからさ。知ってる人もいないから、相談できないじゃない？　それで、親には電話でしょっちゅう、毎日のように連絡とってたけど。しゃべんないと気が変になりそうで」

言わば故郷の反対を押し切って避難生活を始めたものの、そこに夫が居ないというのは相当なストレスであったようだ。不眠症を発症し、ぐっすり眠れない生活がしばらく続いたという。また、避難先に知り合いがおらず、身近に相談できる相手が居ないということも、不安を抱える原因のひとつであろう。そして、そうした母親の状態は、身近にいる子どもに影響しやすいという。

（須川）「本末転倒になっちゃう。被曝したりとかは防げるかもしれないけど。結局離婚したり、夫婦関係がうまくいかなかったり。ご近所とのトラブルがあったりすると、お母さんがダメになっちゃうじゃん。そうすると子どもに八つ当たりしたり。子どもは敏感だから、お母さんのそういう不安定なところを見ている。ただ、一見明るそうに見えるお母さんでも、心の奥に闇を抱えてたりするとね。悟られないようにしてるのが、余計ストレスになってるかもしれないね。逆に泣けるお母さんの方がね、良いかもしれないしね」

こうした親子共々限界状態の中、夫が帰ってくることは、大きな支えになったと須川さんは語る。一カ月に一回、夫が埼玉に来てくれるため、張り切っておかずも一品二品増やしたという。子ども達も父親と離れて暮らすため、「パパ、パパ」と甘えていた。電話も毎日していた。そして、正式に家族全員共に暮らせるようになると、夜中眠れないということは一切無くなったという。家の鍵を開けていても大丈夫という安心感も得られているそうだ。田村さんも、ご主人が戻ってきてからは大分不眠症が無くなったという。今振り返ると、「母子避難していたときが一番つらかったかもしれない」と語っていた。

こうした親子共々精神的ストレスを抱えている状態とは別に、経済的に苦労したことも多々あったとのこと。具体的には、①交通費の増加と、②教育費の増加、が挙げられていた。交通費では、福島に帰る際のガソリン代に加え、高速代がかかってしまう。教育費の増加では、福島県に比べ、埼玉県は進学先の選択肢が多くあり、塾に通わせないとわからない情報があるという。福島県では塾に通わせることがあまりなかったというが、今では月に三万円ほどかかると須川さんは語る。

［2］これからの生活に向けた思い

自主避難という状況について、須川さんが次のように語るように、あくまでも自己責任の避難生活であることを強く自覚していることがわかる。

（須川）「警戒区域っていうのは、避難を認められた人たち、避難せざるを得なかった人たち。それで、うちらは、勝手に避難した、気のせいだって言われてる人種なのね。あとは避難指示が解除になった地域は、帰ってきなさいっていうのに、自分の意思で帰らないから、それはあなたたちの判断だから、何も支援しませんよっていう、今はそういう状態。虐げられてる状態なんですよね」

こうした厳しい状況に対して、それでもなお、母親はこれからを強く生きようとしている。

(須川)「あんまり不幸を売り物にして言いたくないと思っているの、私たちは。私たちのスタンスとしては、地元に残っている人からどう思われているかっていうのがまず常に念頭にあるわけ。なぜなら避難の権利を認めてもらってないから。常に罪悪感っていうのはあるんだよね」

(田村)「自主避難っていうのは、自分で選んだ選択肢だからね。それに対して文句が言える立場でもないし」

(須川)「それに、被災者であることにあぐらかいちゃうと、自分がダメになっちゃうっていうか。いつまでも被災者っていう枠の中から抜け出せないような気がするから。自分を鼓舞する意味でも、私たちは恵まれているんだって、自分に言いきかせてる。これからは、みんなに交流会とかで集まりましょうとか、震災の辛さを話しましょうとか、やっていかないとダメなのかなって」

二人の話は、今まで新聞やニュースで情報を得ていた筆者にとって、非常に意外なものであった。国の支援制度に頼るだけでなく、自分たちで力強く歩んでいきたいという意思が感じられた。須川さんが語る「恵まれている」というのは、①津波で家を流されていない、②夫と暮らすことができている、③現在の月に六万円の住宅保障は他県にはない、という点などから感じることだという。もちろん大前提として、地震や原発事故が起きなければ彼女たちは、変わらず穏やかな生活を送ることができており、避難生活を経験する必要などなかったのだ。避難者としての絶対的な苦しみはあるが、それでも前向きに、これからをどう生きるかを大切にしたいと考えているという。

今回の交流会でお話を聞いた三人は、子どもを守りたいという一心で自主避難という選択をした。長い間慣れ親しんだ故郷を離れ、相当な覚悟を持って関東で生活を送っていることがわかる。一方、現在も福島に住み続けている人に対しての批判の気持ちは無いように受け取れた。たしかに、子どもの健康を放射線被曝から守るためには、県外への避難という必要はあるが、生まれ育った故郷で暮らす生活は、何にも代え難いものと考える人もいるからだ。以下のように須川さんは語る。

（須川）「『じゃあ、あなたも避難したら？』とかって言うと、『私はそんなに、旦那と離れて知らない土地で、子どもを育てることはできないって。度胸がない』とか言うのね。でも、それを責めてもしょうがないから、私は一切そういう放射能とか、避難うんぬんの話はしないようにしている。生活環境を変えたくないから、ここが好きだから、って言って住んでる地元の人のことを責められないわけ」

帰還することも、県外に移住することも、どちらかが正しい選択だと言えることではない。そのため、被災者それぞれの選択を尊重した支援が必要なのだ。震災から約五年の間、経済的・精神的・身体的にかなり過酷な状態が続いていることは明らかである。しかし一方で、子どもや自分たちの未来に目線を向けて、前向きな姿勢を持とうとしている姿が印象的であった。

第３節　『双葉郡未来会議』参加者の語りから（文：鈴木悠紀）

下枝浩徳さんは、一般社団法人『葛力創造舎《かつりょくそうぞうしゃ》』の代表を務めている。二〇一二年二月に設立された葛力創造舎は、「通常なら持続不可能と想われるような数百人単位の過疎の集落でも、人々が幸せに暮らしていける仕組みを考え、そのための人材育成を支援する団体」である。被災地の若手住民が中心になって、地元の復興再生のために力を合わせて立ち上がっている画期的な活動である。

下枝さんは、被災当時は葛尾ではなく東京で仕事をしていたが、震災を受けて、地元の復興を思い、いわゆるUターンで福島県に帰り福島県郡山市在住（二〇一五年当時。現在は葛尾村に在住）である。自らが代表を務める団体の他に、現在は葛尾村の活動を超えて『双葉郡未来会議』への参加もしている。

今回、筆者（鈴木）は、下枝さんの双葉郡未来会議開催に同行し、下枝さんを含む双葉郡未来会議に関わる六名の方達の話を聞く機会を得た。

[1] 葛尾村における現状と課題

福島県葛尾村の大半は、福島第一原子力発電所から約二〇〜三〇キロ圏に位置する。震災翌日三月一二日に半径二〇キロ圏内に避難指示が出され、一二七世帯が避難の対象となり、村内に避難所が開設された。震災三日後の三月一四日には、「放射線被害から村民の生命を守るため」に松本村長が「全村避難」を決断し、六〇〇名を超える住民がマイクロバスや自家用車で福島市内の体育館に一次避難し、その翌日以降には、さらに西の会津地方の各町に二次避難した。『葛尾村東日本大震災記録誌：原子力発電所事故による全村避難の記録（平成二七年三月）』によると、全村避難が決行された「翌15日午前中に福島第一原発2、4号機が相次いで爆発。風に乗って北西方向へ流れた大量の放射性物質が同日午後の降水で村に降り注いだと見られ、危機一髪だった」と記されている。二〇一一年四月二二日に、政府によって村の東側の約四分の一が「警戒区域」に指定され、そのほかは「計画的避難区域」に指定された。村の役場機能は四月に会津坂下町に移転したが、六月には葛尾村により近く避難区域に指定されなかった三春町に再移転した。その後二〇一三年三月二二日の避難区域の再編により、村の北東部から順に「帰還困難区域」、「居住制限区域」、「避難指示解除準備区域」の三区域に区分された。

インタビューが行われた二〇一五年時点では、村全体で震災前に約一、五〇〇人いた人口が、避難指示解除後は約四〇〇人になると予測されていた。下枝さんが活動してくる中で感じている課題は、まさにその人口の少なさにあった。人口の少なさに対して、下枝さんは次のように語る。

「プレイヤーがいないということを感じていて、それは今でも課題だなと感じています。もともと人口が一、五〇〇人いて、四〇〇人くらいが戻るっていう予想がされているんですけど、それってもう自治体としての役割をなさないって感じなんですね。生活に必要なインフラでさえ担保できない。例えば買い物だったり病院だったり、っていうのを感じています」

自らが生まれ育った葛尾村に帰りたいと考えている下枝さんにとって、人口が少ないうえに復興に当たって活動する人が少ない現状は、あまりにも苦しいものだった。そのような状況下で、葛尾村および双葉郡で、ワークショップのような話し合いの場を設け、少しでも地域住民のモチベーションを向上させようと努力してきたという。しかし、「物理的な人口の少なさ」だけではなく、「そもそも復興に興味を持っている住民や、復興に対してモチベーションが高い住民が少ない」ということも、ワークショップを重ねるうちに気づいてきた課題であった。そうした状況を打破するために始まった取り組みが『双葉郡未来会議』であった。

双葉郡未来会議の発足について、下枝さんは次のように語る。

「もともとの広域の連携が必要だと思っていたんですよね。というのも村の中で動ける人が少ない中で、どうすればいいのかなって時に、他の地域と協力するしかないと思ってたんです。でも、あまり遠い地域だと葛尾のことを知らないですよね。文化とかを知らないから、村の人も受け入れにくくなる。その時に、同じ地域、同じ双葉郡ってとこだと、結構背景をお互いを知っているので、馴染みやすかったし、協力しやすいと思ったんですよ。ということで、私は実家の葛尾の隣の浪江町とかもっと広域の双葉郡とかを視野に入れていったんです。そうやって広げていく中で、南双葉でがっつり活動している方とお会いした時に、同じことを考えていて、じゃあ今度ちょっとみんなで集まって話してみようよってなったんですね。二〇一五年七月七日、七夕だったんですけど、その日にいわきの飲み屋に双葉八町村の若手が集まって、始めましょうってなったのが、この双葉郡未来会議ですね」

［2］双葉郡未来会議

双葉郡未来会議は、二〇一五年7月7日に設立された会議である。双葉郡未来会議のＨＰ（http://futabafuture.com/、二〇一六年一月六日閲覧）によると、「はなれていても、おとなりさん」をテーマに掲げ、それぞれの町という枠を超えて、双葉郡として広域の連携を取っていくことを目的としている。基本的に地元の住民と、支援に直接関係している方を参加条件としている。現在事務局だけでメンバーは九〇名にもなり、比較的若手のメンバーが中心となっていることがその特徴である。下枝さんはメンバー構成について次のように語る。

「中核というか、集まった人は、すでにその地域で中心的な方々だったんですね。街の議員さんだったりとか商工会で若手の人。商工会青年部部長さんとか、ＪＣ（日本青年会議所）のうちの地域で活躍しているメンバーとかで、すでに影響力を持っている人だったので、大きく影響が出せたのかなと思います」

第一回目の会議が二〇一五年一二月五日に行われ、約一二〇名を超える人が参加した。第一回目は広野町、川内村、楢葉町にスポットを当て、三町村の三名の方がプレゼンテーションをしたのち、パネルディスカッションを行った。参加者からのアンケートには、「参加者が聞くだけでなく、対話する機会があるとよかった」との意見も聞かれたそうだ。下枝さんは、双葉郡未来会議を介して「対話」の重要性に気づかされたとのことであった。

「対話力を高めるためにまずは、自分のことをしゃべれるようになってほしいんだよね。私はこう思っているっていうのをまずひとつ。あとはその場にいる人が、それを最初から否定しない。まずは自分の中でああそうなんだって聞いて、とどめておけるような話の聞き方に慣れなければいけない、すぐに誰が良くて誰が悪いって二分しないで」

双葉郡未来会議が目指すものは、何か答えを出すことではなく「ゆっくり関係を作っていって、言える関係」を作ることであり、それをひとつの町村だけでなく双葉郡として行うことで「考えが偏るのを防ぐことができる」と語る。
このように双葉郡未来会議で得た「対話力」の重要性を認識して、下枝さんは他のワークショップにも活かせるように取り組んでいるとのことであった。そうすることで、「今まで復興に興味を持っていなかった住民や、復興に対してモチベーションが低い住民と意見をすり合わせ、多くの人々を巻き込むことができ始めている」と下枝さんは語る。

［3］葛尾村の「これから」に向けて

「ひとつは、どう地域を支える人材を獲得していくかってこと。もうひとつは、どうやって地域の若いひとたちを盛り上げていくかっていうのと、外から新しい人を呼んでくるかっていうこと。この時の人のイメージとしては、エッジの効いた人。何となく地域で暮らしたいっていうよりは、地域で起業したいとか、こうしたいとかそういう人」

葛尾村の現状を踏まえたうえで、「これから」について下枝さんはこのように語った。現在下枝さんは、葛尾村の抱える「人口減少」と「復興に対するモチベーションの低さ」という課題を解決するべく「対話」を続けている。対話の形はワークショップに留まらず、地域住民への個別のヒアリングを実施することで、その生の声を集めることにまで及でいる。自身の仕事も含めて、イベントやヒアリングに駆け回ることで、下枝さんの体は満身創痍の様子であったが、一人で抱えこむのではなく、双葉郡未来会議に参加して現状を共有することで、「志を同じくする仲間の意見がもらえることが励みになっている」と下枝さんは語る。「一人では解決できないことも、みんなで集まればできるかもしれない」という気持ちを、双葉郡未来会議からもらっているとのことであった。また、外側からの新しい風で葛尾村を活気づけようと、下枝さんは、頻繁に東京に足を運んでイベントに参加したり、時には一日にふたつものイベントに参加したりしている。

「葛尾のサポーターだったり、あとは葛尾に移住してきた人だったり、葛尾関係に就職を斡旋した人が何人かいるので。葛尾に興味がある人の集まりを作って、そこで興味のあるテーマを一個見つけていって、そのテーマに対するコンテンツを村の方で提供できるようにしています。東京で『umedo café』っていうイベントを、今まで一七回やってきてるんですね。各回で三〇名か四〇名ほど集まって、そこから仕事の話になったりだとか、ツアーの話になったりだとかっていうのが結構あるんです。そうやって、東京で福島に興味がある人のコミュニティを広げている。その人の興味ごとに合わせてツアーを組んだり、ワークショップを福島でやって、少人数だけどかなり満足度高い企画を打っている」

下枝さんは、こうした「外側」の人たちに対する期待を以下のように語っている。

「ふたつあるんですけど、ひとつは、アイデアを出してほしい、アイデアがたくさんほしいと思っています。要するに、地域の人は専門性を持った人が少ないので、声は出せるけど、なにか形にしたりすることや、自分たちがやりたいことを実行するためのテクニカルな部分とかアイデアはないんですよね。だから、そこにアドバイスをもらえるんだったら、すごく嬉しいなと思います。あとやっぱり、しっかり深い話がほしいなと思います。アイデアを出すにせよ、研究をするにせよ、しっかりちゃんとした深い本音の話から作り上げないと、途中ですれ違ってしまう気がするので。地域の人とかリーダー格の人とか、興味があるものでいいので、なるべく住民の人と深い話をしてほしいっていうのがありますね」

下枝さんはこうして人々の「対話力」の促進を図り、同時に「エッジの効いた人」を活動に巻き込んでいくことで、葛尾村を、そして双葉郡を盛り上げようと奮闘している。

葛尾村の場合、帰村の判断も含めてまだまだ先行きは不透明な部分が大きい。だからこそ、拙速に「どうするか」を決めようとするのではなく、住民相互が自分たちの意見を語り合うことができるような環境を整えることが重要であると考える。現在、双葉郡未来会議では、双葉郡の住民の「対話力」を高めようとしている最中である。対話が上手くいくようになり、住民の願望が見えてきて、初めて「これから」に向けての〝たたき台〟ができるようになる。こうした〝たたき台〟を基に、それぞれの住民が未来に向けての判断と計画を打ち立てていくことが復興への道筋なのだろう。一見時間がかかるプロセスに見えるが、復興を「我が事」と捉え、確実に歩みを進めていくためには必要なプロセスであると、下枝さんの語りから筆者は強く感じた。

第４節　復興支援員の語りから（文：関茉衣子）

復興支援員とは、被災者の見守りやケア、そして地域おこし活動の支援などの「復興に伴う地域協力活動」を通じ、コミュニティ再構築を図る目的で設置されたマンパワーである。本節では、現在復興支援員として活動されている方々にインタビューを行い、彼らのライフストーリーや活動内容、活動に対する想いなどを聞き取り、その語りをもとに、復興支援員の役割を整理し、これからの課題や展望を明らかにしていく。本インタビューでは、富岡町復興支援員４名、大熊町復興支援員２名の計６名にインタビューを実施した。

［1］富岡町復興支援員

インタビュー対象者は、森さん（仮名、六〇代男性）、佐藤さん（仮名、六〇代男性）、野口さん（仮名、五〇代女性）、小川さん（仮名、六〇代男性）の四名である。

1．富岡町復興支援員になった経緯

震災後どのような経緯で復興支援員になったのか、四人それぞれにその経緯を尋ねたところ、きっかけは異なるものの、共通していたことは「富岡町のために自分も何かしたいという思い」で支援員になったということであった。

2. 富岡町復興支援員の取り組み

現在最も力を入れて取り組んでいることは、戸別訪問であるということであった。孤立化を防ぎ、安否を確認することが第一目標だというこの戸別訪問は、毎回アポイントメントを取らずに行っているとのこと。

「より多くの住民と会えるようにアポなしで行くもんで、そこがなかなか難しいとこなんです。アポを取れってたまに怒られることもあります。でも、もともと富岡に居る頃は、そういうアポなんてなしでも、お話したりお茶のんだりしていましたから。」

富岡町復興支援員は、このアポイントメントをとらないという方法の利点として、避難している方の「構えていない普段の姿」を見るという目的があると語る。訪問先が不在だった場合には、不在票を置いていく。後からその不在票を見て、電話が来ることもあるそうだ。しかし、富岡町の場合は、埼玉県浦和市にある富岡町県外避難者支援拠点事務所の復興支援員四名で全国の対応をしなければならないため、希望のあった方には再訪問を行っているものの、実際は不在だったところを再度訪ねるということがなかなかできない状況だという。また、表札が出ていなかったり、新興住宅地などで登記されていなかったりする家を訪問する際には、カーナビで住所を検索しようとしても出てこないなど、家を特定するまでに多くの時間を費やしてしまうこともあるという。

このように戸別訪問を介して、避難者の多くが「自分がこれまでどういった道を歩んできたか」、「今どのような生活をしているのか」、「誰かに話を聞いて欲しい」というニーズを持っていることが明らかになってきたということであった。「困っているから来て欲しい」というよりも、「避難していることを周りにもなかなか言えずに、近所とのつながりも無いに等しい中で生活をしてきて、とにかく話をしたい」という気持ちだそうだ。富岡町復興支援員が富岡町に住んでいた経歴を持っているということもあり、同郷の人間としてよりいっそう「話を聞いて欲しい」という気持ちが強くなるのではないかと考える。

また、戸別訪問によって、避難してきている方自身の問題だけではなく、周りの家族が抱える問題も明らかになることがあるという。

「娘や息子さんを頼って福島から出てきたおじいちゃん、おばあちゃんも、慣れた土地を離れちゃってるんで、介護度がどんどん進んでいくんですよ。もう四年も経ってますので、寝たきりになったり、認知症が進んだり。それで、認知症だからしょうがないんだけど、『帰りっちゃい、帰りっちゃい』って。帰りたいんですよね。それを毎日のように言われてつらいと。そういうお嫁さんがいて、何度か電話をした時に、『申し訳ありません。母がこうなってしまったので施設に預けました』って。いや、申し訳なくないんだよって思うんだけど。そういう家族の心のケアっていうのはなかなか難しいじゃないですか。娘や息子さん達は町民じゃないし、役場もたぶんそこまではできないので、難しいなって思いました」

このように戸別訪問を介して、本人だけでなく周りの家族に対する心のケアの重要性も明らかになってきたとのことである。実際に、筆者（関）が戸別訪問に同行させていただいたなかで、家族と同居している高齢者の方も多く、訪問時に家族の方が出てきてお話をしてくださったこともあった。避難者だけではなく、周りの人々の状況も戸別訪問では把握することができるという面には、大きな意義があるのではないだろうか。このことから、戸別訪問には、本人だけでなく家族の語りから状況を把握し、問題が深刻化・潜在化してしまわないようにしていく「アウトリーチ」としての役割があるものと考える。アウトリーチとは、近年医療や福祉の領域で求められている、専門家側から出向いて行って支援を行なう方法である。現場で直接的な支援を行なうだけでなく、自発的に援助を求めてこない潜在的な要支援者を発見し、支援ニーズの掘り起こしも行なおうとするものである。

富岡町は、福島県内には支援員を置いておらず、福島県内では社会福祉協議会がその役割を担っている。そのため、埼玉県駐在の富岡町復興支援員は、福島県外避難者のすべてに対応することになっており、全国対応という点は他の県や町にない大きな特徴だという。北海道や沖縄への訪問も依頼があれば行っているそうであり、その分負担も大きい。また、このような戸別訪問の大きな障害となっているものが、マンパワーの少なさに加えて、個人情報の壁だと富岡町復興支援員は語る。

「壁はありますね。例えば近所に誰々さんと誰々さんがいるとします。でも、あそこにいますよって言えない。こちらからは言えないんです。こんなに近くにいるのにって思いながら言えない。難しいですよね」

このように、支援員の大きな役割のひとつである避難者同士をつなぐことに対して、個人情報の壁というものが大きな問題として立ちふさがっているとのことであった。そのため、富岡町復興支援員は、戸別訪問の他にもサロンや交流会を開催し、できる限り避難者をサロンや交流会につなげることで孤立しないように働きかけている。サロンには住民同士をつなぐ場としての機能が期待されるわけであるが、一方でサロンに来られない人のほうが大多数であるということも課題として挙げられた。

「サロンに来れる人は孤立化しないですよ。自分で来られるから。だから、孤立化する人は戸別訪問しないと救えない。また、家族がいるからとか、家族で同居してるからといって、その人自身が孤立ではないとは限らない。だって、本当はここに来る予定じゃなかったんですもの。富岡で人生を送ろうと思ってたのに、突然ここに来て息子や娘の世話になるっていうのは大変なんですよ。高齢者は環境が大きく変わると病気になってしまうので」

さらには、同じ富岡町であっても、住んでいた地域によって賠償の格差があり、町内が二分されてしまっている現状があり、そのようなデリケートな話題には「どこまで突っ込んでいったらいいか、余計なお世話になっているのではないか」

という葛藤も存在するようであった。

3．復興支援員としてのやりがい

復興支援員の仕事をすることによって、自分のスキルが上がり自己研鑽につながったり、多くの方が語る話に耳を傾けることで、価値観や視野が広まるきっかけになったりしているという。また、戸別訪問を行い、福島の人と接する機会を持つことが、自分自身の癒しにもなっているということであった。

「やっぱり訪問して高齢者だと、『福島弁がしゃべれて良かった』とか、『富岡弁でしゃべれて良かった』とか、『非常に楽しい時間を過ごせてありがとう』と言われたらね、やってて良かったかななんて思うときはあるよね。『わざわざこんな遠くまで来てくれて』って喜んでくれてるから。そんなときはちょっと思うよね、やってて良かったかなって。やっぱり地元の話をするとね、年配者ってみんな生き生きとしゃべるんだよね」

やはり、地元の言葉遣いで話すことのできる環境というのは非常に重要であり、戸別訪問において同郷の人が訪問をする意義というものが推察される。このインタビューを通じ、戸別訪問において同じ故郷を持つ者、また同じ避難者という立場の者が復興支援員になるということには、ふたつの意義があると考えた。ひとつ目は、住民にとって同じ富岡町民と話せる喜び、そして言葉の壁なく会話ができることによってストレスを感じにくいという点であろう。ふたつ目は、支援員自身が活動を行っていて、時には励まされたり、自己研鑽になったり、価値観や視野が広がったりするなど、支援員と避難者の相互にとってプラスになるということであろう。

［2］大熊町復興支援員

インタビュー対象者は、山口さん（仮名、三〇代女性）と谷村さん（仮名、三〇代女性）の二名である。

1．大熊町復興支援員になった経緯

山口さんは埼玉で育っているが、母方が岩手出身で、自身も岩手で生まれている。震災を機に、故郷東北の被災地を気にかけるようになり、発災二年後に被災地を自分の目で確かめに行き、そこにいる人々と触れた時に、自分も何かしようと決めたそうだ。最初はボランティアのバスツアーに参加し、その後いくつかのボランティア団体に参加し、二〇一三年にそのつながりで参加した震災復興イベントで、現在共に復興支援員をしている谷村さんと知り合ったという。当時はボランティアをするかたわら、学校生活支援相談員という、小学校で低学年の子どもや多少の援助が必要な子どものサポートを行う仕事に就いていた。その仕事が終わったときに、大熊町復興支援員への誘いを受けて、復興支援員になったそうだ。

2．大熊町復興支援員の取り組み

大熊町復興支援員は現在、埼玉県浦和市にある大熊町コミュニティ支援関東事務所に四名、福島県いわき市にあるいわき事務所に四名の計八名により運営されており、その二カ所が活動拠点となっている。浦和市の事務所では関東エリア1都6県（東京都・千葉県・埼玉県・神奈川県・群馬県・栃木県・茨城県南部エリア）を担当しており、いわき事務所では福島県内と茨城県北部エリアを担当し、エリア別に活動を行っている。事業は、大熊町が民間の受託団体に委託する形で行われている。

現在力を入れて取り組んでいることは、交流会を開くなど参加した人同士をつなぐイベントの主催や運営であるということであった。このような町民同士のコミュニティ維持に力を入れる背景には、大熊町の避難状況が大きく関係しているという。

「大熊町の場合は、結局今住めないじゃないですか。それで、そういう人たちが結局みんなバラバラで避難しているっていうのもあって。連絡先を交換している人ならまだしも、連絡先も落ち着き先もわからないままバラバラになっちゃった人とかが結構いて、そういう人たちが結局その場になじめなかったりとか」

車社会である田舎暮らしだった人が、急に電車が行き交う関東圏に来て、今まで住んでいた町との交通状況の違いに馴染めないことからも、社会から孤立することが危惧される。交流会の開催は、大熊町から依頼を受け、個別に交流会案内を出し、出席者を集める形で進められている。交流会では「もともと大熊のどの辺りに住んでいた」という話題であったり、地元にあった自分の家を地図に指さしながら話をしたりするなど、地元に関する話題が多いという。また、『梨の実メッセージ』というスクラップブックに写真やメッセージを書いてもらうようなことも行っており、それをまた別のエリアの交流会に持っていくことで、思いがけない町民同士のつながりや反応がみられることもあるという。

「基本的には、何ていうんだろうな。今までの感覚だと、町民の方達が懐かしい話とかをしているのを支援員は聞いてたりとか、あとは会話が続かない人の横に入って、話を伺ったりとかって感じ。役場の職員の人たちも参加したりするので、そういう時はちょっと今の町の状況とか聞きたいんだよとか、役場の職員としゃべりたいって人のところにピンポイントに行って、ちょっと会話したりとか。例えば長テーブルがあったとして、そこに向かい合わせで座って、おしゃべりするって感じ。そんなにかしこまった感じの雰囲気ではないです」

この語りから、支援員は町民同士をつなぐサポートをする役割であり、常に裏方として動いていることがわかる。かしこまった雰囲気ではなく、自由歓談のような感じで、町民同士の会話を重視しているようである。役場の職員は、交流会にはほぼ参加しているようで、交流会には町民と行政の対話の場を設けるという役割もあると考えられる。

こうした交流会の他に、大熊町復興支援員は当事者自身が立ち上げる組織のサポートも行っている。

「大熊町の事業方針としては、町民コミュニティ、町民の絆づくり、コミュニティの維持みたいなところなんです。私たちのスタンスとしては、事業だからコミュニティを作るという動きはしないようにしていて、町民の人が自分たちで作りたいって言ったらそれを手伝いますよって、サポートをすることにしていて。黒子なんですよ、基本的には」

このように町民が自主的な意志に基づいて会を立ち上げることを重要視しており、あくまでも支援員は裏方のサポート役であるということがわかる。しかし町民の中には、町民同士のコミュニティを作りたいと思っていても、周りの反応が気になり、自分から動くことをためらってしまう人々もいるという。

「町民の方々も、町民のつながりが懐かしいって思ってる人とか、町民のつながりができたらいいっていう人も、自分以外の町民がどう思ってるのかわからない。自分が住んでる地域に県内の町民が何人いるかもわからないので、声をかけてもうまくいくかなっていう不安が一番最初にあるのね。あとは、町民も中の人たちに声をかけて、そっけなかったりすると傷つくんですよね。なんか声かけないほうが良かったかなみたいな」

自分は組織を立ち上げたいと思っても、一人で全部いちから立ち上げることは難しい。さらに、周りの反応によっては傷ついてしまう人もいるようだ。そういった人々には、復興支援員のほうから声をかけ、手紙の発送を請け負ったり、連絡先を事務所の連絡先にすることで後のトラブルを防ぐなど、町民が直接することで傷つきやすそうな部分を支援員が行うという形でサポートをしているそうだ。支援員が開催した交流会ということで、ある意味で保険がかかっており、町民が勇気を出してやってみたが失敗したという時の傷つきをなるべく少なくするようにしている。そして、少しずつ成功体験を積み重ねていけるように支援していることが語られていた。

「徐々に、少しずつ成功したらうまくいくかもみたいなふうになってきて、自信がみんなに出てくるので。具体的にどうやって会を作るかっていうのは、町民の人たちの中で打ち合わせの場を設けて、意見として出すんです。その中で『こういう場合こういうパターンがあります』みたいな、いくつか案を用意してて、その中で皆さんはどうしたいですかっていうふうにしてるんですね。

最終的に私たちの事業は、時限的なものなので、支援員が完全にいなくなっても困らないようにする。いつかは支援の必要がなくなったら、支援員って必要ないよねっていうようにしたい。支援員がいなくなったら、支援が必要なくなったっていうことなので、町民にとっては良い状態ですよね。『支援員さんはもう必要ないから自分たちでできる』って思えるように、いろいろサポートしている」

このように支援員は、「会の立ち上げ」というひとつの目標に対して、案や意見を出してスムーズな立ち上げをサポートするなど、世話人のような役割を果たしていると考えられる。最終的に支援員がいなくなっても、自分達で会を運営していけるような段階までの下地作りのために、さまざまな面で支援員は活動していることが明らかとなった。自分の住んでいる地域から遠い場所で交流会が行われても足を運ぶ人は多く、町民同士がつながる場所があることが町民にとって非常に重要なものであると考えられる。

大熊町復興支援員は現在、交流会の開催をメインに活動しているということであったが、それ以前には戸別訪問も実施していたということであった。

「一般的に、復興支援員といえば戸別訪問みたいなイメージがすごくあったんですね。でも、私たちは役場の方針で、色んな計画を作ったりとか、企画を作ろうという事業だったので、戸別訪問をやりますっていう風には初めからなっていなかった。

でも、そのなかでニーズをきちんと調べますっていうことで、最初の半年くらいは町民ヒアリングをずっとしてたんです」

大熊町復興支援員の活動地域が関東全域のため、関東の全県を回ったそうだ。その時に、戸別訪問に関するある意見を耳にすることになった。

「戸別訪問をしてほしいっていうニーズが本当にあるんだったら、戸別訪問をしたいっていう町民もいるんですね。もともと民生委員をやってた人とか、町民の名簿をくれたら、戸別訪問をして安否確認をしたいと。支援員さんが事業費を使ってやるんじゃなくて、町民を支えたいっていう町民が町民同士でやるほうが良いって」

そこで、大熊町復興支援員としては、町民同士がつながることができる交流会の開催をメインに取り組んでいくという方向性ができてきたということであった。

「最終的には私たち支援員がいなくても、自分たちで会をやっていってコミュニケーションをとっていくっていう術を持つとか。基本的には私たちっていうのは、元々いなくてもいい存在だったわけだから。支援員っていう、サポート要員としているけれども、本来はあってないものでしょ。必要ないから」

つながりを持ちたいという町民のニーズを吸い上げ、町民同士をつないでいく。そしてコミュニティの形成・維持の観点から、町民の自立を支援していく。大熊町復興支援員は、町民の自立までのプロセスにおいて、適宜最適な案や場を提供し、裏方としてサポートしていくことを自らの役割とし、日々取り組んでいた。

［3］復興支援員へのインタビューを振り返って

現在の避難者支援においては、富岡町、大熊町のどちらの復興支援員の活動も必要であると考える。それぞれの特徴をまとめると、富岡町支援員が行う戸別訪問は、支援員自身も避難者であるということを活かして、避難者に寄り添い、孤立化を防いでいくことである。大熊町支援員が行うサロン・交流会の開催は、コミュニティの形成・維持という面において、町民同士がつながる場を作り、いずれは自立したコミュニティ維持のために裏でサポートしていくことである。このふたつは、避難先に馴染み、生活再建を支援していくという部分で、どちらも必要になってくるのではないだろうかと感じた。

第５節　インタビュー調査から見えてきたこと（文：増田和高）

インタビューを実施した時点で発災後四～五年が経過しようとしていた。多くの被災者は新しい生活に向けて力強く歩みはじめ、被災者の状況は「復興再建」へと移行しているフェーズと捉えることができる。多くのメディアにおいても、「復興」という単語を用いて被災した人々の生活を追うものが増え始めてきている。しかし、今回のインタビュー結果は、そうした「復興再建」が言葉で語るほど容易ではないこと、だからこそ寄り添い続ける必要があることを物語っていた。

［1］復興という未来を模索する行為を支えていく

避難生活が長期化する中で、支援のニーズも震災当初に比べ多様化している。生活の個別化が進んできている状況において、被災者が皆一様に同じ「復興像」を描けているかというと、そうではない現状がある。人にはそれぞれの人生があり、その歩み方も異なっている。そこには、「あるべき復興像」というものは存在せず、過去と現在が絡み合った先に個々人が描く未来の姿として「個別の復興像」が存在するだけなのである。もちろん、行政として具体的な復興対応策を実現し、必要なインフラや制度の整備を進めることで、個別の復興像を実現していくための選択肢や道筋を充実させていくことは必要不可欠である。しかし、誰かが考えた復興像を、あたかも「あるべき復興像」として被災者の目標として位置付けることには違和感がある。

インタビュー結果からは、未だ多くの被災者は避難生活が現実におよぼす影響に苦しみ、悩みつつも、それでもなんとか未来を模索していこうとしている段階にようやく至ることができた状況にあることが読み解ける。誰もが明確な復興像を描けているわけではなく、また周囲の描く復興像と自身の思いとの間に乖離や違和感を覚えて悩みを抱えている人も少なくない。こうした状況において、インタビュー対象者から共通して語られていたことは、「復興像」ありきの支援を行っているのではなく、個々人が復興像を模索していく行為を支援しているということであった。

自助ボランティアの運営に携わる人々や『福ママサロン』参加者、そして復興支援員の語りからは、復興に向けて歩みを進める人々の今現在の「安心できる場」を「居場所」として作り上げていくことで、現在を基盤に未来を見据えることができるように側面的支援を行っていくことの重要性が示されていた。また、『双葉郡未来会議』参加者からは、「復興」や未来について多くの人たちが悩み、結論を出せていない現状において、「対話」の必要性が述べられていた。さまざまな考えを持つ人々が、それぞれの過去・現在・未来を語り、他者の意見を踏まえて自分自身の「これから」を模索していくことができる「対話できる関係づくり」が復興を進めるうえで必要な要素であり、対話を通して明らかとなった声を「たたき台」に、復興像を描いていく重要性が語られていた。

「復興支援員が行う支援には、『何かを作り上げて形にしていく』っていう明確なゴールが、あるようでない。支援の対象は『人』であり、人それぞれで考え方が違うからゴールも違ってくる。最初から決まった形のゴールを設定したところで、そのゴールに当てはまる人達ばかりではないのかなって。はまらなかったら、それはゴールにならないから」（大熊町復興支援員）

復興とは長い道のりを行く過程であり、その過程を進むスピードには当然個人差がある。そして、その個人差は時を経るにつれて大きくなっていく可能性がある。発災後四〜五年が経過した中で、自力で住宅を再建した人、仕事を再開した人、故郷に戻る決断をした人、避難先での生活を決意した人、それぞれの復興を形にしつつある人々が出てきている。その一方で、喪失や心の傷ゆえに復興に向けて立ち上がることが難しくなっている人も存在する。こうした人の中には、周囲が復興に向けて歩みを進めることに対して焦りや絶望感を強めてしまう人も少なくないだろう。復興の先頭を行く人たちもまた、張りつめていた気持ちが切れることもある。「四〜五年が経ったのだから、復興も進んでいるだろう」という外側の人間の思い込みは、より被災者を孤立させてしまう危険性を持つ。現状に悩み苦しみ未来を描き切れない人々に対して、そうした人たちが心の面で取り残されてしまわないように、孤独を感じて未来への歩みを止めてしまわないように、復興に向けた支援として、個々の生活と心に寄り添い続けることが求められると考える。

今回のインタビュー対象者はそれぞれの立場から、復興という未来を模索する行為を支えていくために被災者に寄り添い続けていた。そして、それぞれの声を共有することができる場づくりに努めていた。過去と現在の延長線上に未来を考えることができるように支援していく人々の姿は、まさに「復興への伴走者」とも呼べるものであった。

[2]「人と環境との相互作用」を視野に入れた今後の支援のあり方

今回のインタビュー結果から見えてきたこととして、被災者の生活上の困りごとは、疾病や賠償といった個別的な要素に加え、家族・小集団・地域といった周囲の環境が「相互作用」することによって引き起こされていることが明らかとなった。離れて暮らす夫との関係、福島に残った人々との関係、避難先の地域住民との関係等によって、ストレスや生活のしづらさを抱える人は少なくない。一方で、こうした環境との相互作用がポジティブな影響を及ぼすことで、疾病や賠償の問題を抱えつつも復興に向けて動き出すことができている人々もいる。今回のインタビュー対象となった人々は、こうした「人と環境との相互作用」を意識したうえで、交流会やサロン活動を展開していた。

これまでの被災者支援・避難者支援を考えたときに、支援ニーズを被災者個人の心の傷や疾病、そして経済状況といった個別の要素に焦点を当てて捉えようとしていた傾向が強かった。しかし、被災者と社会環境との摩擦や不調和、環境自体のもつ問題等が原因で生活上の困りごとが生じていることを踏まえると、今後は支援ニーズとして焦点を当てる枠組みを見直す必要があるのではないだろうか。つまり、被災者とその周辺の環境要因をシステムとして捉え、支援の対象と考える必要があるものと考える。

富岡町復興支援員が語るように、県外避難してきた当事者への支援も重要であるが、避難先となった家族も同時に支援が必要となる場合も少なくない。避難者本人への直接的な支援に加え、今後は家族や地域住民に対しても支援を行い、間接的に被災者本人の復興を支えていくことが求められるものと考える。しかし、各被災者にどのような相互作用が生じているのかを明らかにすることは容易ではない。家族関係や地域住民との関係性は個別性が高く、良好に見える相互作用にも、我慢や諦めといった感情が潜在化している可能性がある。そのためにも、本音で語り合える場づくりや、対話を深めていくことが重要となってくるのである。

発災後四年が経ち、被災者の生活にも一見落ち着きが見え始めた今日ではあるが、復興という新たなフェーズを迎えるにあたり、「被災者と環境との相互作用」にどのような変化が生じるのか、相互作用の中で潜在化してしまっている課題は無いかどうかということを、これまで以上に意識していくことが、今後の支援のあり方として求められるのではないだろうか。

第7章　パネルディスカッション「予想される分断と切り捨てに対する支援のあり方」

辻内琢也

原発事故から約五年が経過した平成二八年（二〇一六年）二月二七日、『震災支援ネットワーク埼玉（ＳＳＮ）』と『早稲田大学災害復興医療人類学研究所（ＷＩＭＡ）』の共同で、早稲田大学を会場にシンポジウム〝首都圏避難者の生活再建への道〟が行われた。

シンポジウムの第一部では、早稲田大学ワーキンググループの大学院生を中心に平成二八年（二〇一六年）度のアンケート調査の結果報告が行われた。第二部では、辻内による「原子力災害からの五年を調査実績から振り返る：構造的暴力による社会的虐待」という基調講演が行われた（第5章4節「震災関連死と震災関連自殺」参照）。

第三部では、「予想される分断と切り捨てに対する支援のあり方」と題してパネルディスカッションが行われ、原発事故後五年目の被災者が置かれている厳しい状況を見つめ、今後の生活再建に向けた支援のあり方についての議論が行われた。ディスカッションは、被災当事者と支援者と研究者が同じ壇上に並び、互いに学び合うことを目指して行われ、医療・心理・福祉・司法・行政の協働による「社会的ケア」の必要性が明らかにされた。モデレーターを辻内が担当し、パネリストとして、河井かおりさん［被災当事者］、志田篤さん［被災当事者・ＮＰＯ昭和横丁代表・川内村村会議員］、中川博之さん［埼玉青年司法書士協議会・司法書士］、森川清さん［東京災害支援ネット（とすねっと）代表・弁護士］、猪股正さん［震災支援ネットワーク埼玉（ＳＳＮ）代表・弁護士］にご登壇いただいた。

第1節　「分断と切り捨て」の現場からの報告

［1］はじめに

辻内：このパネルディスカッションでは「予想される分断と切り捨てに対する支援のあり方」というテーマで、原発事故による被災・被害当事者である方たちと、弁護士・司法書士の専門家の方たちに、同じ壇上に上がって頂いてディスカッションしていきたいと思います。

まずパネリストの方々を紹介していきたいと思います。『震災支援ネットワーク埼玉（ＳＳＮ）』の代表で弁護士の猪股さんです。『東京災害支援ネット（とすねっと）』の代表で弁護士の森川さんです。『埼玉青年司法書士協議会』の司法書士の方で、『震災支援ネットワーク埼玉（ＳＳＮ）』のメンバーでもあります中川さんです。そして、『ＮＰＯ法人昭和横丁』の代表理事で、今年度から川内村の村会議員になられて川内村の復興に向けてフロントランナーとして頑張っていらっしゃる志田さんです。私たちの研究室のゼミでも、たくさん教えていただいたり、お世話になったりしております。そして、いわき市からの自主避難をされて、この四～五年間埼玉にこられてさまざまな苦労をされてこられた河井さんです。今日はご自身の体験談を開示してくださるということです。

このディスカッションでは、三つほどのセクションを考えております。まず、「分断と切り捨ての現状」についてですね。当事者の方、それから支援の現場にいる方のそれぞれからお話を聞いていきたいと思います。最初は河井さんからですね、裁判の意見陳述で実際に発表された原稿を抜粋してお読みいただきます。この震災五年の自主避難の苦悩から、私たちは学びたいと思います。どうぞよろしくお願いします。

［2］被害当事者（自主避難）の立場から

河井：よろしくお願いします。私は、福島原発事故による健康被害を避けるため、平成二三年（二〇一一年）三月一四日、当時五歳の長男と三歳の長女を連れて、いわき市の自宅から避難しました。事故後五年がたったいまも、埼玉県内の県営住宅で避難生活を続けています。自宅があるいわき市には、強制的な避難指示はありませんでした。しかし、絶対安全と言われてきた原発が、1号機、2号機と爆発を続ける一方で、「直ちに影響はない」という国の報道に、将来の子ども達の健康被害はどうでもいいのかと怒りがこみ上げてきました。もはや何も信用できることがなくなりました。そして、とにかく子ども達を守るために避難することを決意しました。

当時は、いっそのこと「帰れない」と判断されたほうが諦めがつく。縁起でもありませんが、また爆発していわきも避難区域に入ればと、何度心の中でつぶやいたかわかりません。避難生活の中で一番悔しくて、いまでもとても後悔していることがあります。私の子育ての方針に合った保育園を諦めざるを得なかったことです。私は、子どもには自然の中でのびのびと自由に育って欲しかったので、「水と土と泥が、子どもの全ての学びの基本である」という斉藤公子さんという方の理念を実践していた保育園に共感し、子ども達を通わせていました。子ども達は毎日泥んこ真っ黒になって遊びながら、基本的な体力を作り、テレビやキャラクターに頼らず自ら遊びを見つけ、想像力を培います。紙おむつも使用しません。保育園の先生の集団指示もありません。周囲の状況から「いま、何をしなければならないのか」自分で考えて行動する訓練をするのです。長男は、小学校入学まであと一年、この保育園で学んだことの集大成となるはずでした。長女は、この保育園で幼児期に必要なことをこれからたくさん学ぶはずでした。

埼玉県の親戚宅にお世話になりながら、埼玉県内で従前の保育園の方針に近い保育園を探し、やっとふたつ見つけ出しました。しかし、ひとつは満員であり、避難者だからといって優先はできないと断られました。もうひとつの保育園は、当選した借り上げ住宅から非常に遠く、また、僻地のため仕事がありませんでした。夫との二重生活で経済的に苦しくなることは目に見えており、子ども達に食べさせるためには、仕事をするしかありませんでした。親戚宅にも長くお世話になるわけにはいかず、とにかく明日住む家、明日食べる食べ物を確保することを優先せざるを得ず、希望の保育園に通わせることを諦める他ありませんでした。

幼児期はあっという間に過ぎ、二度と取り戻せません。あの時は住む場所と食べるものを確保するためには、保育園を諦めるしかありませんでした。普通の保育園に通わせたからといって、具体的に問題が生じたわけではありません。でも、自分の子どもに安全な場所で自分の子育て方針に従って、子どもに通わせたい保育園に通わせるという普通のことを、なぜ私たちだけが諦めなければならなかったのでしょうか。原発事故さえなければ、問題なくできたことなのです。原発事故はそんな普通の希望を奪ったのです。この悔しさは一生消えることはありません。

二重生活が続く中で、子ども達も当初は、「パパ、次いつくるの?」とせがみましたが、次第に口にしなくなりました。精神的に余裕がなくなっている私を見て、我慢していたのかもしれません。夫とはすれ違いが続き、事故があった年の一一月に離婚しました。子どもに環境の変化や、いろいろな我慢をさせて、負担を与えていたのだと思います。喘息の悪化、腹痛、発熱、鼻血など、度々体の不調を訴え、病院通いが増え、情緒も不安定になりました。私は仕事を終え、子ども達を病院に連れて行き、お風呂に入れて、夕飯を食べさせ、寝かせるだけで精一杯の毎日でした。

事故以前も共働きでしたが、夫婦で協力できていました。精神的な余裕が全く違いました。情けないですが、自然の中でのびのびと育てたいという自分の子育て方針は、精神的な余裕がなくなると、どこかへ消えていってしまいました。事故前は休みの日には、海、山へ散歩に出かけ、四季折々の恵みを感じ、食しました。夜はベランダから子ども達と一緒に夜空を眺めました。しかし、避難してからは、そんなことをする元気さえなくなってしまいました。先の見えない不安感に襲われ、仕事で疲れているのにも関わらず眠れない日々。突然襲われるめまいや浮遊感。精神的にも肉体的にもギリギリの生活の中、イライラして子どもに当たってしまうことが増えました。しかし、子どもに優しくできない罪悪感にも苛まれました。子どもには、「ママのせいで引っ越ししなければならなくなった。パパのところに行く!」と言われたこともあります。

生活保護だけは受けたくなかったので、子どもを育てるために仕事だけは続けなければと、身体の不調を押して働き続けました。職場での異動もあり、月に一～二回土曜出勤が必要となりました。まだ小一の息子、年中の娘を留守番させました。そしてある日、長女が自宅からいなくなってしまったことがありました。その時は頭が真っ白になって、どうしたら良いのかわからなくなってしまいました。私は子ども達を守るために避難したはずなのに、親としてやっていいことと悪いことも分からなくなり、精神的にどんどん追い込まれました。なんのための避難だったのか、分からなくなっていました。避難生活は、家族の住む場所をバラバラにしただけではなく、家族の心までもバラバラにしてしまいました。

そして、避難生活が二年になった平成二五年（二〇一三年）六月に限界が来てしまい、仕事に行けなくなりました。周囲の全ての人から責められているような気がして、外に出るのが恐くなってしまい、長女の送迎と買い物以外は自宅に引きこもるようになってしまいました。近所には、私が仕事に出かけなくなったことで、「お金たくさんもらっているんでしょう？　おたくは家賃払わなくていいんでしょうね。みんな生活が苦しい中、家賃払っているのよ」と心無いことを言われました。

自然に溢れた住み慣れた自宅で、家族で穏やかな日常を過ごす。子どもを自分の子育て方針で育てる。誰にとっても当然の生活を、原発事故で全て失いました。国にとって私たち自主避難者は、風評被害を助長する人。いわきや福島の人にとっては、復興も手伝わずに逃げた人なのでしょう。自分の選択が世の中から否定され、いけないことをしているのだろうかとますます自分を責めました。

だったら、いわきに帰ればよかったじゃないと言う人がいるかもしれません。しかし、事故前後で放射線量が1桁も違うのに、どうして安全と言えるのでしょうか。私はこの数字の変化を受け入れられませんでした。テレビの御用学者が安全という言葉を、誰が信じられますか？　公表されている線量は、空間線量です。土壌にはもっと高い放射線物質があるのです。そんなところで子ども達を泥だらけにして遊ばせられるはずがありません。低線量被曝については、科学的にはまだまだ解明されていないことがたくさんあります。健康被害を及ぼす可能性が少しでもあるならば、それを回避したいと考えるのは、親として当然のことだと思います。しかし、国が一方的に線引きした避難区域以外は、自主避難と呼ばれ、なんの補償もされません。ホットスポットと呼ばれ、現に空間線量の高い区域からの避難も自主避難です。

以上が、私の意見陳述になります。そしていま、住宅供与を打ち切るという政策が、私の心を常に不安にさらします。自主避難の方数人と話をしましたが、皆この問題にぶつかり、解決策が見出だせず、呆然としています。どこかで延長されるんじゃないか、という望みをかけながら、不安な毎日を過ごしています。

辻内先生が先ほど、安全で安心な環境にいることが一番の回復につながると言っていましたが、その安心・安全な環境が私たちはずっと脅かされている状態です。なんとかして、打ち切りや分断の問題が解決に向かえばなと思います。以上です。（会場から拍手）

辻内：ありがとうございます。胸が詰まるような苦しいお話を、勇気を持ってお話ししてくださいました。先ほど私は、弁護士さんと司法書士さんを専門家の方々としてご紹介しましたが、まさに河井さんのような被災者の方は、被害者としての専門家、被害体験の専門家なのだ、と言っていいのではないのかなと思いました。非常に心を打たれました。ありがとうございます。

［3］被害当事者（仮設住宅自治会）の立場から

辻内：それでは、志田さんからお話を伺いたいと思います。川内村、旧緊急時避難準備区域は、震災半年で避難指示が解除され、そして震災一年で賠償金が打ち切られました。そこの高齢者の方たちと共にずっと活動してこられた志田さんの、いま考えている「分断・打ち切り・切り捨て」の現状についてお聞きしたいと思います。

志田：原発の事故の問題は非常にリンクが広くて、いわゆる第一原発の廃炉から始まって、失われた地域の汚染とか生活再建、あるいはいま話された自主避難者、あるいは居住制限とか、いろんなリンクがされていくと、一週間話をやっても時間が足りないくらいだと思いますので。いま、辻内先生の方から、分断でどういう支援が必要なのかということを、ちょっと五分くらい余分に時間をいただいてお話できればと思います。

川内村は人口三、〇〇〇人、三月一五日に川内村村長によって、避難命令が出ました。二七都道府県へ、いわゆる自分の息子、娘、子どもを頼る、親戚を頼る、そうやって逃げたんですね。親戚の援助が少ない方もいるわけで、一、〇〇〇人位の方達が行政の手で、郡山の『ビックパレットふくしま』に避難して、それから借り上げ住宅や仮設住宅に移り住んで、今日まで来ているということになるわけですね。五年過ぎると、生活再建の問題が深刻です。賠償が打ち切られたこともありますけれども、「帰れない人」あるいは「そこに残る人」、いわゆる家族から離れてということになっています。いま、自主避難者が選んだ生活再建は、低線量被曝が非常に怖いということで、若い人は帰らないというわけです。結果的に二重生活、三重生活になって、生活困窮者が出てきて、いわゆる新たな二次災害が発生しているということがあります。（注：川内村でも、避難指示が解除された後に帰村しない人びとは〝自主避難〟扱いとなっている。）

先ほどからずっとお話をうかがっていて、このシンポジウムでは、すべての問題が的確に把握されていて、僕もびっくりしました。問題は、この生活困窮の問題を、誰がどうやって解決するかっていう時期に来ているのかなと僕は思っています。平成二九年（二〇一七年）三月の避難指示解除、この解除の延期、仮設住宅の延長に向けた働きかけを、自治会として頑張っています。ぜひ、〝打ち切り〟をするんじゃなくて、もう少しセーフティネットと、時間的な余裕を見つけて欲しいということで、いろんなところでお話しして、要望しているんです。昨日、復興庁の担当者とか、原子力災害対策本部の方とお話したんだけれども、どういう意味だか、国は解除したいんだよね。それで、解除してもね、「帰還は促さない」という説明をしているんですね。だったら、やらなきゃいいんだと思うんですけれども。国もできれば早く県に委託して、県の方も仕事として早くやってしまいたい、という風なことも垣間見えました。

僕としては、いまここに来て、平成二九年（二〇一七年）三月っていうことが気になります。いま僕は、郡山の三カ所の仮設住宅で、毎月避難所の物資の配分をやっていますけど、約一〇〇～一五〇人の生活再建がなかなか難しい状況です。実態としては、年金三～四万くらいで暮らしているんですね。農家だったので国民年金なんですよ。仮設住宅にいると、水道・光熱費等で一万二〇〇〇円くらい消えていくんですね。医者に行くので、交通費とか謝礼で三〇〇〇円。残り一万円五〇〇〇円から二万五〇〇〇円を三〇日で割ると、一日に五〇〇円から八〇〇円で暮らしていることになるんですね。そういう人に、平成二九（二〇一七年）年三月から「仮設住宅を出てください」って言って、出られるわけないじゃないですか。そういうところが、高齢者にとってすごく心配になっています。

今日の福島民報新聞に載っていた記事では、昨年度の福島の自殺者は一九名。岩手・宮城は三名なんですね。ちらほら僕の見ている範囲内でも、自殺者が高齢者に出てきているっていう現実が目の前に来ていますので。ぜひ、今日はそういった意味で、何らかの回答をいただいて帰れればと、そんな思いで今日は参加させていただきました。

川内村に限らず、今後も原発被災者の生活再建ってなかなか大変だと思いますので。特に、自治体によって支援を打ち切るところが出てきているんですね。そういう話を聞くとね、非常に辛くなります。被災者の方の事情を知っていただきたいと思います。今日は報道関係者もいらっしゃると思いますけれども、どんな支援が必要かっていうことを、世論のあと押しがないと僕らは潰されそうなんですよね。やっぱり、何十兆ものお金を使っていくっていうことで、国の権力ってすごいものがあって、私たちがなかなか声を出しにくい環境にどんどん置いていかれますので。ぜひ報道関係の方に、あと押ししていただく、世論をあと押ししていただくということを、お願いしたいと思います。

[4] 支援者（法的・行政手続き支援）の立場から

辻内：それでは中川さんのほうから、埼玉で被災者の方達、避難者の方達の法律的・行政的な支援をなさっている現場から、いま考えている問題をお話ししていただきたいと思います。

中川：司法書士をしております中川と申します。サポートしている側のほうから、いまの現状、特に私が関わっているお話をさせて頂きます。

埼玉では、資料にもありますように、約三〇カ所近くで、避難者の支援のサポートの集まりをしております。そこに、私たちのような専門家が派遣されて、いろいろな相談を受けて対応しております。私は、特に東京電力の賠償問題を主に相談を受けて対応しております。

一番感じるのは、東京電力というのは、みなさんご存知のように被害を与えた側です。それにもかかわらず、たとえば、避難している方が、東京電力に賠償問題で質問なり請求なりで電話をします。そうすると、東京電力で電話対応するのはコールセンターと言われる、いわゆるアルバイトの雇われ社員の方がマニュアルに従った通りのことしか受け答えしません。一歩突っ込むと、全然分かりません。しかも、賠償の内容が結構細分化されていて、この賠償はこういう手続き、この賠償はこういう手続き、という風に細分化されていて、それがその高齢者にとってすごく負担なんです。ぶっちゃけた話を言いますと、おじいちゃんおばあちゃんが東電に何回か電話すると、「もういいや。もうあんな電話対応するんだったらもう請求しない」という方がかなりいるんです。でも、請求をしない限り賠償はおりてこない。そこのジレンマが必ずあります。そういうところを私たちとしてはしっかりサポートをして、代わって電話をしてさしあげて、手続きを前に進めるということを私たちの方でやっております。

もう避難して5年にもなりますので、さっきも話に出てきましたが、避難された方が不幸にして亡くなられるケースもでてきています。そうした場合に、賠償の相続問題が発生します。これも結構大きな課題となっておりまして、東電の方からは「あれを持って来い、これを持って来い」などとすごい書類の山を請求されます。そこで、ストップしてしまう方も結構多くいます。シンポジウムの第一部で発表された事例にもあったように、「旦那さんが賠償請求をしている途中で亡くなる。その後、奥さんはもうどうしていいか分からない」、そういうケースもかなりあります。そういったところを一生懸命サポートしていきたいと思っております。

［5］支援者（弁護士）の立場から

辻内：それでは、震災直後から特に住宅の問題に取り組んでこられた森川さん。弁護士の立場からの、いまの問題についてお話ししていただきたいと思います。

森川：はい、住宅問題についてはですね、先ほど河井さんの方からもお話がありましたように、来年（二〇一七年）の三月に区域外避難者、いわゆる自主避難者について打ち切りをするということが、去年の六月に福島県から発表されたわけです。それを受けるような形で、国が『子ども被災者支援法』の基本方針の改定という形で、区域外避難、いわゆる自主避難している人の地域については、「もう避難をする状況ではない」として、「定住か移住か」あるいは「帰還」を迫るというような形で、福島県の住宅支援の打ち切りに国がお墨付きを与えたというのが現状だというふうに思います。

つい最近の動きとしては、今年（二〇一六年）の一月後半に入って、福島県が『避難者の意向調査』という形でアンケートをとり始めています。ただ、このアンケートですが、無記名で書いても個別番号がついていて、誰が出したのかが分かるようになっています。なおかつ、家族状況や収入なんかも書くようになっていて、意向だけではなくて、結局、情報が丸裸になっているんです。アンケートの回答を見て、借り上げ住宅から追い出すのかどうなのかとか、回答者が追い出しやすい人なのかどうなのかとか、弁護士の立場から見ると、そういうような形で避難者にアプローチをかけていくのが見えます。追い出しにくい人は後にして、それで最後に残った所でなんとかしようと。そういうような形で、アンケートが追い出しをかける道具に使われるのではないか、というような不安を与えている意向調査になっています。

これについては、「回答しなかったらどうなるのか」と、私どもの団体と避難者団体と一緒に福島県側に訊いた所、「何度でも送る」というふうに言っています。「書留でも送る」ということでプレッシャーをかけていくということです。だから結局のところ、強制的に追い出すためにやる方向での動き、というふうに思わざるを得ないというところです。

シンポジウム第二部の辻内先生のお話で、「構造的暴力」という言葉がありましたけれど、右手で殴っておいて、左手で手を差しのべて住宅の供与をして、その住宅の供与で相手を「宙ぶらりん」の状態にしておいて、来年の三月いっぱいで「自立しろ」ということで「その手を離すぞ」と。握っていた、避難者を助け上げた左手を「離すぞ」と。本来ならば、住宅の供与をしながら、その人が避難の状態から回復できるような支援をさらに付け加えなければいけないわけなんですが、それをしないままですね。まだ立っていない状態の人に対して、差しのべた手を離すわけです。それで、また転んだら、転びそうだったら、今度は「ハンカチをさしあげよう」ということで、ちょっとした貧しい人にだけの住宅政策ですかね、そういう支援策を打ち出しているというのが現状かな、というふうに思います。

ですから、まさにそういう状態の中で、避難者が誰を信用してやっていけばいいのか。政府を信じて、などというふうに思えないわけですよね。だから、状態は悪い方向へ行っていると思っております。

辻内：ありがとうございます。分断と切り捨ての現状について、それぞれの立場からお話ししていただきました。

第2節　原発事故被害の隠れた構造を考える

［1］これまでの日本の貧困問題への取り組みから

辻内：猪股さんは、弁護士として震災が起きる前からずっと、貧困の問題に取り組んでこられました。貧困の現場に立ち会って、そこからの解決を目指して社会活動をしてこられたわけですが、貧困問題の活動を通して、いまの原発事故被災者がどう見えるのか、そのあたりについて猪股さんの考えをお聞かせください。

猪股：いま、ご紹介いただきましたけれども、二〇〇八年の年越し派遣村の実行委員や、日本弁護士連合会の貧困問題対策本部のメンバーとして、貧困問題に取り組んできました。その中でこの原発事故が起きて、これまでの私たちの取り組みや、私たちの考えてきたことが生かせると思い、被災者の支援活動に参加することになりました。辻内さんから原発事故被災者にみられる「Structural violence（構造的暴力と社会的虐待）」の話がありましたけれど、これはかなり貧困の問題と近似していると思います。

キーワードが3つあります。①自己責任・自助・自立、②作られた分断による対立、③不可視化、です。この3つの点が非常に共通しています。貧困の問題から言えば、いまの日本の貧困率は過去最悪で、ひとり親家族の貧困率に至ってはOECD加盟国のなかでも最低です。政府の政策により、経済的な競争力をつけるために非正規雇用を増やしたりしていますが、働き方のセーフティネットが脆弱になってしまって、貧困が拡大しているわけです。けれども、こういった問題から目が背けられ、ゆがめられてしまって、当事者の人が声を上げられない状況が作られていると思います。

貧困の分野では、自助自立が求められ、同時に国の公的責任がどんどん後退していっています。社会保障の仕組みが、貧困から抜け出しにくい状態を作っています。もともと日本政府は、高度経済成長期の中で「貧困はない」と言ったのですが、年越し派遣村のころから新聞に「貧困」という言葉が掲載されるようになって、少しずつ可視化されるようになってきました。

その中で、「分断と対立」が起きています。特に、生活保護利用者の収入よりも、長年働いて年金を得ている人たちの収入の方が少ないのはおかしいとか。逆に、生活保護を利用しないで働いてる母子世帯の収入よりも、生活保護を利用している母子世帯の収入の方が多いのはおかしいとか。そういった具合に、ワーキングプアや、生活保護利用者、そして年金受給者達の間で「分断と対立」が作られています。

これを原発の問題に置き換えてみてみると、まず「自己責任」の問題もあります。本当は国の責任なので、被災者自身に賠償金の処理をさせるのではなく、国が漏れの無いようにきちんと補償すべきです。しかし「自己責任」という形にしてしまい、高齢の方などは手続きさえできない方もいる。住まいも自己責任にされて、住宅支援が来年の二〇一七年三月で打ち切りされるという問題もある。避難指示を解除して追い出し、「被災者」という存在を消し去り、不可視化しようとしています。

「分断と対立」についていえば、避難地域に線を引いて賠償金に差を生んだことで、当然妬みやそねみが広がり、対立が生まれます。日本では長い間、貧困が拡大していて、生活が苦しい人がたくさんいる中で、賠償金を原発の被害者に配ると、「なぜ働いてもない奴らがお金をもらっているんだ」となるわけです。「分断と対立」は、日本の政策によって作られたものなんです。そして、避難者が声をあげられない状況が作られているわけです。

辻内：ありがとうございます。非常にクリアに構造が見えてきたと思います。いま、猪股さんの貧困問題の話を聞いて、河井さんはどう感じられましたか。

河井：本当だったら、福島で何気ない普通の生活を送っていたはずなのに、どうしてここまで貧困に陥っているんだろうと……ものすごく思います。

辻内：原発事故さえなければ、ここまで経済的にも苦しい状況に陥らずにいたのに、ということですよね。志田さんは、いかがでしょうか。

〔2〕貧困化する仮設住宅の高齢者

志田：ちょっと、お礼を言うのを忘れちゃったんですけれども。早稲田大学の辻内先生をはじめ、おおくの方が仮設住宅の支援ということで、当時支援に来ていただきましたので、今日はお礼を込めてお伺いしたというのが本音です。

いま、貧困という問題が出ていますね。僕はいま、郡山ビックパレットのすぐ隣の仮設住宅の自治会長をやっています。仮設の人たちに、三カ所で物資を配っていますけれども、平成二五年（二〇一三年）の夏頃から生活が困窮し始めた。ちょうど原発事故から二年ちょっと経った頃ですかね。やっぱり、阪神淡路大震災でもそうであったように、貧困はそういった時期に出てくるらしいんですね。じわーっとね。それで、私たちの活動は、お米をくださいってことで始まったんです。地元の川内村には復興予算がバンバン出ているわけで、その片方で、村外にある川内村住民の仮設住宅で「米ください」って始めたんですね。そのバランスが非常に良くないものだから、村からも「志田、何やってんだお前！村民は貧乏していない」そんな声がきこえてきそうなうしろめたさから、しばらく僕も行政の方から無視されたような気がしました。

いまでも岩手・福島・宮城で「お米ください」ってやっています。先ほど言ったように生活が厳しい。一日五〇〇円の生活をしている。子どもがいなければ、誰も頼る人がいない。そういう人が平成二九年（二〇一七年）に、仮設住宅に一五〇～二〇〇名います。川内村の人口三、〇〇〇名のうちの一五〇名だとすると、今日ここに来られている方で、この人数を〝少ない〟と思った人はいますか。そういう方は官僚になられた方がいいと思いますね。少ないってことは絶対になくて、エリアを広げていくとね、双葉の三〇キロ圏内にすると四万六、〇〇〇人いるんですね。その五割近くがまだ帰っていないんですよね。そういう人たち、避難指示が解除されても帰っていない人たちと、いわゆる自主避難者の人たちを含めて、平成二九年（二〇一七年）の三月で住宅支援や賠償をバッサリ切ること自体が、現実的に難しいというより、無理なのではないかという気がするんですね。

それで、もうひとつ、貧困というところで。日本は市場原理の経済ですので、確かに全国どこにでも貧困あるんだろうけども、少なくとも原発被災地、少なくとも僕のところの仮設の高齢者は、事故によって作られた貧困なんですね。だから、本来はしっかりと、それを賠償で補っていただかなきゃいけないんだけれども、その賠償の切り方が問題なんです。

ちょっといいですか、皆さん。どういう終わり方だったかご存じですか。全然ね、村民も誰もわからないままに賠償が終わったんですよ。参考のために、環境省とか国とかが、どういうふうに情報を開示をしていくのかということを、みなさんにも見てほしいんです。ここに『川内村における事後モニタリングの状況について〔環境省・平成28年1月〕』という資料があります。これと同じような形で、環境省とか国は住民に放射線量について説明しながら、避難指示の解除を決めていくんですね。その時に、環境省は「年間1ミリシーベルトは守りますよ」とか、「森林除染は守りますよ」とか、そういうところを全部先の約束にして、解除にしていったんですね。その時にね、賠償についてだけは説明がなかった。だから、平成二四年（二〇一二年）八月三〇日で賠償が終わるっていうのは、ごく一部のネットを見れた人しか知らなかったんです。原子力損害賠償紛争審査会で発表したのがネットに出ていた。僕はたまたま四月頃ネットを見ていたのね。でも、誰も騒がない。三カ月に一回だけ東電の賠償請求書がくるんですよ。向こうから送ってくるんですよ。それで、賠償が八月で切れたので、一〇月、一一月頃になって、「何だ、請求書来ないね、来ないね」って。それで初めて大半の人が、賠償って終わったんだと気がついた。

だからいま、僕は川内村の高齢者の人権を支援していますけれども、声を代弁するなら、「最初から一八カ月しか賠償しないって言うんだったら、そういうお金の使い方した」と。ところが、1世帯あたり「仮払い」って言って一〇〇万来た。三カ月間、一人一〇万ずつってことで三〇万。二人ないし三人の世帯なら、六〇万ないし九〇万。それに加えて、義援金が一世帯五〇万くらい来たから。いま弁護士さんが言われたようにね、貧乏人がお金つかむとね、すごいお金持ちになった気になるんですよ。本当に。いままで我慢して生活していたから、ちょっと外食でもしてみようかなとか、ちょっと家族で旅行行ってみようかなっていう、少しだけ贅沢なお金の使い方をしたために、大変なことになってしまったんです。だから、いかに情報の開示が大事なのかなと思います。

これから平成二九年（二〇一七年）三月迎えるにあたってね、いま、僕の仮設では八〇代、九〇代の人もいて、七〇代からの人が主流なんですが、昔の人って、お国、お上の言うことって全部正しいと思っているのね。だから、それはやむを得ないんだけれども。国が帰れって言うんだからって、帰る人も促されていくんだろうけれども。問題は残された人ですね。その人たちをどう支援してくれるのか。この問題をどう解決したらいいのか。

もうひとつだけお話させていただいていいですか。被災者の心情って、どういう風に変わったのかっていうことだけ伝えていきますね。一年目は逃げた。全国へ逃げた。あるいは県内に逃げた。それで、非常に家に帰りたいとホームシックにかかったんですね。二年目、三年目はいま、弁護士の先生方が言われたように、賠償の格差がついた。家が痛んでくる、畑も荒れてくる、田んぼも荒れる。賠償ってちゃんとやってくれるの、生活できるのって、賠償に目がいった。

それで、ここからが大変なのね。いま被災者の、富岡であれ、浪江であれ、避難指示区域内のみなさんが口にしていること、それは地域のコミュニティを失ったことに気がついたのね。いわゆる無二の親友っていうからねえ、人生の中で本当に話せる友達ってのは、一人か二人ですよね。それで、そういう方たちが、いま住宅再建ということで、郡山市や福島県外に家を造って住み着いたり、あるいは復興住宅に入ったりっていうことで、地元から離れていくわけですよね。息子や娘などの家族がいない人は、賠償金が三、〇〇〇万あるから、「俺はみてくれる人がいないから老人ホームに行くかな」ということで、いま非常に動いていますね。

でも、二〇〜三〇キロ圏内の旧緊急時避難準備区域の人、避難指示を早々に解除された人は動きようがないんですよ。先立つものがなきゃ、出られない。一日五〇〇〇円、八〇〇〇円でね。私のところが、各家庭に五キロの米を配るくらいしかできない。仮設住宅が高齢化していっている。その状況を見た時にね、これはもう、弁護士の先生も含めてね、報道もそうですけど、相当頑張んないと、自ら命を縮めざるを得ない状況になっていくのかなと思います。

もうひとつの面で、仮設になぜいる必要があるのかっていうのがあります。ぜひ聞いて欲しいのは、仮設にいると「命の安否確認」、「最低限度の生活」ができるっていうところですね。八〇歳、九〇歳になると、仮設に友達が一人や二人はいるので、電気が付いていないとか、顔が見えないと心配して見に来てくれる。何かあれば、救急車くらい呼んでくれるっていう思いで住んでいますので。ぜひ、仮設がそういう環境にあるってことだけはご理解していただければと思います。

今日は、みなさんから、こういう問題に対していい答えをもらって帰りたいと、そんな風に思っていますので、よろしくお願いします。

辻内：志田さんありがとうございます。まさにですね、先ほど猪股さんのお話にもありましたけれども、現場の志田さんの目の前で、「分断と切り捨て」が次々と起こっている状況が目に見えてきたと思います。

ちょっと連想したのですが、ローマ帝国の異民族を統治するやり方で「分断して統治せよ」という言葉があるらしいのですね。それはおおきな帝国を統治していくには、分断して内部対立を起こさせることで、現地の異民族の怒りを中央に向けないようにして、そして統治していく。それが上手い世界を統治していくやり方だという言葉があるそうです。まさに、この「分断して統治せよ」というのを、いまの政府がやっている、やってきた、と感じるわけです。

第3節　「分断と切り捨て」にどう対峙するか

[1] 被害者同士の協働

辻内：さて、最後に取り組んでいきたいのは、いま、それぞれにご紹介いただいた「分断と切り捨て」に対して、どう私たちが対応していけるのか、どう解決していけるのかということです。志田さんからも、ぜひその解決方法を聞いて帰りたいという要望もいただいておりますので、それに答えられることは難しいと思いますが、知恵を振り絞って考えていきたいと思います。

いろいろなレベルがあると思うのですね。ミクロの一人一人のレベルもあるでしょうし、もう少し大きくコミュニティのような町単位のものもあるでしょうし、もっと大きくマクロの社会構造に対して何かできることがあると思うのですが、いかがでしょう。

まず貧困対策をされてこられた猪股さんから、貧困対策で行ってきたことで転用できることが何かあるのではないかと思いますので、お話しいただけませんか。

猪股：先ほど「自己責任、分断、不可視化」の三つの問題があるとお話しさせていただいたのですが、貧困は、本当は自己責任ではないし、自助・自立が強調されるのはおかしいわけです。それに対抗するには、背景にある構造的問題の存在を社会に提起していくことが重要だと思います。貧困が社会の構造的問題であることを社会的に共有できれば、対立が弱まっていく可能性があると思います。貧困の分野では、同じように貧しい人たちの対立を乗り越えるために、ワーキングプア、生活保護利用者、年金受給者、母子世帯などの、立場の違う人たちが、集会で経験をお互いに話すというような活動をしました。みんなで議論し、背後にある共通点に気付いて共有し、同じ土俵に立って協力し、声を上げることが重要だと思います。

「不可視化」が進むにつれて、避難者という存在が消されつつある。なぜなら、避難者の存在は、政権にとっていろんなことがやりにくい、見えない方が都合がいいわけです。ですから、これからは「可視化」する活動がとても重要だと思います。貧困の問題の場合だと、年越し派遣村がまさによい例で、見えなかった貧困の問題をマスコミなどが取り上げて可視化され、大きく流れが変わりました。避難者という存在が消されようとしている今、工夫をして可視化していかなければならないのです。なかなか難しいことですが、今日の河井さんのように、当事者の方が声を上げること、またそのような人たちが増えていくことも重要だと思います。

［2］分断を超克して理解を深める

辻内：ありがとうございます。先ほどシンポジウムが始まる前に、河井さんが、避難区域の違いによる分断と対立のお話をされていたと思うのですが、とても大事なお話だと思いましたので少しご紹介いただけないでしょうか。

河井：まさしく「分断」を、私自身が感じたことなんですけど。よく避難指示区域から避難してきた人達に対して、「避難民め」だとか、「税金も払わないで、なんの苦労もしてないで」って言う人がいます。でも「ちょっと待って。その人から話を聞いてみて。失ったものの大きさがどれだけ大きいのか。その人、何も悪いことしてないんだよ」ということを伝えたいんです。お金じゃないんですね。お金じゃないし、大きな家でもないし、車でもなくって。そんなのいくらあっても、受けた傷はふさがらないんですよね。失ったものがあまりにも大きすぎるし、目に見えるものじゃないから。目に見えるもので埋めてくことしか、手段がいまはなくて。そもそも東電と国が、心から謝っているのであれば、その傷も埋まっていくのかもしれないと思うんですけど。それがないからこそ、どれだけお金をもらったって心は寂しいし、傷に塩を塗られるものだし。

一方で、避難区域からはずれた人たちには、何の補償もないんですよね。だから、強制地域の人達に向けられる気持ちもよくわかります。でも、私が強制地域の方のお話を直接伺った時に、もう言葉がでないくらい、見えないものを失っているんだってすごく心が苦しくなったんですね。だから、世の中にそのような事実があることを知ってもらいたい。税金だって、避難してきた人の分は、国がちゃんと市に納めているんです。そういうことも知らないで「避難者は税金も納めないで」とか言ってるので、正しい情報を伝えたいし。これはあってはならない分断と軋轢なので、どうにかして福島県民みんなをひとつにして、みんなで戦いたいなって私は思うんです。でも、なかなか情報操作されていてうまくいかないのかな。

辻内：河井さんご自身が自主避難であるにも関わらず、このように強制避難の方達に対する理解のある言葉をお話されること、これはまさに「分断と対立」を解いていくひとつの大事なポイントだと思います。はい、志田さんどうぞ。

［3］高齢者の人権擁護

志田：避難区域に指定されなかったいわき市で、強制避難してきた方が家を造って建てたら、その近所の地元の人たちが「賠償金御殿」だと言って非難したという話が聞かれます。実はこれ、最初にいわき市長が発言したことがきっかけになっている。「双葉郡の住民は、いわき市に避難してきて、毎日賠償金で朝からパチンコに行くわ、飲み屋には行くわ」っていうふうな発言。市民感情にすると、なおさら面白くないんだね。

これは実は賠償金の格差の問題で、先ほど第一部の震災支援ネットワーク埼玉の発表の中で、三人の賠償金の事例がご紹介されたと思いますけど、福島にいるとこんな話、もう朝から晩までザラですよ。多分、それが揉めるパターンなのね。一億、二億、金が入ればみんな変わりますよ。だから、相続が、争う相続になっちゃう。こんなのは当たり前なんですよ。

僕も郡山の新年会で、郡山の財界あるいは市会議員に、「川内村の人達は全てを失って、郡山に家を造るわけなので、ぜひご勘弁願いたい」とお願いするんだよね。確かに一生懸命働いてて、一生懸命ローン払ってる人から見ればね、ある日突然御殿が建つわけだから、市民感情としては気分が悪くなっても仕方がない。郡山でもそうだから。田舎の感覚だと、みんな一〇〇から二〇〇坪のところに五〇坪の平屋とか農家をつくってるから、その基準でつくっちゃうんですよ。周りから見ると、頭くるのも分かるんだよね。「あんな田舎もんが、いい家に入って」っていう感情も生まれる。

最近、そういう問題が郡山でも起きてきてて。家を建てた避難者が隣近所にタオル一本持って挨拶に行くんだけどね、次の日の朝、その家の玄関にタオルが山積みになっているという。これがまた切ないというか、なんというか。関連自殺の問題もあるし、お金を持ったからって生活再建できるってわけでもない。そういったことを含めて、実務的に解決できる、いわゆる弁護士先生とか、そういった人たちの力も大切なんです。ただ、お金だけで生活は再建できない。最後はやっぱり、心の絆、いわゆる「心のケア」ってのが大事なので、ぜひ辻内先生にもっともっと頑張っていただきたいと思います。

もうひとつあります。先ほど避難指示解除の話をされましたでしょう。「自立しなさい」って、僕ら川内では二年前から散々言われましたからね。「自立しなさい、自立しなさい」って。行政の説明会あるとね、みんな言うんですよね、「自立しなさい」って。七〇代、八〇代の人が、僕も六七歳だけれども、仕事もないし「何やって自立すんの？」って話になるんだけど。

こういうようなことで、ひとつずつ地道にコツコツとやるしかないのかなと思いますので、ぜひご支援をよろしくお願いします。先ほど申し上げた通り、僕たちもお米の支援をやっていますので、いまだに物資の必要なところもあるんです。何とか、高齢者の人権擁護っていう狭いエリアだけで僕も頑張ろうかなと思っております。

［4］「分断と対立」の解消に向けて

辻内：志田さんありがとうございます。先ほど猪股さんから、「分断と対立」を解消していくひとつの方法として、一見違う立場の方たちが同じ壇上に上がってそれぞれの苦悩を打ち明け合うような場を設定する、というアイデアが出されました。そして、先ほど河井さんからも、河井さんご自身は自主避難で苦労しているんだけれども、強制避難でふるさとをすべて失った方たちに対して、思いやるというか、共感するといったお話をいただけたと思うのですね。まさにそうやって、違う種類ではあるけれども、実はそれは同じ根っこから作り出された苦労なんだ、苦しみなんだということを、お互いに確認し合っていくような、そういった場作りをこれから地道にしていくことも、おそらく震災・原発事故支援のひとつの方法ではないかと思います。

もうひとつは、志田さんがお話しされたように、問題はお金だけじゃなく、コミュニティや住宅、心の絆や人とのつながりの問題だという点がありました。森川さんから、住宅の支援をしていて、今後この問題に対して一体何ができるかということをお話しいただけますか。

森川：まずやっぱり、来年（二〇一七年）の三月の、いまある住宅の打ち切りの問題ですね。それを本当になんとかして撤回させたい、というふうに思っています。署名を集めたり、さまざまなところに働きかけしたりとかしながら、いろいろな人たちとつながってやっていきたいなというふうに思っています。

住宅があってこそ、次の自立に向けてのステップになるわけです。政府がやろうとしている、住宅の打ち切りを決めてから自立というのは、順番が違うわけです。きちんと住宅があって、その上でどういう支援をするのか、でなければなりません。ただ国や県は、この「打ち切り」という方針には相当の強い意志を持っていると思います。だからそういう意味で、たとえば原告団といった被害者の団体とか、いま作られていっている原告団の全国連絡会とか、そういうところがしっかり声を挙げていくということが大事だということです。それからもうひとつ、やはり「国の責任」をきっちり認めさせるということも大事だろうと思います。裁判での判決という形で「国の責任」を明確に認めさせることです。そうでなければ、新たな政策とか、きちんとした支援に結びつかないだろうというふうに思います。ただ、国の責任が認められても、いろいろな支援策を作っていくところで骨抜きにされることがあります。そういう意味で、被害者と、被害者を支援する弁護士達が、きっちりした支援ができるような立法についても、ちゃんと具体的に描いていくということが求められると思います。さまざまなことが打ち切られ時間が無い中で、いろんな課題があるわけですが、きっちりひとつ一つやっていくということが大事なのかなというふうに思います。

辻内：ありがとうございます。法律家ならではの戦略のようなご意見が聞けたと思います。この「自己責任」の問題や「分断と切り捨て」の問題は、私が専門にしている医療や福祉の分野でも見られてきたことです。病気にかかった人が、病気の原因を自己責任に押しつけられてきています。たとえば、『生活習慣病』と名付けられた病気には、「あなたの生活習慣が悪かったから病気になったのです」というメッセージが入っていて、本人の自己責任に病気の原因を押し付ける論理が隠れています。病気になったのはあなたが悪かったからだ、というように自己責任に押し付けていって、健康の基盤となる社会作りという社会的な責任を回避するような方向に、いまの医療の世界は向かっているわけです。そして福祉の世界では、『自立支援法』という名前の「自立」という名前が前面に出ている法律ができましたね。あれも、さまざまな障害を持った方たち、身体障害や精神障害を持った方たちに「自立」をしなさいとしています。まわりは「自立」に向けて「支援」をするだけで、「自立」するのは本人自身だと。まさに自己責任という形で「自立」を強制するような形になってしまって、いままで受けられていた支援が受けられなくなった方がたくさん出現したということもありました。まさに、世の中全体が、自己責任と自立という論理にどんどん流されて行っている状況があると私も思っています。次に、猪股さんいかがでしょう。

猪股：「分断」の問題ですが、この問題はこの国の根深い深刻な問題だと思っています。原発事故の問題で言いますと、避難者同士の分断、避難している人とそうでない人との分断です。貧困の問題で言いますと、生活保護の給付対象になっている人と、そうでない人との分断があります。普通に稼いでいる人は、なぜ稼いでいない人々のために高い税金を払わなければならないのかと思い、分断が生まれてしまいます。

これに対し、北欧の国々では「普遍主義」の考え方のもとで、すべての人が社会保障サービスの対象となり恩恵を受けています。たとえば、無償の教育と医療を受けることができ、すべての人が保障の対象になっているので分断が起きにくい。そういう制度で、元々の分断の構造を解決することが重要です。原発事故の問題はその延長線にあるものだと思います。

今のような状況を乗り越えるには、慶應義塾大学の経済学者の井手英策さんは、幅広い層の人が受益感を持てることが重要だと言っています。たとえば、日本でも大学までの教育が無償化されたり、自己負担のない無料の医療が受けられたりすれば、中流層を含む幅広い層の人びとが受益感を持てることになり、「分断と対立」の要因が縮小することになると思います。

辻内：そうすると、この原発事故の問題の裾野にある問題として、社会保障制度がどうあるべきか、というところまで考えていくことが必要だということですね。ありがとうございます。最後に、中川さんいかがでしょうか。

中川：もちろん分断に対してどう対応するかという、わりとおおきなマクロ的な視点も本当に大切だと思うのですけれども、私としては、底辺の一人一人に寄り添うサポートも必要かなと思っています。たとえば、高齢になって財産管理ができなくなったら、成年後見制度を使う。もしくは、悪徳業者がちょっとしたお金を持っている人を狙ったら、そういった方から財産を守る、または契約を取り消す。一人一人によってケースが違ってきますので、そういった一人一人に、どれだけ多くの法律家もしくは専門家が寄り添っていけるのかというのも、別な視点で必要かなと思っております。私としては、そのような一人一人のサポートをどんどん増やしていきたいなと思っております。

辻内：時間がまいりましたが、最後にひとこと付け加えさせてください。いま原発事故をめぐる裁判が全国的にすすんでいます。私たちは、過去に『自殺対策基本法』ができた経緯に学ぶことができるのではないかと考えています。一九九一年の電通事件が有名ですが、労働者の過労自殺に対して大企業が加害者として認定されるに至るまで、二〇年、三〇年の被害者の遺族と弁護団そして研究者達の長い闘いがありました。労働者に対して過重労働という身体的・精神的負荷をかけたことに対して、企業責任を問い続けたのです。

一九八八年に大阪に「過労死問題連絡会」、東京に「ストレス疾患労災研究会」、そして全国的に「過労死一一〇番」ができ、その後過労死に労災補償を適応させて企業責任を追及するための「過労死弁護団全国連絡会議」が結成されます。電通事件では、一九九六年に東京地裁による「過労自殺」が認定され、一九九七年に東京高裁、そして二〇〇〇年に最高裁で遺族が勝訴しました。それに呼応して、行政内でも動きが生じました。一九九九年に労働省が「精神障害・自殺新認定指針」を出し、二〇〇二年に厚生労働省が過重労働による健康障害防止のための総合対策を提示しました。立法府でも、二〇〇五年に参議院の超党派議員で構成された「自殺防止対策を考える議員有志の会」が組織され、二〇〇六年に自殺対策法制化を求める一〇万人の署名に後押しされ、『自殺対策基本法』が議員立法として成立しました。この歴史は、被害を受けた方と遺族、そして弁護団と研究者が全国的につながっていく活動で成し遂げられたものです。

原発事故の被害に関しても、希望があると思うんですね。本当に地道な全国的な協働で、分断を少しでも減らす方向に、立場の違うもの同士で共通点を見いだし、おおもとの問題と責任がどこにあるのかということにしっかり目を向けて行く。被害を受けた人たちが、それぞれお互い対立しないような方向に向かって協力していくことで、可能性が見えてくるという希望があると思っています。

最後になりますが、本日は大勢の方に、長時間にわたりシンポジウムにご参加いただきありがとうございました。今後も、原発事故被害の解決に向かって、皆でつながり合い、協働し、支援を続けて参りたいと思います。

おわりに
——私たちに何ができるのか

辻内琢也

[1] 調査や研究をいかにして社会に還元するか

「積極的受身」

この妙な言葉は、支援と調査研究の現場に対峙する時の、私たちのモットーである。現場に生起する問題は時々刻々と変化し、急を要する切羽詰った対応に迫られたり、地道な粘り強い継続が必要とされたり、緩急さまざまなスピードで対応が求められる。私たちにできることは何か、私たちができることは何か、現場で常に自問自答しながら、自分たちができることを最大限に発揮するように努める。「積極的受身」とは、自分で率先してフィールドを切り開くのではなく、常に積極性をもって現場に巻き込まれ、現場の要請に応答していく態度である。自分から、これがしたい、あれがしたい、と欲を出して現場に介入することはさまざまなひずみを生む。そうではなく、現場がその都度自分たちに求めてくることに対して、積極的に受身になることである。この姿勢は、調査や研究が、できるかぎり調査地や調査される側に弊害を生まないようにする工夫でもある。

民俗学者の宮本常一氏が「人文科学ではなく訊問科学」になってしまうということに警鐘を鳴らしていた（宮本常一・安渓遊地、2008）。調査研究が現場からの略奪行為になってしまう危険性である。研究する者と研究される者の関係性は、どうしても研究する者の立場が上になりがちである。その関係性をいかに逆転させられるかが、調査や研究の鍵である。研究者は、あくまでも「調査させていただく」あるいは「教えていただく」のであって、調査にご協力いただく方々は、研究者にとって教師なのである。この考え方は、筆者がこの東日本大震災に関わる前から長年携わってきた「ナラティブ・ベイスト・メディスン（物語りと対話に基づく医療）」の考え方と共通する。ナラティブ・ベイスト・メディスンは次のように定義される。

「病いを、患者の人生という大きな物語りの中で展開するひとつの物語りであるとみなし、患者を物語りの語り手、病いの経験の専門家として尊重する一方で、医学的な疾患概念や治療法も、あくまでもひとつの医療者側の物語りと捉え、さらに治療とは、両者の物語りを摺り合わせるなかから新たな物語りを創り出していくプロセスであると考えるような医療」（斎藤清二、2003）

ここでは、患者を「病いの経験の専門家」とみなす点がひとつの特徴である。調査にご協力いただく当事者の方々は、その問題をめぐる経験の専門家なのである。震災というフィールドでは、被災者の方々は被災経験の専門家であり、その経験からあらゆることを私たちは教わらなければならない。もうひとつ重要なのは、調査する者と調査される者が対話を通して、お互いの物語りを刷り合わせていくことである。調査する者は、調査される者から情報を搾取するのではなく、お互いの考えを交流させることが大切だと考えている。

私は、次の宮本常一氏の言葉を常に頭においておきたいと思ってきた。「近頃は地元の要請もなくかってに調査地を選定して、地元へ調査費を出せといっている仲間もある。『調査してやる』という意識が実に強い。…（中略）…調査地の人びとには発言の場がせまく、調査者の方が有利な地位にあって、実際の被害をこうむるのは調査地の者ということになる」。この言葉は、きわめて重要である。

しかし、「調査してやる」というような意図（悪意）がなくても、また調査地の方々に貢献できる調査をしようという意図（善意）をもっていたとしても、調査研究という行為には潜在的に略奪調査になりうる危険性が秘められているのである。特に、アンケート調査のような顔が見えない調査ではその危険性が高い。実際に私たちも、何度も回答者からお叱りを受けてきた。


「いろんなところからアンケートがきます。ストレスです」

「何回も同じようなアンケートをしないでください」

「アンケートばかりで書くのも大変です。これで何が変わるのでしょうか」

「アンケートにはいろいろ書いてきました。このアンケートで何が解決できるのでしょうか。協力しますが、現状をアンケート調査で報告しても、今後に変化が出ると思えません」

「どのアンケートも同様であるが、何を書いても変らない。現状の実態を訴えても返答がない」

「このアンケート、項目が多すぎる。思い出したくないことを思い出し、わかりにくい質問に延々と答えさせられるのがかなりのストレス」

「バカげたアンケートは何かの補助金ですか。アンケートから解決案は出ないと思います。本気であるなら現地へ行って、一人一人から聞き取り調査すべきです。仮説でも良いので解決のアイデアを示してから意見を聞くべきです。あなた方が何を問題としているか知りませんが、解決すべき問題を身をもって感じてから調査して下さい。机上の空論で終わりになってしまいます」

「アンケートが苦痛です」


このような言葉を私たちは重く受け止めている。これらの言葉に応えるためには、第一に、調査の結果を調査させていただいた方たちに届ける責任がある。何千人という協力いただいた方たち全員に報告書をお送りできれば良いが、それは現実的に難しい。インターネットを利用しない方たちには届きにくいが、私たちは震災支援ネットワーク埼玉（ＳＳＮ）

と共同して、調査のまとめをホームページやフェイスブックに掲載し、報告書の全文をPDFファイルで掲載するようにしてきた。また、できる限り多くの方々に調査結果を知らせるために、毎年速報値が明らかになった段階で記者会見をおこない、各社新聞記事やテレビニュースに取り上げていただくように努めてきた（※新聞・テレビで取り上げられたニュースのリストは巻末に記載）。また、調査結果が確定した段階で公開シンポジウムを開催し、被災者団体や交流会を通じて埼玉県を中心に広報を行ってきた。前年度の調査成果のダイジェスト版として、「前回のアンケート結果と現状の取り組み」というページを作り、次年度のアンケート用紙の最終面に記載してきた。まだまだ充分とは言えないので、今後もさらなる工夫をしていきたいと考えている。

第二に、調査の結果をもとに、被災された方々の生活が少しでも改善されるように、さまざまな支援活動に反映させる努力が必要である。私たちは、震災支援ネットワーク埼玉（SSN）と共に、調査で明らかになった問題点に焦点をあてて、次のような取り組みをしてきた。

①県内の交流会や支援団体のリストと地図の作成。
②県内の地域別避難者数を割り出し、必要な場所における避難者交流会の開催。
③法律相談会や生活相談会の開催。
④福島への交通費支援や、住宅支援に関する署名活動。
⑤福島県議会や埼玉県議会に対する陳情書の提出。
⑥損害賠償紛争解決センターに対する意見書の提出。
⑦被災者が原告となっている裁判に、資料提供・意見書作成・専門家証人としての出廷。
⑧論文を執筆し、学会等の学術団体を通して広く社会に報告。

などである。

また、私たちは二〇一六年度から、アンケート調査を元に支援が必要な方たちを発掘する試みを開始した。臨床心理士と法律の専門家による電話相談チームを結成し、大学の研究倫理委員会の許可を得て、相談を希望する方たちに氏名と連絡先を記入していただくことにした。

「震災支援ネットワーク埼玉では、さまざまな『生活や法律』に関する心配事・お困り事の電話相談をおこなっております。心配事・お困り事のある方はこちらからご連絡させていただきますので、連絡先をお書きください」と記載し、「電話での相談を希望する」あるいは「復興支援員の訪問を希望する」のチェックボックスを設けた。これにより、百名近い方たちと電話でつながり、相談内容に応じた支援機関につなげることができた。

調査や研究をいかにして社会に還元するのかは、大変難しい課題である。調査研究者としての責任をどのように果たすことができるのかを、常に考えていく必要があるだろう。この節の最後に、調査研究者が留意しておくべき重要な事項として、英国の医療人類学者であるセシル・G・ヘルマン（二〇〇七）の指摘を紹介したい。ヘルマンは、いかなる社会においても、研究の方法論上の問題として、次の四つの倫理的問題への配慮が必要だと述べている。

1. その研究が、対象者やその家族、またその地域社会にどのような利益をもたらしうるのか。
2. その研究が、対象者やその地域社会に損失をもたらし、他者に悪用されてしまわないか。
3. その研究にともなう心理的影響は、対象者やその地域社会の人びとにとって肯定的なものか、逆に否定的なものか。
4. 研究成果は地域社会に還元されるのか。もしされるならば、誰に対して誰によってなされるのか。

〔2〕謝辞と願い

私たちの研究チームを、そして学生達を、快く受け入れて下さった大勢の現場の方達にこころから感謝を申しあげたい。「被災」という苦悩を生きてこられた当事者の方々、そして被災された方達に寄り添い共に歩もうと努力されてきた支援者の方々。私たちの調査と研究は、そのような大勢の方達との「協働」がなければ成しえなかったものだ。「ボランティア」や「支援」や「研究」は、決して上の立場の者が、下の立場の者に対して行うものではないことが、本書の通奏低音として流れていることに気づいていただけただろうか。ボランティア・支援・研究には、上限関係はないのだ。共にその苦難の状況から脱出する手立てを、協働して考えて行動する。もちろん関わる人々の専門性は違う。法律の専門家、臨床心理の専門家、社会福祉の専門家、調査研究の専門家、民間団体運営の専門家、そして重要なのが専門家としての当事者である。それぞれが、それぞれの専門性と役割を活かして協働していくことが大切である。本書では、このような多領域協働による複合的支援体制の一例を示せたものと考えている。

最後に、執筆者一同、そして関係者一同が願っていることは、本書を通じてより多くの方々が、「原発事故災害」が私たちの現代社会に投げかけている「大いなる問い」に気づき、少しでもわが国の将来を、より平和で多様性が尊重された「生きやすい社会」に変革していけるように、勇気と意欲を抱いてくれることである。本書で例示した格差や分断は、原発事故災害に限ったことではなく、戦後の日本社会が抱えてきた本質的な問題なのである。第3部で筆者が指摘したように、現代社会における切り捨てと分断を作り出している『構造的暴力』を決して許してはならない。私達は、不平等や貧困を作り続けている社会的暴力の、基礎となっている構造を見抜き、自分達もその構造に荷担していることに気づき、そして、少しでも問題を解決する方法を模索していかなければならない。

[3] ご協力いただいた方々（当事者と支援者の方々）〈敬称略〉

愛甲裕、井戸川克隆、井上一芳、薄井篤子、鵜沼友恵、大石美恵子、大橋亘、岡本卓大、河合かおり、川村由香、木幡日出夫、桑原匠、佐藤純俊、下枝浩徳、志田篤、鈴木直清、高山恒明、高野昭博、橘光顕、中川博之、永田信雄、西城戸誠、西川正、萩原裕子、原田峻、広瀬隆、森川清、山崎昇、横田由則、吉田千亜、和久井みちる、他

［4］協力学生・大学院生等

赤野大和、阿賀千夏、安蘇谷里美、粟野早貴、石川則子、市川勇、伊藤康文、岩垣穂大、加藤元美、川崎拓真、菊川顕弘、金智慧、久場寛人、黒沢大輝、小林乙恵、小牧久見子、清水要、白沢康介、鈴木悠紀、関茉衣子、関口拓人、高橋光咲、滝澤柚、竹永奈緒子、谷口礼、田端伸梧、千田瑛子、友道文和、中上綾子、中澤拓、永友春華、中野健斗、南雲四季子、萩原万智、平田修三、廣瀬智紀、深谷早紀、福田千加子、間宮太郎、持田隆平、山口摩弥、山下奏、山本悠未

［5］協力研究者（早稲田大学災害復興医療人類学研究所）

根ケ山光一（早稲田大学人間科学学術院教授・発達行動学）、扇原淳（早稲田大学人間科学学術院教授・社会医学）、熊野宏昭（早稲田大学人間科学学術院教授・行動医学・医師）、小島隆矢（早稲田大学人間科学学術院教授・建築環境心理学）、多賀努（元早稲田大学人間科学学術院准教授・社会福祉学）、桂川泰典（早稲田大学人間科学学術院准教授・臨床心理学）、加瀬裕子（早稲田大学人間科学学術院教授・老年学）、西村正雄（早稲田大学文学研究科教授・文化人類学）、牧野冬生（早稲田大学アジア太平洋研究科元助教）、石島このみ（早稲田大学人間科学学術院元助教）、鈴木勝己（早稲田大学人間科学学術院教育コーチ）、桂川秀嗣（東邦大学名誉教授）、猪股正（弁護士・埼玉総合法律事務所・震災支援ネットワーク埼玉代表）、北村浩（政治経済研究所主任研究員・震災支援ネットワーク埼玉副代表）、関谷雄一（東京大学大学院総合文化研究科准教授・開発人類学）、仲佐保（医師・国立国際医療研究センター国際医療協力局・国際派遣センター長）、土田マリサ（医師・東京女子医科大学公衆衛生学・Idente Missionaries Sr）、菊地靖（早稲田大学アジア太平洋研究科名誉教授・開発人類学）、Eugene F. Augusterfer（ハーバード大学難民トラウマ研究所）、Tsunehiro Yasuda（ハーバード大学医学部・マサチューセッツ総合病院・心臓核医学）、Richard F. Mollica（ハーバード大学難民トラウマ研究所所長）

文献リスト

はじめに

- 東京電力福島原子力発電所事故調査委員会「国会事故調　報告書」徳間書店、2012
- 日野行介（著）「原発棄民 フクシマ5年後の真実」毎日新聞出版、2016

第1章

- 川浦佐知子：歴史と記憶の交差にみる「質」：北米先住民の「記憶の場」をめぐって．質的心理学フォーラム (5), pp32-41, 2013
- 荒川歩：現場の質感とは何か，そしてその記述を妨げるものは何か．質的心理学フォーラム (5), pp5-12, 2013
- 浜本満・浜本まり子（編）「人類学のコモンセンス－文化人類学入門」学術図書出版社、1994
- 慶田勝彦：民族誌を再演する―ターナーとパフォーマンス．太田好信・浜本満（編）「メイキング文化人類学」pp.189-213、世界思想社、2005
- NHK 東日本大震災プロジェクト「証言記録　東日本大震災」NHK 出版、2013
- 金菱清（編）「3・11 慟哭の記録：71人が体感した大津波・原発・巨大地震」新曜社、2012
- 日本戦没学生記念会（編）「新版 きけわだつみのこえ－日本戦没学生の手記」岩波書店、1995

第2章

- 葉上太郎：原発頼みは一炊の夢か―福島県双葉町が陥った財政難．世界 812、pp185-193、2011
- 辻内琢也，吉内一浩，嶋田洋徳，伊藤克人，赤林朗，熊野宏昭，野村忍，久保木富房，坂野雄二，末松弘行：阪神淡路大震災における心身医学的諸問題 (II)；身体的ストレス反応を中心として．心身医学 36(8)：pp657-665，1996
- 宮本常一・安渓遊地（著）「調査されるという迷惑－フィールドに出る前に読んでおく本」みずのわ出版、2008

第5章

- S. クラインマン、M.A. コップ（著）鎌田大資・寺岡伸悟（訳）「感情とフィールドワーク」世界思想社、2006
- 辻内琢也（編）「ガジュマル的支援のすすめ；一人ひとりのこころに寄り添う」早稲田大学出版部、2013
- 広常秀人，石切昌宏：交通事故．松下正明（総編集）「外傷後ストレス障害（臨床精神医学講座 S 6巻）」pp185-197，中山書店，2000
- Norris, F, . Epidemiology of trauma: Frequency and impact of different potentially traumatic events on different demographic groups. Journal of Consulting and Clinical Psychology, 60, pp409-418,1992
- Kessler, R.C., Sonnega, A. et al..Posttraumatic stress disorder in the national Comorbidity Survey. Archives of General Psychiatry52, pp1048-1060,1995

- Breslau, N. : Epidemiology of trauma and posttraumatic stress disorder. Psychological Trauma, Review of Psychiatry, vol.17,Yehuda, R(ed), American Psychiatric Press, Washington DC, pp1-29, 1998
- 除本理史（著）「公害から福島を考える」岩波書店、2016
- 淡路剛久・吉村良一・除本理史（編）「福島原発事故賠償の研究」日本評論社、2015
- 辻内琢也：大規模調査からみる自主避難者の特徴；”過剰な不安”ではなく”正当な心配”である．戸田典樹（編著）「福島原発事故　漂流する自主避難者たち：実態調査からみた課題と社会的支援のあり方」明石書店、pp27-64、2016
- 北中淳子（著）「うつの医療人類学」日本評論社、2014
- 清水康之：誰も置き去りにしない社会へ：自殺対策大綱・改定への緊急提言．世界 833、pp81-89、2012
- 加藤寛，岩井圭司：阪神・淡路大震災被災者に見られた外傷後ストレス障害―構造化面接による評価―．神戸大学医学部紀要 60(2)：pp27-35，2000
- 直井孝二：新潟県中越地震後の地域メンタルヘルス活動―震災 3 ヶ月半後及び 13 ヶ月後調査結果と PTSD リスク要因の分析―．日本精神医学誌 18：pp52-62, 2009
- ヨハン・ガルトゥング（著）高柳先男・塩屋保・酒井由美子（訳）「構造的暴力と平和」中央大学出版部、1991
- ポール・ファーマー（著）豊田英子（訳）「権力の病理：誰が行使し誰が苦しむのか－医療・人権・貧困」みすず書房、2012
- ポール・ファーマー（著）岩田健太郎（訳）「復興するハイチ：震災から、そして貧困から医師たちの闘いの記録 2010 － 11」みすず書房、2014
- 山野良一：“社会的虐待”論序説―児童相談所の現場から見えてくるもの．総合社会福祉研究 35：pp55-63、2009
- Kassah, A.K., Kassah, B.L.L., Agbota, T.K.：Abuse of disabled children in Ghana. Disability & Society 27 (5), pp689-701，2012
- 尾崎礼子（著）「DV 被害者支援ハンドブック」朱鷺書房、2005

第 6 章
- 日野行介（著）「福島原発事故　県民健康調査の闇」岩波書店、2012

第 7 章
- 猪股正：緊急声明（特集　生活保護利用者たちの声）－（わたしたちの声をきいてください：生活保護利用者の座談会的院内集会）．賃金と社会保障 1558：pp5-8, 2012

おわりに
- 宮本常一・安渓遊地（著）「調査されるという迷惑－フィールドに出る前に読んでおく本」みずのわ出版、2008
- 斎藤清二・岸本寛史（著）「ナラティブ・ベイスト・メディスンの実践」金剛出版、2003
- セシル・G・ヘルマン（著）辻内琢也（監訳責任）「ヘルマン医療人類学」金剛出版、2016

［研究助成］
本書に掲載された研究は、以下の研究費の助成を得て行われた。

- 早稲田大学特定課題A（2013）研究助成費「災害支援の人類学」（辻内琢也）
- 日本学術振興会科研費補助金；基盤C（2013～2015）「原発事故広域避難者のストレスに対する研究」（代表：辻内琢也）
- 日本学術振興会科研費補助金；基盤B（2015～2018）「福島原発事故により長期的な避難生活をおくる子どもの福祉・教育課題への学際的研究」（代表：戸田典樹）
- 日本学術振興会科研費補助金；基盤B（2016～2019）「東北大震災放射能・津波被災者の居住福祉補償とコミュニティ形成—法学・医学の対話」（代表：吉田邦彦）
- 早稲田大学人間総合研究センター・一般研究プロジェクト（2016～2018）「復興の人間科学—避難から移住へ、新たなコミュニティ形成に向けたレジリエンスの活性化—」（代表：辻内琢也）
- 日本学術振興会科研費補助金；基盤C（2016～2019）「原発事故被災者の震災関連死・震災関連自殺に対する社会的ケアの確立」（代表：辻内琢也）

［資料1］震災支援ネットワーク埼玉（SSN）・
早稲田大学災害復興医療人類学研究所（WIMA）活動年表

2011年（平成23年） ［助成金］第4次赤い羽根「災害ボランティア・NPO活動サポート募金」助成事業（社会福祉法人中央共同募金会）	
3月	さいたまスーパーアリーナ避難所で支援活動を開始　※本書第4章に掲載
4月	埼玉県立旧騎西高校避難所で支援活動「なんでも相談」を開始　※本書第4章に掲載
5月	埼玉県「震災対策連絡協議会」（主催：埼玉弁護士会）に参加開始　※本書第2・3章に掲載 福島県双葉町役場「騎西高校ボランティアスタッフ会議」に参加開始　※本書第2章に掲載
6月	SSN記者会見［さいたま県庁］　※本書第2章に掲載 「しんさい・つながる・電話相談」を3日間開催
7月	シンポジウム「『支援』のいまとこれから；避難所『アリーナ』から地域へ」開催（主催:SSN、ハンズオン埼玉、情報環境コミュニケーションズ、後援:埼玉弁護士会、埼玉司法書士会）［埼玉教育会館；浦和］
11月	「震災・原発避難者の“喪失と再生”の語りに学ぶ」インタビュー調査開始（早稲田大学「震災と人間科学」ネットワーク）　※本書第1章に掲載
2012年（平成24年） ［助成金］平成24年度福島県地域づくり総合支援事業（ふるさと・きずな維持・再生支援事業）補助事業、東京新聞社会事業団「東日本大震災・東京電力福島第一原発事故避難者支援事業」	
1月	早稲田大学「震災と人間科学」ネットワークメンバーのよる宮城県被災状況視察　※本書第3章に掲載
3月	「寄り添いホットライン（埼玉支部）」発足、電話相談員研修開催 早稲田大学シンポジウム「東日本大震災と人間科学:人間科学は東日本大震災に何ができるか？震災1年を振り返り、今後の復興と支援を考える」開催　※人間科学研究，25(2)に掲載 被災者交流紙「福玉便り」創刊　（以降毎月発行）
3～4月	2012年SSN調査:埼玉県に避難中の福島県民2011世帯を対象としたアンケート調査の実施
4月	シンポジウム「震災『支援』の今とこれから；支援から協働へ」開催
5月	震災・お金・暮らし相談会　開催［さいたま市］ 暮らしとこころの総合相談会　［さいたま市］（以降毎週木曜日開催） 弁護士・司法書士・臨床心理士によるなんでも相談　［加須市］
6月	ふくしま就職応援センター巡回就職相談会　開催
7月	福島避難者こども相談会　開催 交流会「新座さいがいつながりカフェ」［新座市］（With You さいたま・つながりカフェ実行委員会、以降毎月第2土曜日開催）
9月	ゲートキーパー養成講座（支援者向け）開催 交流会「春日部つながりカフェ」開催　［春日部市］（以降毎月第3木曜日開催）
10月	被災者向け巡回就職相談会　開催
12月	健康チェック・健康相談会　［加須市］ ゲートキーパー養成講座（支援者向け）開催［さいたま市］（主催：SSN、後援：埼玉労働者福祉協議会、埼玉青年司法書士協議会）［浦和コミュニティセンター］
2013年（平成25年） ［助成金］独立行政法人福祉医療機構「平成25年度社会福祉振興助成事業」	
1～2月	2013年NHK福島調査:NHKスペシャル「3.11あの日から2年、福島のいまを知っていますか」番組用アンケート調査を実施（早稲田大学「震災と人間科学」ネットワーク）
2月	ゲートキーパー養成講座（支援者向け）開催［さいたま市浦和区］ なんでも相談会（弁護士・司法書士・臨床心理士による）開催開始［埼玉県内各地巡回］

2月	新座市役所市民安全課・健康増進部保健センター訪問（地域見守りネットワークづくりへの具体的な取り組みに関して情報交換） 被災者支援団体代表の方々による座談会参加
3月	早稲田大学シンポジウム「（第2回）東日本大震災と人間科学：ポスト3.11の災害復興と環境問題を考える」開催　**※人間科学研究，27(2), 28(1)に掲載**（主催：早稲田大学人間総合研究センター、早稲田大学「震災と人間科学」ネットワーク、共催：日本建築学会、SSN、早稲田大学応用脳科学研究所、健康福祉ネットワーク）［早稲田大学国際会議場］ 講演会「埼玉でしかできない被災者支援活動がある！～避難者を孤立させない地域ネットワークをつくる～」開催（共催：NPO法人なごみ交流ぷらすかい、後援：上尾市社会福祉協議会）［上尾市コミュニティセンター］ 交流会「青空あおぞら」［所沢市］（協力：コープみらい、以降毎月第4日曜日開催） 第1回「あるある・いろいろ相談会（司法書士の先生を招いた座談会）」開催［鴻巣市市民センター］
3～4月	2013年SSN調査：埼玉県・東京都に避難中の福島県民4,268世帯を対象としたアンケート調査の実施（協力：東京災害支援ネット） さいがいつながりカフェ新座［新座市立栄公民館］（以降毎月第2土曜日開催）（後援：にいざジェンダー平等ネットワーク、With You さいたま、さいがいつながりカフェ実行委員会）
4月	騎西高校避難所での定例ミーティング 第8回「福玉会議」に出席
5月	無料法律相談会開催［杉戸町］（以降毎週木曜日開催） SSN記者会見「第2回埼玉県震災避難者アンケート調査集計結果速報値報告会」開催［日本弁護士連合会弁護士会館］　**※本書第3章に掲載**
6月	進学・教育相談会［さいたま市］
7月	避難者支援オーガナイザー講座「震災避難者の生活再建をサポート」開催［さいたま市産業文化センター］ シンポジウム「首都圏避難者の生活再建への道：大規模アンケートにみる避難者の声」開催（主催：SSN、共催：東京災害支援ネット、後援：埼玉青年司法書士協議会）［早稲田大学11号館］　**※本書第3章に掲載**
8月	「避難生活専用ホットライン」を3日間開設 「新座さいがいつながりカフェ」にて医療生協の方々による避難者の健康チェックを実施
9月	「避難生活なんでもダイヤル」開設（毎週月・水・金実施） 7,260筆の署名と共に、埼玉県議会・福島県議会に「安定した住宅確保と人道的支援を求める」陳情書を提出 パット・オミディアン博士による「避難者の元気回復を支えるためのワークショップ」開催［市民会館うらわ］
11月	避難者支援オーガナイザー講座「震災避難者の生活再建をサポート」開催［さいたま市産業文化センター］
2014年（平成26年） ［助成金］平成26年度福島県地域づくり総合支援事業（ふるさと・きずな維持・再生支援事業）、東京新聞社会事業団「東日本大震災・東京電力福島第一原発事故避難者支援事業」、2014年度事業コープみらい社会貢献活動助成金	
1月	避難者支援オーガナイザー講座（支援者向け）開催［埼玉会館］ 第10回福玉会議に出席［さいたま市］
2月	原発事故被害　全国一斉110番（無料電話相談） 政府出資の原子力損害賠償支援機構による原子力損害賠償の説明会・相談会［大宮］参加
3月	避難者支援オーガナイザー講座（協力：さいがいつながりカフェ実行委員会）開催［埼玉教育会館；浦和］

3～4月	2014 年 SSN 調査：埼玉県、東京都に避難中の福島県民 3,599 世帯を対象としたアンケート調査の実施
4 月	第 11 回福玉会議に出席（広域避難者支援について協議） 政府出資の原子力損害賠償支援機構による原子力損害賠償の説明会・相談会［加須市］参加
5 月	賠償勉強会・個別相談会開催［所沢市］ SSN・東京災害支援ネット合同プレスカンファレンス（記者会見）「第 3 回首都圏避難者状況調査速報」開催［東京弁護士会館］
6 月	「福玉便り」ホームページを開設 原発事故責任追及埼玉訴訟第 1 回口頭弁論、埼玉訴訟報告集会・支援する会結成集会［主催：埼玉弁護士会］
8 月	避難者アンケート・フォローアップ電話調査（アウトバウンドコール）開始（2014 年 SSN 調査にて、心身および社会的状況が厳しいと判断された方から、SSN 臨床心理士・弁護士・司法書士チームが順次フォローアップ）
9 月	早稲田大学災害復興医療人類学研究所（WIMA）発足（早稲田大学「震災と人間科学」ネットワークを基礎に、米国 HPRT 等学外の支援者・専門家らと共に結成）
10 月	「ケーススタディで学ぶ被災者の生活再建相談対応講座」開催［市民会館うらわ］ 政府出資の原子力損害賠償支援機構による原子力損害賠償の説明会・相談会［加須市］参加 交流会「双葉町民のためのボランティアカフェ」［加須市］（以降毎月第三木曜日開催）　※本書第 6 章に掲載
11 月	シンポジウム「首都圏避難者の生活再建への道：これからの支援活動に求められる社会的ケア」開催（主催：東京災害支援ネット、共催：SSN・WIMA）［早稲田大学国際会議場］ 所沢交流会「青空あおぞら」にて賠償勉強会・個別相談会を実施（福島県職員の方をお呼びし、行政への要望などを伝える）
2015 年（平成 27 年） ［助成金］平成 27 年度福島県助成事業「専門家及び地域行政との連携により、長期避難者の生活再建を支援する事業」、独立行政法人福祉医療機構「社会福祉振興助成事業」、東京新聞社会事業団「東日本大震災・東京電力福島第一原発事故避難者支援事業」	
2 月	弁護士による無料法律相談会 WIMA 第 1 回公開研究会「災害復興に向けた多面的ヴィジョンの創生①；公共人類学＆社会福祉学」 開催（SSN 共催）［早稲田大学国際会議場］
3 月	2015 年 SSN 調査：2014 年度に行ったアンケートの追跡調査を 90 世帯に実施 2015 年 NHK/WIMA 調査：NHK スペシャル「震災 4 年被災者 1 万人の声」番組用アンケート調査を WIMA と共に実施 交流会「双葉町民のためのボランティアカフェ」にて在米ボストン日本人震災支援団体「てわっさ（TEWASSA）より手作りキルト贈呈［加須市］ 「ケーススタディで学ぶ被災者の生活再建相談対応講座」（支援者向け）［浦和コミュニティセンター］
6 月	WIMA 第 2 回公開研究会「災害復興に向けた多面的ヴィジョンの創生②；社会医学＆国際保健学」開催（共催：SSN）［早稲田大学 22 号館］ 政府出資の原子力損害賠償支援機構による原子力損害賠償の最新情報説明会［加須市］参加 被災者支援オーガナイザー講座「課題解決のためのケーススタディ」［浦和コミュニティセンター］ 埼玉県共助社会づくり支援事業「東日本大震災と原発事故災害に学ぶ『災害弱者』対策事業（参加団体：NPO 法人全国福島県人友の会、埼玉県労働者福祉協議会、埼玉県杉戸町・幸手市・宮代町、福島県富岡町、WIMA）開始
11 月	被災者支援オーガナイザー講座「課題解決のためのケーススタディ」［浦和コミュニティセンター］
12 月	WIMA 第 3 回公開研究会「災害復興に向けた多面的ヴィジョンの創生③；発達行動学＆政治学」開催（共催：SSN）［早稲田大学 11 号館］

2016年（平成28年） ［助成金］東京新聞社会事業団「東日本大震災・東京電力福島第一原発事故避難者支援事業」、福島県「ふるさとふくしま交流・相談支援事業」	
1～2月	2016年SSN/WIMA調査：全国に避難中の福島県民5,464世帯を対象にアンケート調査を実施
2月	シンポジウム「首都圏避難者の生活再建への道；予想される分断と切り捨てに対する支援のあり方」開催（共催：東京災害支援ネット、WIMA）［早稲田大学11号館］　**※本書第7章に掲載** 避難者支援オーガナイザーワークショップ「課題解決のためのケーススタディ」［さいたま市南区］ 交流会「青空あおぞら」にて、「体とこころの健康相談（内科・心療内科）」を開催
3月	NPO法人埼玉広域避難者支援センター（通称：福玉支援センター）設立（SSN事務局長が理事として参加）
10月	避難者支援オーガナイザーワークショップ「課題解決のためのケーススタディ」［浦和コミュニティセンター］
2017年（平成29年） ［助成金］東京新聞社会事業団「東日本大震災・東京電力福島第一原発事故避難者支援事業」、福島県「ふるさとふくしま交流・相談支援事業」、早稲田大学人間総合研究センター研究プロジェクト2017年度助成金「復興の人間科学；避難から移住へ、新たなコミュニティ形成に向けたレジリエンスの活性化」、「Yahoo！基金」	
1月	首都圏避難者の生活再建支援のためのネット募金をYahoo!にて開始
1～2月	2017年SSN/WIMA調査：首都圏にて避難生活を送る福島県民10,275世帯を対象にアンケート調査を実施 2017年NHK/WIMA/SSN調査：NHKクローズアップ現代プラス「震災6年　埋もれていた子供たちの声～”原発避難いじめ“の実態」番組用アンケート調査を実施
2月	避難者支援オーガナイザーワークショップ「課題解決のためのケーススタディ」［武蔵浦和コミュニティセンター］ シンポジウム「首都圏避難者の孤立を防げ」&「交流広場」開催（共催：WIMA）［早稲田大学11号館］
10月	避難者支援オーガナイザーワークショップ「課題解決のためのケーススタディ」［武蔵浦和コミュニティセンター］
2018年（平成30年） ［助成金］東京新聞社会事業団「東日本大震災・東京電力福島第一原発事故避難者支援事業」、福島県「平成30年度福島県県外避難者帰還・生活再建支援補助金」、生活協同組合パルシステム埼玉「東日本大震災復興支援助成金」	
～1月	2018年SSN/WIMA調査：首都圏にて避難生活を送る福島県民4,905世帯を対象にアンケート調査を実施
2月	シンポジウム「首都圏避難者の孤立を防げ」&「交流広場」開催（共催：WIMA）［早稲田大学3号館］ 避難者支援オーガナイザーワークショップ「課題解決のためのケーススタディ」［武蔵浦和コミュニティセンター］
3月	NHKラジオ第1（全国）「東日本大震災から7年　取り残された人々」、NHKラジオ第1（埼玉）「日刊！さいたま～ず」番組協力
4月以降	交流会「春日部つながりカフェ」［春日部市］、交流会「青空あおぞら」［所沢市］、交流会「双葉町民によるボランティアカフェ」［加須市］継続中

注）震災支援ネットワーク埼玉（SSN）が主催をしていないが，埼玉県内で重要と思われるイベントも記載している。

［資料 2］SSN 相談シート（社会的実践ツール）

避難者フォローアップ電話相談票

No.____________________

電話開始日時：2014年　月　日　時　分

担当者：________________________弁護士・司法書士・社会福祉士・臨床心理士・電話相談員

担当者連絡先：____事務所・自宅・携帯

氏名	ふりがな	男女	生年月日	年　月　日	年齢	歳
元の住所	〒	自宅の状態	【避難当時】1、警戒　2、緊急時避難準備　3、計画的避難　4、それ以外 【現在】1、帰還困難　2、居住制限　3、解除準備			
居所連絡先	〒	現在の状態	自宅　親類宅　プレハブ仮設　公営住宅・宿舎等 民間借上げ　雇用促進・UR　その他（　） 【一緒に避難している家族人数】（　）人 子ども（　人 内訳　） 本人・配偶者・父・母・その他（　） 【二重生活】有・無 ⇒ 他方は（　）在住			
電話	自宅 携帯					

アンケート回答から推察されるリスク要因

インタビュー：　可　今は忙しい　後日都合のいい日時：　月　日　時ごろ

音声記録：　可　不可

電話対応者：　アンケート回答者本人　回答者以外：夫　妻　息子　娘　その他：

震災前のジェノグラム ＊アンケート回答を参考に、電話開始前に予めご記入ください。	現在のジェノグラム　現在の同居構成 ＊震災前後の家族の関係性などの変化など

アンケート調査用紙「自由記述」の項目に沿って　現在お困りの状況についてお尋ねください。

(　)生活や仕事
(　)住宅
(　)行政への要望
(　)損害賠償
(　)教育や子育て
(　)人間関係
(　)こころとからだ
(　)帰還について

今後の生活の見通しについて：帰還、住み替えなどについて自由にできるだけ具体的に

継続フォローの必要性：　なし　あり　ありの場合：フォローの方法を下記にご記入ください
1、他者に依頼する　依頼先：
2、社会資源につなぐ　連携先：
3、その他：

電話終了時間：　時　分

［資料 3］早稲田大学災害復興医療人類学研究所（WIMA）研究業績

［論文］

【2011 年】

1．猪股正：県外避難者支援と専門家・市民・行政の連携（大震災と法律家の仕事）．法学セミナー 56(8・9)：pp.54-55，2011

【2012 年】

1．北村浩：原発災害避難と損害賠償請求─被災者支援の視点から─．政経研究時報 15(4)：pp.6-12，2012
2．北村浩：原発災害についての損害賠償．日本の科学者 47(3)：pp.141-146，2012
3．根ヶ山光一，平田修三，石島このみ：原発事故による避難家族への支援．臨床発達心理実践研究 7：pp.42 – 46，2012
4．中佐保，佐々木亮，杉浦康夫，堀越洋一，村上仁，大内佳子，野田信一郎，木多村知美，明石秀親：災害後の保健行政支援．日本集団災害医学会誌 17(1)：pp.207-213，2012
5．辻内琢也，増田和高，永友春華，千田瑛子，山下奏，山口摩弥，南雲四季子，粟野早貴，伊藤康文，中上綾子，鈴木勝己，佐藤純俊，井戸川克隆：原発避難者への長期的支援を考える；福島県双葉町教育委員会アンケート分析結果および被災者の行動記録より．人間科学研究 25(2)：pp.273-284，2012
6．辻内琢也，山口摩弥，増田和高，永友春華，山下奏，南雲四季子，粟野早貴，伊藤康文，鈴木勝己，加瀬裕子，熊野宏昭，猪股正：原発事故避難者の心理・社会的健康；埼玉県における調査から．Depression Frontier10(2)：pp.21-31，2012
7．辻内琢也：原発事故避難者の深い精神的苦痛；緊急に求められる社会的ケア．岩波書店，「世界」835：pp.51-60，2012
8．辻内琢也，増田和高，千田瑛子，永友春華，伊藤康文，中上綾子，鈴木勝己，猪股正：原発避難者への官民協同支援体制の構築；埼玉県を事例に．日本心療内科学会誌 16(4)：pp.261-268，2012

【2013 年】

1．増田和高，辻内琢也，山口摩弥，永友春華，南雲四季子，粟野早貴，山下奏，猪股正：原子力発電所事故による県外避難に伴う近隣関係の希薄化；埼玉県における原発避難者大規模アンケート調査をもとに．厚生の指標 60(8)：pp.9-16，2013

【2014 年】

1．辻内琢也：深刻さつづく原発事故被災者の精神的苦痛；帰還をめぐる苦悩とストレス．岩波書店，「世界」臨時増刊「イチエフ・クライシス」852：pp.103-114，2014
2．辻内琢也，増田和高，井戸川克隆，高山恒明，佐藤純俊，大石美恵子，北村浩，岡本卓大，簿井篤子：ポスト 3.11 の災害復興と環境問題を考える［第 1 報］；被災当事者・支援者の立場から．人間科学研究 27(2)：pp.241-254，2014

【2015 年】

1．辻内琢也，根ケ山光一，竹中晃二，増田和高，佐藤純俊，高山恒明，北村浩，岡本卓大，薄井篤子，大石美恵子，ユージン・F・オーガスタファー，菊池靖：ポスト 3.11 の災害復興と環境問題を考える［第 2 報］；災害に伴う心理的課題・社会的課題に対峙する．人間科学研究 28(1)：pp.157-167，2015

2．辻内琢也：原発事故広域避難者のトラウマに対する社会的ケアの構築．分子精神医学 15(3)：pp.238-241，2015
3．Takuya Tsujiuchi：Mental health impact of the Fukushima nuclear disaster; Post-traumatic stress and psycho-socio-economic factors. Fukushima Global Communication Programme Working Paper Series. The United Nations University Institute for the Advanced Study of Sustainability (UNU-IAS)：November 8 – December 2015，http://i.unu.edu/…/ias.unu.ed…/news/12850/FGC-WP-8-FINAL.pdf
【2016 年】
1．Takuya Tsujiuchi, Maya Yamaguchi, Kazutaka Masuda, Marisa Tsuchida, Tadashi Inomata, Hiroaki Kumano, Yasushi Kikuchi, Eugene F. Augusterfer, Richard F. Mollica: High prevalence of post-traumatic stress symptoms in relation to social factors in affected population one year after the Fukushima nuclear disaster. PLoS ONE 11(3): e0151807. doi:10.1371/journal.pone.0151807，2016
2．辻内琢也：原発事故がもたらした精神的被害；構造的暴力による社会的虐待．岩波書店，「科学」86(3)：pp.246-251，2016
3．辻内琢也，小牧久見子，岩垣穂大，増田和高，山口摩弥，福田千加子，石川則子，持田隆平，小島隆矢，根ヶ山光一，扇原淳，熊野宏昭：福島県内仮設住宅居住者にみられる高い心的外傷後ストレス症状－原子力発電所事故がもたらした身体・心理・社会的影響－．心身医学 56(7)：pp.723-736，2016
4．山口摩弥，辻内琢也，増田和高，岩垣穂大，石川則子，福田千加子，平田修三，猪股正，根ヶ山光一，小島隆矢，扇原淳，熊野宏昭：東日本大震災に伴う原発事故による県外避難者のストレス反応に及ぼす社会的要因～縦断的アンケート調査から～．心身医学 56(8)：pp.819-832，2016
【2017 年】
1．岩垣穂大 , 辻内琢也 , 増田和高 , 小牧久見子 , 福田千加子 , 持田隆平 , 石川則子 , 赤野大和 , 山口摩弥 , 猪股 正 , 根ヶ山光一 , 小島隆矢 , 熊野宏昭 , 扇原 淳：福島原子力発電所事故により県外避難する高齢者の個人レベルのソーシャル・キャピタルとメンタルヘルスとの関連 . 心身医学 57(2)：pp.173-184，2017
2．辻内琢也：原発災害が被災住民にもたらした精神的影響．学術の動向 22(4)：pp.8-13，2017
3．岩垣穂大 , 辻内琢也 , 小牧久見子 , 福田千加子 , 持田隆平 , 石川則子 , 赤野大和 , 桂川泰典 , 増田和高 , 小島隆矢 , 根ヶ山光一 , 熊野宏昭 , 扇原 淳：福島原子力発電所事故により自主避難する母親の家族関係及び個人レベルのソーシャル・キャピタルとメンタルヘルスとの関連 . 社会医学研究 34(1) ：pp.21-29，2017
4．辻内琢也，村上典子：パネルディスカッション：大災害ストレスの心身医学 司会のことば．心身医学 57(10)：pp.997-998，2017
5．岩垣穂大，辻内琢也，扇原淳：大災害時におけるソーシャル・キャピタルと精神的健康－福島原子力災害の調査・支援実績から－．心身医学 57(10)：pp.1013-1019，2017
【2018 年】
1．岩垣穂大，辻内琢也，扇原 淳：ソーシャル・キャピタルを活用した災害に強いまちづくり；福島原子力発電所事故による県外避難者受け入れ経験から．日本災

害復興学会論文集 12：pp.46-58，2018
2．辻内琢也：原発避難いじめと構造的暴力．科学 88(3)：pp.265-274，2018
3．Takuya Tsujiuchi：Post-traumatic Stress Due to Structural Violence after Fukushima Disaster. Japan Forum: 2018 (in print)

［著書］
【2013 年】

1．辻内琢也：序―ガジュマル的支援とは何か．辻内琢也（編）：ガジュマル的支援のすすめ；一人ひとりのこころに寄り添う［東日本大震災と人間科学①］．早稲田大学出版部，pp.v-vii，2013
2．平田修三，石島このみ，持田隆平，根ヶ山光一：震災避難家族の支援；かささぎプロジェクトの活動．辻内琢也（編）：ガジュマル的支援のすすめ；一人ひとりのこころに寄り添う［東日本大震災と人間科学①］．早稲田大学出版部，pp.17-39，2013
3．辻内琢也，増田和高，永友春華，山下奏，山口摩弥，南雲四季子：原発事故避難者の社会的苦悩；寄り添い支援の大切さ．辻内琢也（編）：ガジュマル的支援のすすめ；一人ひとりのこころに寄り添う［東日本大震災と人間科学①］．早稲田大学出版部，pp.45-82，2013
4．菅野純，小島隆矢，佐藤将之，竹中晃二，根ヶ山光一，増田和高，若林直子，辻内琢也：座談会「ガジュマル的支援を目指して」．辻内琢也（編）：ガジュマル的支援のすすめ；一人ひとりのこころに寄り添う［東日本大震災と人間科学①］．早稲田大学出版部，pp.87-132，2013
5．Takuya Tsujiuchi：The Mental Health and Social Issues after the FUKUSHIMA Nuclear Disaster in JAPAN “Global Mental Health：Trauma and Recovery”. Harvard Program in Refugee Trauma，pp.486-487，2013

【2015 年】

1．辻内琢也：原発事故被災者の精神的ストレスに影響を与える社会的要因；失業・生活費の心配・賠償の問題への「社会的ケア」の必要性．早稲田大学・震災復興研究論集編集委員会（編）鎌田薫（監修）：震災後に考える；東日本大震災と向き合う 92 の分析と提言．早稲田大学出版部，pp.244-256，2015
2．石川則子，小島隆矢：福島原発事故による県外避難者の住環境評価と意向．早稲田大学・震災復興研究論集編集委員会（編）鎌田薫（監修）：震災後に考える；東日本大震災と向き合う 92 の分析と提言．早稲田大学出版部，pp.267-276，2015
3．増田和高：原子力発電所事故による県外避難に伴う近隣関係の希薄化と支援．早稲田大学・震災復興研究論集編集委員会（編）鎌田薫（監修）：震災後に考える；東日本大震災と向き合う 92 の分析と提言．早稲田大学出版部，pp.277-285，2015
4．根ヶ山光一・平田修三・石島このみ・持田隆平・白石優子：震災直後の避難に伴う家族と子どもの心理．早稲田大学・震災復興研究論集編集委員会（編）鎌田薫（監修）：震災後に考える；東日本大震災と向き合う 92 の分析と提言．早稲田大学出版部，pp.311-322，2015
5．平田修三，石島このみ，持田隆平，白石優子，根ヶ山光一：避難家族と子どもたちの適応；地域との関係を踏まえて．早稲田大学・震災復興研究論集編集委員会（編）鎌田薫（監修）：震災後に考える；東日本大震災と向き合う 92 の分析と

提言．早稲田大学出版部，pp.323-334，2015
6．Eugene F. Augusterfer：Impact of the Great East Japan Earthquake on Mental Health and Psychosocial Outcomes. 早稲田大学・震災復興研究論集編集委員会（編）鎌田薫（監修）：震災後に考える；東日本大震災と向き合う 92 の分析と提言．早稲田大学出版部，pp.973 -983，2015
【2016 年】
1．辻内琢也：大規模調査からみる自主避難者の特徴；“過剰な不安”ではなく“正当な心配”である．戸田典樹（編著）：福島原発事故　漂流する自主避難者たち；実態調査からみた課題と社会的支援のあり方．明石書店，pp.27-64，2016
【2018 年】
1．辻内琢也：原発避難いじめの実態と構造的暴力．戸田典樹（編著）：福島原発事故　取り残される避難者－直面する生活問題の現状とこれからの支援課題．明石書店，pp.14-57，2018
【2019 年】
1．辻内琢也，滝澤柚，岩垣穂大：原発事故避難者受け入れ自治体の経験；ソーシャル・キャピタルを活用した災害に強いまちづくりを目指して．関谷雄一，高倉浩樹（編）「震災復興の公共人類学」東京大学出版会（印刷中）
2．The Human Science of Disaster Reconstruction：An interdisciplinary approach to holistic health following the Great East Japan Earthquake and Fukushima nuclear disaster. Edited by：Takuya Tsujiuchi MD, PhD. INTERBOOKS Publishing, Tokyo（in Print）
［調査報告書］
【2011 年】
1．辻内琢也，鈴木勝己，千田瑛子，髙宮大輔，萩原啓太：さいたまスーパーアリーナ調査用紙集計結果報告．震災対策連絡協議会（埼玉県），総 3 ページ，2011.05.12
2．辻内琢也，千田瑛子，永友春華：幼稚園・小中学校児童生徒の保護者へのアンケート分析結果．福島県双葉町教育委員会ニュースレター，総 8 ページ，2011.10.15
【2012 年】
1．辻内琢也：埼玉県震災避難アンケート調査集計結果報告書（速報）．第 8 回埼玉県震災対策連絡協議会，総 14 ページ，2012.04.24
2．辻内琢也：埼玉県震災避難アンケート調査結果報告書（第 2 報－ A）．第 9 回埼玉県震災対策連絡協議会，総 13 ページ，2012.06.07
3．永友春華，辻内琢也：埼玉県震災避難アンケート調査結果報告書（第 2 報－ B）自由回答分析結果．第 9 回埼玉県震災対策連絡協議会，総 8 ページ，2012.06.07
4．増田和高，辻内琢也：埼玉県震災避難アンケート調査結果報告書（第 2 報－ C）埼玉県自治体別クロス集計分析．第 9 回埼玉県震災対策連絡協議会，総 17 ページ，2012.06.07
5．辻内琢也：原発避難者の受けている甚大な精神的苦痛について；埼玉県における大規模アンケート調査結果から．原子力損害賠償紛争解決センター口頭審理「意見書」，総 40 ページ，2012.06.12
6．辻内琢也：原発避難者の受けている甚大な精神的苦痛について；＜ PTSD ＞等の精神的苦痛を表わしていると考えられる回答．原子力損害賠償紛争解決センター口頭審理「意見書」（付録資料 A），総 9 ページ，2012.06.25

7．辻内琢也：原発避難者の受けている甚大な精神的苦痛について；自由記述全回答データ．原子力損害賠償紛争解決センター口頭審理「意見書」（付録資料 B），総 30 ページ，2012.06.25
8．辻内琢也：埼玉県震災避難アンケート調査集計結果報告書（第 3 報改訂版）．第 10 回埼玉県震災対策連絡協議会，総 10 ページ，2012.08.27
9．辻内琢也，山口摩弥，山下奏，増田和高，南雲四季子，永友春華，粟野早貴，伊藤康文：埼玉県震災避難アンケート調査集計結果報告書（第 4 報）；ストレス状態と自由回答の解析．第 10 回埼玉県震災対策連絡協議会，総 11 ページ，2012.08.27
10．辻内琢也，増田和高，南雲四季子，永友春華，粟野早貴：埼玉県震災避難アンケート調査集計結果報告書（第 5 報：自由記述解析結果）．第 11 回埼玉県震災対策連絡協議会，総 90 ページ，2012.12.21

【2013 年】

1．辻内琢也，増田和高，山口摩弥，平田修三，石川則子，岩垣穂大，福田千加子，山下奏，永友春華，南雲四季子，粟野早貴，廣兼蘭磨，鈴木勝己，加瀬裕子，熊野宏昭，扇原淳，小島隆矢：埼玉県震災避難アンケート調査集計結果報告書（第 1 報）．日本弁護士連合会速報値報告会，総 32 ページ，2013.06.18
2．辻内琢也，増田和高，山口摩弥，平田修三，石川則子，岩垣穂大，福田千加子，石島このみ，持田隆平，山下奏，永友春華，南雲四季子，粟野早貴，廣兼蘭磨，鈴木勝己，加瀬裕子，熊野宏昭，根ヶ山光一，扇原淳，小島隆矢：埼玉県震災避難アンケート調査集計結果報告書（第 2 報）．シンポジウム「首都圏避難者の生活再建への道：大規模アンケートにみる避難者の声」，東京災害支援ネット／震災支援ネットワーク埼玉，総 33 ページ，2013.07.27
3．辻内琢也：福島県仮設住宅・震災避難者アンケート調査分析結果報告書（2013 年 2 月施行）．NHK 福島放送局，早稲田大学人間科学学術院，総 156 ページ，2013.08.18

【2014 年】

1．震災支援ネットワーク埼玉：2014 年避難者状況調査（第 3 回）自由記述欄の集計【速報版】．独立行政法人福祉医療機構社会福祉振興助成事業，総 15 ページ，2014.03.30
2．辻内琢也，増田和高，山口摩弥，平田修三，石島このみ，白石優子，持田隆平，石川則子，岩垣穂大，福田千加子，山下奏，永友春華，南雲四季子，粟野早貴，谷口礼，加藤元美，鈴木勝己，加瀬裕子，根ヶ山光一，扇原淳，小島隆矢，熊野宏昭：埼玉・東京震災避難アンケート調査集計結果報告書【速報版】．独立行政法人福祉医療機構 WAM，総 22 ページ，2014.04.08
3．震災支援ネットワーク埼玉：2014 年埼玉東京震災避難アンケート調査；自由記述欄の集計【速報版】．震災支援ネットワーク埼玉／東京災害支援ネット・合同プレスカンファレンス，東京弁護士会館，総 15 ページ，2014.05.09
4．辻内琢也，増田和高：埼玉・東京震災避難アンケート調査集計結果報告書（第 2 報【速報版】）．震災支援ネットワーク埼玉／東京災害支援ネット・合同プレスカンファレンス，東京弁護士会館，総 14 ページ，2014.05.09
5．石川則子，小島隆矢，増田和高，辻内琢也：埼玉・東京震災避難アンケート調査集計結果報告書（第 3 報【速報版】住宅編）．震災支援ネットワーク埼玉，総 11 ページ，2014.07.18

6．辻内琢也：ニュースレター「埼玉・東京アンケート結果“速報”」．震災支援ネットワーク埼玉／東京災害支援ネット／早稲田大学人間科学学術院，総4ページ，2014.08.12
7．辻内琢也，増田和高：埼玉・東京震災避難アンケート調査集計結果報告書（第3報）．シンポジウム「首都圏避難者の生活再建への道；これからの支援活動に求められる“社会的ケア”」，東京災害支援ネット／震災支援ネットワーク埼玉／早稲田大学災害復興医療人類学研究所，総58ページ，2014.11.01
【2015年】
1．辻内琢也，増田和高：2015年NHK／WIMA（先行1000名：宮城・岩手版）データ分析速報．総19ページ，2015.01.31
2．辻内琢也，増田和高，石川則子，持田隆平，福田千加子，小牧久見子，岩垣穂大，友道文和，竹永奈緒子，赤野大和，白沢康介，久場寛人，関茉衣子，鈴木悠紀：2015年NHK／WIMA（宮城・岩手版）1000データ分析速報（第2報）．総16ページ，2015.02.12
3．辻内琢也，増田和高，福田千加子，小牧久見子，岩垣穂大：2015年NHK／WIMA（宮城・岩手版）4000データ分析速報（第3報）．総8ページ，2015.02.16
4．辻内琢也，増田和高，福田千加子，小牧久見子，岩垣穂大：2015年NHK／WIMA（宮城・岩手版）4000データ分析速報（第4報）．総3ページ，2015.02.17
5．辻内琢也，増田和高，石川則子，持田隆平，福田千加子，小牧久見子，岩垣穂大，友道文和，竹永奈緒子，赤野大和，白沢康介，久場寛人，関茉衣子，鈴木悠紀，間宮太朗，萩原万智：2015年NHK／WIMA（宮城・岩手版）4000データ分析速報（第5報）．総15ページ，2015.02.21
6．辻内琢也：ニュースレター「2014年度　埼玉・東京アンケート結果報告」．震災支援ネットワーク埼玉(SSN)／東京災害支援ネット(とすねっと)／早稲田大学人間科学学術院，総4ページ，2015.02.24
7．辻内琢也：NHK／WIMA調査（福島版1000データ集計）速報（第1報）．総32ページ，2015.02.24
8．辻内琢也，増田和高，岩垣穂大，福田千加子，小牧久見子，石川則子，持田隆平，赤野大和，友道文和，竹永奈緒子，白沢康介，久場寛人，関茉衣子，鈴木悠紀，間宮太朗，萩原万智：2015年NHK／WIMA（宮城・岩手版）4000データ分析速報（第6報）．総14ページ，2015.02.26
9．辻内琢也，増田和高，岩垣穂大，福田千加子，小牧久見子：2015年NHK／WIMA（先行1000名：福島版）データ分析速報（第2報）．総39ページ，2015.03.02
10．辻内琢也，増田和高，岩垣穂大，福田千加子，小牧久見子：2015年NHK／WIMA（先行1000名：福島版）データ分析速報（第3報）．総4ページ，2015.03.04
11．辻内琢也，増田和高，岩垣穂大，福田千加子，小牧久見子：2015年NHK／WIMA（先行1000名：福島版）データ分析速報（第4報）．総2ページ，2015.03.05
12．辻内琢也，増田和高，岩垣穂大，福田千加子，小牧久見子：2015年NHK／WIMA（2000名：福島版）データ分析速報（第5報）．総8ページ，2015.03.09
13．辻内琢也，岩垣穂大，小牧久見子：2015年NHK／WIMA（2000名：福島版）データ分析速報（第6報）．総8ページ，2015.03.10
14．辻内琢也，増田和高，岩垣穂大，福田千加子，小牧久見子：2015年NHK／WIMA（2000名：福島版）データ分析速報（第7報）．総6ページ，2015.03.11

15. 辻内琢也：2015 年 NHK/WIMA（宮城・岩手版）アンケート調査「釜石・大船渡保健所エリア」速報．総 19 ページ，2015.04.10
16. 辻内琢也：NHK ／ WIMA 調査（福島版 2862 データ集計）速報（第 8 報）．総 32 ページ，2015.04.10
17. 辻内琢也：NHK ／ WIMA 調査（福島版 2862 データ集計）速報（第 9 報）NHK 避難区域グループ別集計．総 45 ページ，2015.04.18
18. 辻内琢也，増田和高，岩垣穂大，福田千加子，小牧久見子，桂川泰典：2015 年 NHK ／ WIMA（2862 名：福島版）データ分析速報（第１０報）．総 15 ページ，2015.04.18
19. 辻内琢也，増田和高，岩垣穂大，福田千加子，小牧久見子，桂川泰典：2015 年 NHK ／ WIMA（2862 名：福島版）データ分析速報（第１１報）．総 4 ページ，2015.05.01
20. 石川則子，辻内琢也：2015 年 NHK ／ WIMA（2862 件：福島版）データ分析速報（第１２報）．総 6 ページ，2015.05.07
21. 辻内琢也，岩垣穂大，福田千加子，小牧久見子，赤野大和，萩原万智，友道文和，竹永奈緒子，白澤康介，高橋光咲，黒沢大輝，小林乙恵，深谷早紀，川崎拓真，滝澤柚，清水要，廣瀬智紀，桂川泰典，増田和高：2015 年 NHK ／ WIMA（2862 名：福島版）データ分析速報（第１１報）追補版．総 7 ページ，2015.05.09
22. 辻内琢也，岩垣穂大，福田千加子，小牧久見子，赤野大和，桂川泰典，増田和高：2015 年 NHK ／ WIMA（2862 名：福島版）データ分析速報（第１３報）．総 5 ページ，2015.05.10
23. 辻内琢也：NHK ／ WIMA 調査（福島版 2862 データ集計）速報（第１５報）．総 41 ページ，2015.05.12
24. 辻内琢也，岩垣穂大，福田千加子，小牧久見子，赤野大和，桂川泰典，増田和高：2015 年 NHK ／ WIMA（2862 名：福島版）データ分析速報（第１４報）．総 5 ページ，2015.05.13
25. 辻内琢也，岩垣穂大，福田千加子，小牧久見子，赤野大和，久場寛人，関茉衣子，高橋光咲，黒沢大輝，小林乙恵，深谷早紀，川崎拓真，滝澤柚，清水要，廣瀬智紀，桂川泰典，増田和高：2015 年 NHK ／ WIMA（2862 名：福島版）データ分析速報（第１６報）．総 60 ページ，2015.05.13
26. 辻内琢也，岩垣穂大，福田千加子，小牧久見子，赤野大和，桂川泰典，増田和高：2015 年 NHK ／ WIMA（2862 名：福島版）データ分析速報（第１７報）．総 4 ページ，2015.06.08
27. 辻内琢也：震災アンケート調査分析結果報告書［福島県版］．NHK 仙台放送局・早稲田大学災害復興医療人類学研究所（WIMA），総 140 ページ，2015.09.27

【2016 年】

1．辻内琢也：震災アンケート調査分析結果報告書［宮城県・岩手県版］．NHK 仙台放送局・早稲田大学災害復興医療人類学研究所（WIMA），総 180 ページ，2016.03.05
2．震災支援ネットワーク埼玉：2015 年度 活動報告．独立行政法人福祉医療機構（WAM）社会福祉振興助成事業，総 71 ページ，2016.03.22
3．岩垣穂大，辻内琢也：東日本大震災と原発事故災害に学ぶ「災害弱者」対策事業提言書．早稲田大学災害復興医療人類学研究所（WIMA），総 128 ページ，2016.03.28

【2017 年】
1．震災支援ネットワーク埼玉：2016 年度 広域避難状況報告．震災支援ネットワーク埼玉，総 48 ページ，2017.03.11

［学会発表 Proceedings］
【2011 年】
1．辻内琢也，伊藤康文，中上綾子，鈴木勝己：原発避難者への官民協同支援体制の構築；埼玉県を事例に．日本心療内科学会誌 15 抄録号：p78，2011［シンポジウム 7「東日本大震災における心療内科医の役割」，第 16 回日本心療内科学会総会・学術大会（東京）：2011.11.27］
【2012 年】
1．辻内琢也，永友春華，伊藤康文，中上綾子，菊地真実，鈴木勝己，熊野宏昭：原発避難者の“喪失と再生”の語りから学ぶ．心身医学 52(6)：p534，2012 ［第 53 回日本心身医学会総会・学術大会（鹿児島）：2012.05.25］
【2013 年】
1．南雲四季子，山下奏，辻内琢也，谷口礼，山口摩弥，熊野宏昭：原発避難者の苦悩；帰還意思決定をめぐる諸問題．心身医学 53(6)：p604，2013［第 54 回日本心身医学会総会（横浜）：2013.06.27］
2．山下奏，南雲四季子，山口摩弥，辻内琢也，熊野宏昭：原発避難者の苦悩；語りから探る心身・生活・人生への影響．心身医学 53(6)：p606，2013［第 54 回日本心身医学会総会（横浜）：2013.06.27］
3．山口摩弥，南雲四季子，辻内琢也，熊野宏昭：原発避難者における社会的要因と心的外傷後ストレス症状との関連．心身医学 53(6)：p610，2013［第 54 回日本心身医学会総会（横浜）：2013.06.27］
【2014 年】
1．Takuya Tsujiuchi, Yasushi Kikuchi, Marisa Tsushida：The first huge domestic and development refugess in Japan ; social suffering out of Fukushima. IUAES Conferense. Programe: p.65, 2014［Interrational Union of Anthropological and Ethonological Sciences, 2014, Chiba, JAPAN: 2014.05.15］
2．石川則子，辻内琢也，増田和高，小島隆矢：福島原発事故による県外避難者の住環境に関する研究；埼玉県と東京都内に避難中の福島県民世帯を対象にして．日本行動計量学会第 42 回大会発表論文抄録集，pp.244-247，2014［日本行動計量学会第 42 回大会（仙台）：2014.09.05］
3．岩垣穂大，増田和高，扇原淳，辻内琢也：原発事故による被災者の孤立感と生活困難及びソーシャル・キャピタルとの関連．第 73 回日本公衆衛生学会総会プログラム抄録集：p480，2014［第 73 回日本公衆衛生学会総会（栃木）：2014.11.05］
4．辻内琢也，増田和高：原発事故広域避難者へのガジュマル的支援の構築；医療・心理・福祉・法律のゆるやかなネットワーク．日本社会福祉学会第 62 回秋季大会プログラム・報告要旨集：pp.497-498，2014［日本社会福祉学会第 62 回秋季大会（東京）：2014.11.29］
【2015 年】
1．関谷雄一：見えない恐怖・迫りくる欠乏への不安と向き合う人々；福島原発事故と放射能災害の人類学．第 49 回日本文化人類学会オンライン発表要旨集：p.B10,

https://doi.org/10.14890/jasca.2015.0_B10, 2015［日本文化人類学会第 49 回研究大会（大阪）：2015.5.31］
2．辻内琢也，増田和高，岩垣穂大，赤野大和，福田千加子，山口摩弥，扇原淳，熊野宏昭：原発事故被害者にみられる高い外傷後ストレス症状；トラウマとソーシャル・バイオレンス．心身医学 55(6)：pp.782，2015［第 56 回日本心身医学会総会（東京），2015.06.27］
3．赤野大和，辻内琢也，岩垣穂大，増田和高，扇原淳，熊野宏昭：原発事故に伴う避難生活長期化の影響；自由記述アンケートの質的分析．心身医学 55(6)：p783，2015［第 56 回日本心身医学会総会，2015.06.27］
4．岩垣穂大，辻内琢也，増田和高，赤野大和，福田千加子，山口摩弥，扇原淳，熊野宏昭：原発事故に伴う避難生活長期化の影響；孤立化に関する社会的要因とストレス．心身医学 55(6)：p783，2015［第 56 回日本心身医学会総会，2015.06.27］
5．岩垣穂大，辻内琢也，小牧久見子，福田千加子，赤野大和，持田隆平，石川則子，桂川泰典，増田和高，根ヶ山光一，小島隆也，熊野宏昭，扇原 淳：原発事故の避難区域解除に伴う帰還者と「新たな自主避難者」の課題．第 56 回日本社会医学会総会講演集．社会医学研究特別号：p95，2015［第 56 回日本社会医学会総会：2015.07.15］
6．増田和高，辻内琢也：県外避難高齢者の精神的的健康に影響を与える要因；東日本大震災発災 2 年後の県外避難者調査をもとに．日本社会福祉学会第 63 回秋季大会プログラム：pp.183-184，2015［日本社会福祉学会第 63 回秋季大会（久留米）：2015.09.20］
7．辻内琢也，増田和高：原発事故広域避難者へのガジュマル的支援の構築＜第 2 報＞－医療・心理・福祉・法律のゆるやかなネットワーク－．日本社会福祉学会第 63 回秋季大会プログラム：pp.185-186，2015［日本社会福祉学会第 63 回秋季大会（久留米）：2015.09.20］
8．Takuya Tsujiuchi：Structural Violence continuing after the Fukushima Nuclear Disaster; Evalution of prologed Post Traumatic Stress.［East Asian Anthropological Association Annual meating, Taipei, 2015010.03-04］
9．Kazutaka Masuda, Takuya Tsujiuchi, Takahiro Iwagaki, Chikako Fukuda, Noriko Ishikawa, Ryuhei Mochida：Post-Traumatic Stress Disorder Symptom Affected by Severe Social Factors in Elderly Evacuees of Fukushima Nuclear Disaster(1087-P). p.119, 2015［10th International Association of Gerontology and Geriatrics Asia/Oceania Regional Congress (IAGG), Chiang Mai, Thailand, 2015.10.19-22］
10．岩垣穂大，辻内琢也，小牧久美子，増田和高，扇原淳：東日本大震災における仮設住宅居住者の PTSD とソーシャル・キャピタルとの関連．日本公衆衛生雑誌 62(10) 特別付録：p473，2015［第 74 回日本公衆衛生学会（長崎）：2015.11.05］
11．小牧久見子，辻内 琢也，岩垣穂大，増田和高，扇原淳：原発事故による被災者の放射線・放射能のイメージとストレスの関連．日本公衆衛生雑誌 62(10) 特別付録：p475，2015［第 74 回日本公衆衛生学会（長崎）：2015.11.05］
12．辻内琢也：災害広域避難者に対する社会的ケアの構築―医療・心理・福祉・法律のゆるやかなネットワークづくり―．日本心療内科学会誌 19（別冊）：p.52，2015［シンポジウム 1「災害医療に求められる心療内科とは？」，第 20 回日本心療内科学会（岩手）：2015.11.21-22］

13. 赤野大和，小牧久見子，岩垣穂大，福田千加子，持田隆平，石川則子，桂川泰典，増田和高，多賀努，小島隆矢，根ヶ山光一，扇原淳，熊野宏昭，辻内琢也：福島原子力発電所事故による強制避難者のストレス―帰還をめぐる予測と気持ちに着目して―．日本心療内科学会誌 19（別冊）：p.93，2015［第 20 回日本心療内科学会（岩手）：2015.11.21-22］
14. 小牧久見子，岩垣穂大，持田隆平，赤野大和，福田千加子，石川則子，桂川泰典，増田和高，多賀努，小島隆矢，熊野宏昭，扇原淳，根ヶ山光一，辻内琢也：福島原子力発電所事故による自主的避難者のストレス－現居住地の放射線に対する安心感に着目して－．日本心療内科学会誌 19（別冊）：p.93，2015［第 20 回日本心療内科学会（岩手）：2015.11.21-22］
15. 岩垣穂大，小牧久見子，赤野大和，福田千加子，持田隆平，石川則子，桂川泰典，増田和高，多賀 努，小島隆矢，根ヶ山光一，熊野宏昭，扇原淳，辻内琢也：福島原子力発電所事故による母子避難者のストレス－家族関係とソーシャルキャピタルに着目して－．日本心療内科学会誌 19（別冊）：p.94，2015［第 20 回日本心療内科学会（岩手）：2015.11.21-22］

【2016 年】

1．関谷雄一：福島県の創造的復興開発をめざして．第 50 回日本文化人類学会オンライン発表要旨集：p.A07, https://doi.org/10.14890/jasca.2016.0_A07, 2016［日本文化人類学会 50 回研究大会（愛知）：2016.5.28］
2．関谷雄一：創造的復興開発の概念．第 50 回日本文化人類学会オンライン発表要旨集：p.A08, https://doi.org/10.14890/jasca.2016.0_A08, 2016［日本文化人類学会 50 回研究大会（愛知）：2016.5.29］
3．岩垣穂大，辻内琢也，扇原淳：大災害時におけるソーシャル・キャピタルと精神的健康；福島原子力災害の調査・支援実績から．心身医学 56(6)：p590，2016［第 57 回日本心身医学会総会（仙台），2016.06.05］
4．高橋光咲、辻内琢也、岩垣穂大、増田和高、扇原淳、熊野宏昭：東日本大震災 4 年目の宮城県被災者の外傷後ストレス症状に影響を与える身体・心理・社会的要因．心身医学 56(6)：p676，2016［第 57 回日本心身医学会総会（仙台），2016.06.05］
5．川崎拓真、小牧久見子、岩垣穂大、赤野大和、高橋光咲、福田千加子、増田和高、扇原淳、熊野宏昭、辻内琢也：東日本大震災 4 年目の岩手県被災者の外傷後ストレス症状に影響をあたえる身体・心理・社会的要因．心身医学 56(6)：p677，2016［第 57 回日本心身医学会総会（仙台），2016.06.05］
6．小牧久見子、岩垣穂大、赤野大和、川崎拓真、高橋光咲、福田千加子、増田和高、扇原淳、熊野宏昭、辻内琢也：原子力発電所事故 4 年後の被災者の放射線・放射能のイメージとストレス度との関連．心身医学 56(6)：p677，2016［第 57 回日本心身医学会総会（仙台），2016.06.05］
7．Takahiro Iwagaki，Takuya Tsujiuchi，Yamato Akano，Sumitoshi Sato，Atsushi Ogihara：Support of the evacuees outside the prefecture due to Fukushima Daiichi nuclear disaster—a study from the viewpoints of the disaster and social capital. 1-201-P［48th Asia-Pacific Academic Consortium for Public Health Conference (APACPH), Tokyo, Japan, 2016.09.16-19］
8．小牧久見子、持田隆平、岩垣穂大、石川則子、赤野大和、福田千加子、桂川泰

典、増田和高、多賀努、小島隆矢、扇原淳、根ヶ山光一、熊野宏昭、辻内琢也：東日本大震災が生み出した自主的避難者における心的外傷後ストレス症状．日本心療内科学会誌 20（別冊）：p109，2016［第 21 回日本心療内科学会（奈良）、2016.12.04］

【2017 年】

1．小牧久見子、持田隆平、岩垣穂大、石川則子、赤野大和、福田千加子、桂川泰典、増田和高、多賀努、小島隆矢、扇原淳、根ヶ山光一、熊野宏昭、辻内琢也：福島原発事故により避難指示の指定を受けた被災者の心的外傷後ストレス症状．心身医学 57(6)：p684，2017［第 58 回日本心身医学会総会（札幌），2017.06.17］

【2018 年】

1．岩垣穂大，辻内琢也，扇原淳：福島原子力発電事故の県外避難者におけるメンタルヘルスと生活における課題．日本公衆衛生雑誌 65(10) 特別付録：p503，2018［第 77 回日本公衆衛生学会（郡山）：2018.10.25］

［新聞・テレビでの研究紹介］

＜ NHK スペシャル（総合）＞（調査協力）

・「3.11 あの日から 2 年､福島のいまを知っていますか～西田敏行が見つめる福島のいま～」2013 年 3 月 9 日放映
・「Fukushima：Two Years Later」NHK World　2013 年 4 月 20 日放映（国際編集版）
・「シリーズ東日本大震災　震災 4 年　被災者 1 万人の声～復興はどこまで進んだのか～」2015 年 3 月 8 日放映

＜ NHK クローズアップ現代（総合）＞（出演）

・【No.3629】「“帰りたい… 帰れない…”～福島の避難者　それぞれの選択～」2015 年 3 月 11 日放映
・【No.3947】「震災 6 年 埋もれていた子どもたちの声 ～“原発避難いじめ”の実態」2017 年 3 月 8 日放映

＜ NHK ハートネット TV（E テレ）＞（出演）

・「原発事故･避難者アンケート―何が福島の人々を苦しめているのか―」2015 年 5 月 27 日，再放送 6 月 3 日，アンコール放送 2015 年 8 月 18 日，再放送 8 月 25 日

＜ NHK 視点・論点（総合）＞（出演）

・「心をサポートする体制作り」2016 年 06 月 03 日放映

＜ NHK 東北ココから（仙台放送局）＞

・「“分断”された故郷で～原発事故 7 年　めざした復興の今～」2018 年 7 月 27 日放映

＜ NHK ニュース＞

・NHK ニュース（総合）2012 年 9 月 14 日：「避難者調査 7 割に PTSD の可能性」
・NHK ニュース（総合）2014 年 5 月 9 日：「原発事故避難 57%に PTSD のおそれ」
・NHK ニュース（総合）2015 年 3 月 6 日：「被災者アンケート 約 7 割『経済的に困っている』」
・NHK ニュース（総合）2015 年 3 月 7 日：「震災から 4 年 3 人に 1 人『健康状態悪化』」

・NHK ニュース（総合）2015 年 3 月 8 日：「被災者アンケート 半数近く『生きているのつらい』」
・NHK はまなかあいず Today　2015 年 7 月 2 日：「避難者の心を見続けて」
・NHK おはよう福島　2015 年 7 月 7 日：「避難者の心を見続けて」
・NHK ニュース（総合）2016 年 3 月 12 日：「週刊ニュース深読み；出張深読み in 福島　どう支える？ “原発避難者 ”」（出演）
・NHK ニュース（総合）2017 年 3 月 9 日：「“原発避難いじめ ” 大人も半数近くに」
・NHK ニュース（総合）2018 年 2 月 24 日：「福島からの避難者 20％がうつ病疑われる強いストレス」
・NHK World News：2017 年 3 月 20 日：「Teenager speaks out about being bullied due to the March 2011 disaster」
＜ NHK ラジオ＞
・ラジオ第 1 （埼玉）2018 年 3 月 8 日：「日刊！さいたま～ず」（出演）
・ラジオ第 1 （東京）2018 年 3 月 11 日：「東日本大震災から 7 年　取り残された人々」
＜新聞記事＞
・朝日新聞 2011 年 6 月 16 日：5~14 歳と 40 代女性避難者で高比率示す
・朝日新聞 2011 年 10 月 13 日（朝刊）：支援つながりに光；育児中の避難者孤立寸前
・東京新聞／埼玉中央版 2012 年 5 月 5 日：7 割 PTSD 可能性；県内避難の被災者
・東京新聞 2012 年 6 月 8 日：「立ち話ができる知人 10 人以上」震災後 35.6%→ 5% に減；支援ネットが避難者アンケ「孤立死つながる恐れも」
・毎日新聞／埼玉版 2012 年 6 月 13 日：避難者 7 割 PTSD 可能性；市民団体調べ経済面苦しく、体調不安も
・朝日新聞 2012 年 6 月 19 日：ストレス深刻ケア急務；原発事故 福島から県内への避難者
・朝日新聞 2012 年 9 月 27 日：論壇時評；論壇委員が選ぶ今月の 3 点＝科学、担当記者が選ぶ注目の論点―岩波「世界」10 月号 掲載辻内論文「原発事故避難者の深い精神的苦痛」が紹介
・埼玉新聞 2012 年 10 月 1 日：自殺のない社会へ； 浦和区でシンポ 周囲の支え訴え
・週刊法律新聞 2012 年 10 月 5 日：社会状況との関連など指摘；「自殺者は特別な人ではない」
・埼玉新聞 2012 年 10 月 9 日：格差拡大「政策変化を」；反貧困全国キャラバン 浦和区でシンポ
・埼玉新聞 2012 年 11 月 5 日：心の傷「深さ」浮き彫り； 被災者支援民間団体 福島県民アンケート
・日本農業新聞 2013 年 6 月 19 日：東日本大震災 7 割「健康に不安」；首都圏避難者アンケート 一層の行政支援必要
・東京新聞 2013 年 6 月 19 日：「5 人以上家族 避難後に減る」；福島、支援団体調査
・朝日新聞 2013 年 6 月 19 日：PTSD 可能性 5 割超；「経済的に困窮」6 割超 福島からの避難者アンケート
・読売新聞 2013 年 6 月 29 日：震災復興 避難者 6 割超「生活に困窮」；福島から東

京、埼玉に移住
- 日本農業新聞 2013 年 7 月 28 日：柔軟な支援策求める；首都圏避難者生活再建シンポ 6 割 PTSD 恐れ
- 福島民友 2013 年 7 月 28 日：古里「帰れない」56%； 東京・埼玉の避難者調査「帰還」「戻らぬ」ともに 3 割
- 朝日新聞 2013 年 12 月 19 日：論壇時評；論壇委員が選ぶ今月の 3 点―岩波「世界」臨時増刊号 掲載辻内論文「深刻さつづく原発被災者の精神的苦痛」が紹介
- 毎日新聞 2014 年 3 月 9 日：検証大震災 年間許容線量「1 ミリシーベルト以下」66%；福島・都路の全世帯調査
- 毎日新聞 2014 年 5 月 10 日：6 割が PTSD か；背景に生活苦や孤立感
- 読売新聞 2014 年 5 月 10 日（夕刊）：原発避難者 6 割 PTSD か；東京・埼玉 600 世帯 早大チーム調査
- 日本経済新聞 2014 年 5 月 10 日（夕刊）：フクシマから首都圏への避難者 半数超 PTSD か
- 朝日新聞 2014 年 5 月 10 日：震災避難者 6 割 PTSD 可能性； 早大など 3600 世帯調査
- 産経新聞 2014 年 5 月 10 日：福島の避難者 6 割 PTSD の可能性
- 東京新聞 2014 年 5 月 27 日：国指針の額では限界；原発慰謝料和解案受け入れ
- 東京新聞 2014 年 6 月 10 日：茨城大調査；原発事故の避難世帯 4 割「精神的不調で通院」
- 東京新聞 2014 年 6 月 26 日：東電にイジメられズタズタ；福島の被災者は苦しんでいる
- 東京新聞 2014 年 6 月 26 日：「お金いらない 元に戻して」；心のケアでは解決せず…法整備しかない
- 朝日新聞 2014 年 8 月 13 日：生活実態映す法整備が必要；早稲田大の辻内琢也准教授（医療人類学、内科・心療内科医師）の話
- 朝日新聞 2014 年 8 月 13 日：都内・埼玉への避難者に聞く；転居回数は平均 4.6 回 経済状況「困っている」62%
- 埼玉新聞 2014 年 9 月 28 日：「安全な原発ない」弁護士会シンポ安倍政権を批判
- 埼玉新聞 2015 年 3 月 13 日：「前を向いて」結束のキルト；在米日本人団体加須の双葉町民に寄贈；世界 200 人がメッセージ
- 河北新報 2015 年 3 月 17 日：<国連防災会議>議論回避を批判／仙台
- 福島民報 2015 年 3 月 17 日：生活再建、損害賠償は格差…住民分断、原発シンポ；ストレス、関連死課題に
- 東京新聞／埼玉中央版 2015 年 3 月 20 日：キルトで応援；在米日本人らの団体、加須の双葉町民へ；留学生ら 200 人、1 年かけて手作り
- 埼玉新聞 2015 年 3 月 23 日：原発避難に総合ケア必要；川口で早大准教授講演；帰還と賠償「構造的暴力」
- しんぶん赤旗　2016 年 2 月 29 日：避難者 3 割ＰＴＳＤか・・「避難解除」区域は 5 割／早大など調査
- 朝日新聞　2016 年 3 月 31 日：【論壇時評】担当記者が選ぶ「注目の論点」. ―岩波「科学」（2016 年 3 月号）掲載辻内論文『原発事故がもたらした精神的被害』が紹介

- 朝日新聞／福島　2016 年 10 月 10 日：「低線量被曝と健康を討論」二本松で市民科学者国際会議
- 福島民友　2017 年 2 月 26 日：福島県避難者、ＰＴＳＤ上昇　支援打ち切りへ.. 不安感が増加か
- 日本農業新聞　2017 年 2 月 26 日：「原発事故被災者ストレスを軽く」孤立防止テーマ東京でシンポ
- 東京新聞　2017 年 3 月 9 日：【社説】３・１１と原発避難者　支援の幕引きは早い
- 埼玉新聞　2017 年 3 月 10 日：【一面】ストレス一転「上昇」、支援打ち切り不安増大、福島から避難（東日本大震災 6 年）
- 朝日新聞　2017 年 3 月 11 日：【社説】「分断の系譜」を超えて（大震災から 6 年）
- 東洋新聞／埼玉　2017 年 3 月 11 日：＜揺れる思い　埼玉の避難者＞（下）変わる避難者集会　周囲の決断で焦り
- 東京新聞　2017 年 3 月 13 日：【一面】避難者孤立深める、PTSD の恐れ急増 46％、支援打ち切りで「危機的」に（東日本大震災 6 年）
- Buzz Feed Japan News　2018 年 3 月 11 日：あの日から、笑ったことは一度もない。震災 PTSD のいま
- Buzz Feed Japan News　2018 年 3 月 11 日：原発避難者の 47％が PTSD リスクを抱えている。その理由とは
- DIAMOND Online　2018 年 3 月 12 日：「3.11」被災者の PTSD が 7 年目に増えた理由.　http://diamond.jp/articles/-/162869
- 赤旗　2018 年 4 月 26 日：＜原発事故　被害者全員の救済を＞避難者 4 割が PTSD か　不合理な帰還区域設定やめよ

執筆者一覧・略歴

辻内琢也（つじうち・たくや）；（はじめに、第１章、第２章、第４章、第５章、第７章、おわりに）

1967 年　愛知県生まれ。

1992 年　浜松医科大学医学部卒業，医師。東京警察病院内科に勤務。

1994 年　東京大学医学部心療内科に入局。関東医療少年院等に勤務。

1999 年　東京大学大学院医学系研究科（内科学・ストレス防御心身医学）修了。博士（医学）取得（東京大学）。健生会クリニック（内科・心療内科・神経科）診療室長。

2003 年　早稲田大学人間科学部助教授。

2004 年　千葉大学大学院社会文化科学研究科（文化人類学）単位取得退学。

2009 年　ポレポレクリニック（心療内科・漢方内科）漢方診療部長。

2013 年　ハーバード大学医学部難民トラウマ研究所（HPRT）、マサチューセッツ総合病院精神科リサーチフェロー。

現在　早稲田大学人間科学学術院教授，早稲田大学災害復興医療人類学研究所（WIMA）所長，浜松医科大学医学部・看護学部（医療人類学）非常勤講師。震災支援ネットワーク埼玉（SSN）副代表。日本心身医学会認定心身医療「内科」専門医，日本医師会認定産業医。

受賞　第 11 回（1997 年）日本心身医学会『石川記念賞』，第 16 回（2014 年）身体疾患と不安・抑うつ研究会賞，第 20 回（2021 年）日本トラウマティック・ストレス学会奨励賞「優秀演題賞」受賞。

著書　「民俗セクター医療をめぐる語り」江口重幸・斎藤清二・野村直樹（編）『ナラティブと医療』（金剛出版，2006），『ガジュマル的支援のすすめ：一人ひとりのこころに寄り添う』（編著，早稲田大学出版，2013），「“メタボ”の誕生－医学的診断の社会性」本堂毅・平田光司・尾内隆之・中島貴子（編）『現代の科学リテラシー：科学の不定性と法・教育・社会』（信山社，2017），“The Human Science of Disaster Reconstruction: An interdisciplinary approach to holistic health following the Great East Japan Earthquake and Fukushima nuclear disaster”（Chief Editor, Interbooks, 2019），セシル・G・ヘルマン『ヘルマン医療人類学』（訳書，監訳責任，金剛出版，2018）

増田和高（ますだ・かずたか）；（第３章、第４章第２節、第６章監修・第５節）

1982 年　滋賀県生まれ。

2005 年　琉球大学法文学部人間科学科卒業。社会福祉士。NPO 法人障害者自立生活支援センター・スクラムに勤務。

2007 年　大阪市立大学生活科学研究科修士課程修了，修士（学術）。

2010 年　大阪市立大学生活科学研究科博士課程満期退学，早稲田大学人間科学学術院助手。

2012 年　博士（学術）取得（大阪市立大学）

2013 年　早稲田大学人間科学学術院助教。

2015 年　鹿児島国際大学福祉社会学部社会福祉学科講師。

現在　武庫川女子大学文学部心理・社会福祉学科准教授，早稲田大学災害復興医療人類学研究所（WIMA）招聘研究員。

受賞　平成24年（2012年）度日本在宅ケア学会『奨励論文賞』, 平成25年（2013年）度日本介護福祉学会『優秀論文賞』。
学位論文　「ケアマネジメントにおけるケースアドボカシーに着目したサービス調整に関する研究」
著書　「地域におけるネットワーキングのあり方：地域活動を媒介としたネットワーク構築実践に向けた提言」大阪市立大学大学院白澤政和教授退職記念論集編集委員会『新たな社会福祉学の構築』（中央法規出版，2011），「地域包括ケアの考え方とチームアプローチ」日本在宅ケア学会（編）『在宅ケアとチームアプローチ』（ワールドプランニング，2015），「高齢者の生活状況」岡本進一・橋本正明（編）『高齢者に対する支援と介護保険制度』（ミネルヴァ書房，2018）

金　智慧（きむ・じへ）；（第4章第1節・第2節）
1988年　韓国ソウル市生まれ。
2010年　早稲田大学人間科学部健康福祉科学科辻内研究室卒業。
2012年　東京大学大学院教育学研究科臨床心理学コース修士課程修了。
2014年　フランス国立大学 Lille3 心理学研究科研究生修了。
2020年　東京大学大学院教育学研究科臨床心理学コース博士課程単位取得退学
現在　早稲田大学人間科学学術院助手、早稲田大学災害復興医療人類学研究所（WIMA）研究員。駒沢女子大学心理学類（医療心理学）非常勤講師。臨床心理士。

赤野大和（あかの・やまと）；（第4章第2節）
2016年　早稲田大学人間科学部健康福祉科学科卒業／2018年　早稲田大学大学院人間科学研究科修士課程医療人類学専攻修了
久場寛人（くば・ひろと）；（第5章第3節）
2016年　早稲田大学人間科学部健康福祉科学科卒業
白沢康介（しらさわ・こうすけ）；（第5章第3節）
2016年　早稲田大学人間科学部人間環境科学科卒業
鈴木悠紀（すずき・ゆき）；（第6章第3節）
2016年　早稲田大学人間科学部人間環境科学科卒業
関茉衣子（せき・まいこ）；（第6章第4節）
2016年　早稲田大学人間科学部健康福祉科学科卒業
竹永奈緒子（たけなが・なおこ）；（第6章第1節）
2016年　早稲田大学人間科学部健康福祉科学科卒業
萩原万智（はぎわら・まち）；（第6章第2節）
2016年　早稲田大学人間科学部人間環境科学科卒業
間宮太朗（まみや・たろう）；（第4章第2節）
2017年　早稲田大学人間科学部人間環境科学科卒業

フクシマの医療人類学《いりょうじんるいがく》

原発事故・支援のフィールドワーク

2019年2月1日　第1刷
2022年4月8日　第2刷

編著者　辻内琢也《つじうちたくや》・増田和高《ますだかずたか》

発行人　山内俊介

発行所　遠見書房

〒181-0002 東京都三鷹市牟礼 6-24-12
三鷹ナショナルコート 004
TEL 0422-26-6711　FAX 050-3488-3894
tomi@tomishobo.com　http://tomishobo.com
遠見書房の書店　https://tomishobo.stores.jp

遠見書房

印刷　太平印刷社・製本　井上製本所

ISBN978-4-86616-080-1　C3011